DEIN AYURVEDA

Das Praxisbuch für
ein Leben in Balance

Konzepte der WELTMEDIZIN
hrsg. v. Prof. Dr. Dietrich Grönemeyer

ULLI ALLMENDINGER

DEIN AYURVEDA

Das Praxisbuch für
ein Leben in Balance

südwest

INHALT

EINLEITUNG

Die Sehnsucht der Menschheit nach einem gesunden und langen Leben …

… ist so alt wie die Menschheit selbst. Von Anbeginn! Nachlesbar in vielen uralten Schriften der Religionen und Medizin sowie mündlich weitergegeben über unsere Vorfahren und von unseren Urahnen, lange bevor es erste schriftliche Notizen gab. Der Wunsch nach Unsterblichkeit und die Suche nach **dem** Medikament, **der** Pflanze dafür ist bereits vor etwa 5000 Jahren in der ersten Dichtung der Welt – im *Epos von Gilgamesch* – beschrieben. In einer Zeit, in der von den Sumerern im babylonischen Zweistromland, unserer ersten Hochkultur, die Schrift erfunden wurde. Der Grundstein für die Entwicklung der Medizin war gelegt. Und damit auch für das Engagement nach Langlebigkeit, modern Longevity genannt. Heilerinnen und Heiler, Ärzte und Medizinerinnen aller Kulturen haben nach Behandlungskonzepten gesucht, um Krankheiten vorzubeugen und zu heilen, um Leid zu ersparen. Mental, körperlich und sozial. Über Jahrtausende ist ein wundervoller vielfältiger Schatz von traditionellen und modernen Heilmethoden entstanden, der auf unterschiedlichen Erkenntnissen, Prinzipien und Interpretationen von Kulturen und Medizinschulen basiert. Ob Ayurveda, traditionelle chinesische Medizin (TCM), ob Heilpflanzen oder Ernährung bis hin zu den modernsten Hightechansätzen sind unterschiedliche Präventions- und Therapiemethoden entstanden, die jeweils ihre ganz besonderen Stärken und Anwendungen haben.

Nicht selten sind solche Ansätze aber auch »verschüttgegangen«, nicht verstanden, ignoriert oder gar bekämpft worden. Kriege gibt es leider nicht nur in der sozialen Welt, sondern sie sind auch Realität in der Medizin. Und das auch schon seit Anbeginn. Zum Leidwesen der Patientinnen und Patienten gibt es eine unheilvolle Mischung aus Ignoranz, Rechthaberei, Besserwisserei, Machtgelüsten und sonstigen politischen, medizinischen und wissenschaftlichen Interessen.

Aber ist nicht das große Ziel Wohlbefinden und Langlebigkeit von uns Menschen und gleichzeitig der Menschheit? Aus diesem Grund erscheint auch dieses erste Buch, das ich in meiner Reihe **Konzepte der Weltmedizin** unter der Devise *»Das*

Wissen von gestern ist das Know-how von morgen« herausgebe. Es ist die Realisation eines lang gehegten Traumes von mir und getragen vom Willen, eine medizinische und wissenschaftliche Basis für die Weltgesundheit (Planetary Health) und das dafür notwendige gestalterische Miteinander einer nachhaltigen integrativen Medizin zwischen Hightech und Naturheilkunde, psychosomatisch-sozialer Therapieverfahren und Umweltmedizin zu legen.

Jeder Mensch sollte über ein individuelles Vorsorgekonzept verfügen, von seinem Arzt oder Medizinerin des Vertrauens erarbeitet. Maßgeschneidert nur für ihn persönlich, einen individuellen Vorsorgecocktail für die innere und äußere Balance in der Tages- und saisonalen Routine. Hierfür bietet besonders Ayurveda einen nachhaltigen und systematischen Ansatz. Ayurveda wurde über Jahrtausende erfahrungsheilkundlich an Millionen Menschen in Indien unter der Prämisse Gesundheit und Langlebigkeit überprüft, für heilsam befunden und zunehmend durch moderne wissenschaftliche Methoden verifiziert. Das zeigt sich zum Beispiel bei der positiven Wirkung der vegetarischen Ernährung auf das Darm-Mikrobiom während einer Ayurveda-Kur. Natürlich finden sich auch im Ayurveda unterschiedliche Schulen, Strömungen und Interpretationen von verschiedenen Therapeutinnen und Heilern wie in jeder anderen Disziplin. In den traditionellen Naturheilverfahren ebenso wie in der Schulmedizin und den psychosomatisch-sozialen Therapiesystemen. Eine Menge bleibt sicherlich noch lange Zeit für uns medizinisch unverständlich, aber die ayurvedische Systematik ist höchst spannend und könnte ein gutes Vorbild beziehungsweise ein Masterplan sein für künftige Vorsorgekonzepte.

Ganzheitlicher Ansatz:
Körper, Geist und Seele als Einheit. Dies wird immer mehr auch in der modernen Medizin berücksichtigt.

Personalisierte Gesundheitsversorgung:
Die individuelle Konstitution und Bedürfnisse als Grundlage jeder Behandlung.

Prävention:
Lebensstiländerungen und regelmäßige Reinigungsrituale zur langfristigen Krankheitsvorbeugung, um das allgemeine Wohlbefinden zu fördern.

Natürliche Heilmittel:
Konstitutionsgerechte Ernährung und Heilpflanzen, Entspannungsmeditationen, Aufmerksamkeitspraktiken und Bewegungselemente wie des Yoga zur Stressreduktion und Stärkung des individuellen körperlichen und mentalen Immunsystems.

Es ist mir daher eine große Freude, dass ich Ulli Allmendinger kennengelernt habe. Sie hat mich von ihrem praktischen ayurvedischen Ansatz überzeugt, wie er sich für die Tagesroutine eines jeden Menschen nutzen lässt. Viel Freude und Wohlbefinden dabei!

Mit einem herzlichen
GLÜCK AUF

Ihr und Euer

Prof. Dr. med. Dietrich Grönemeyer

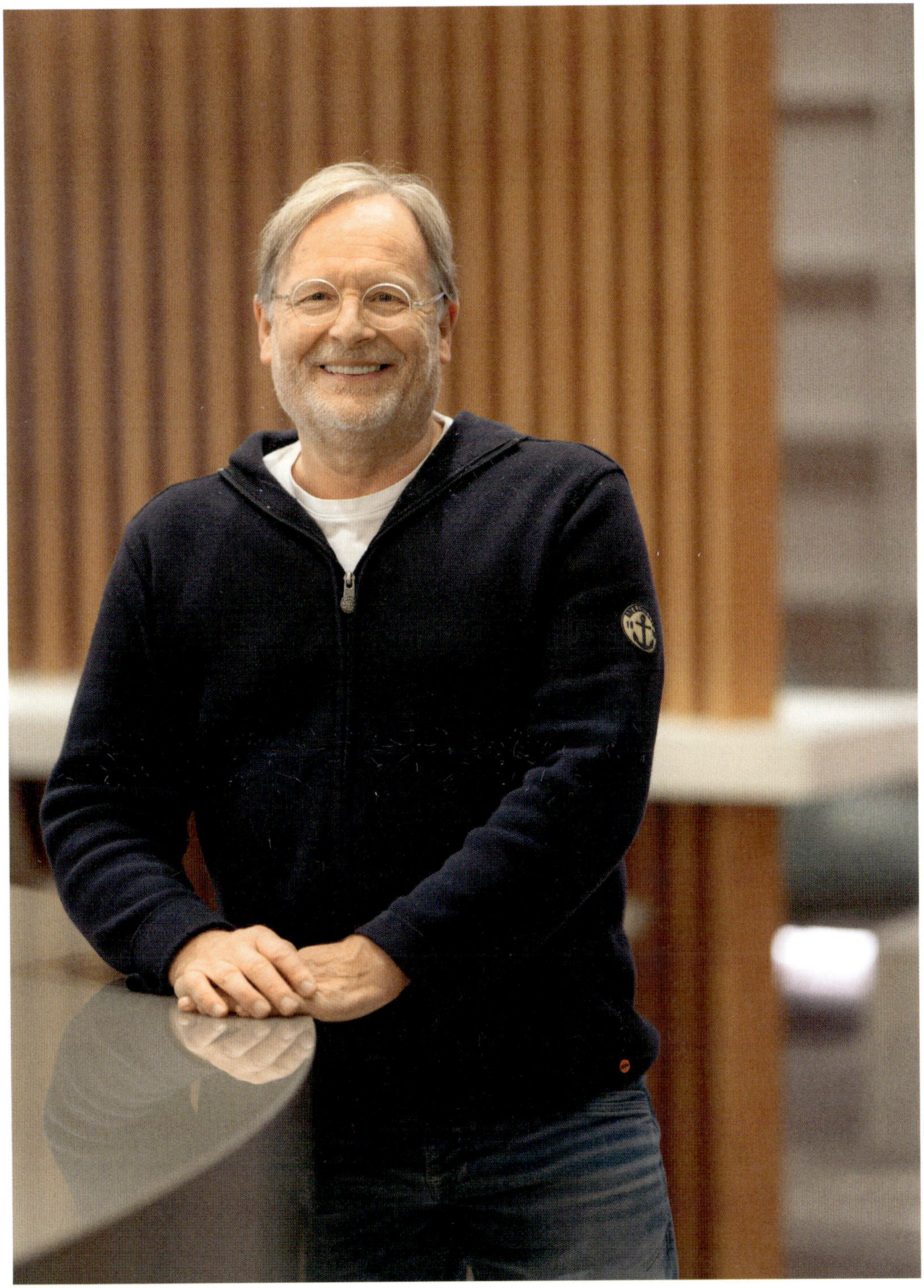

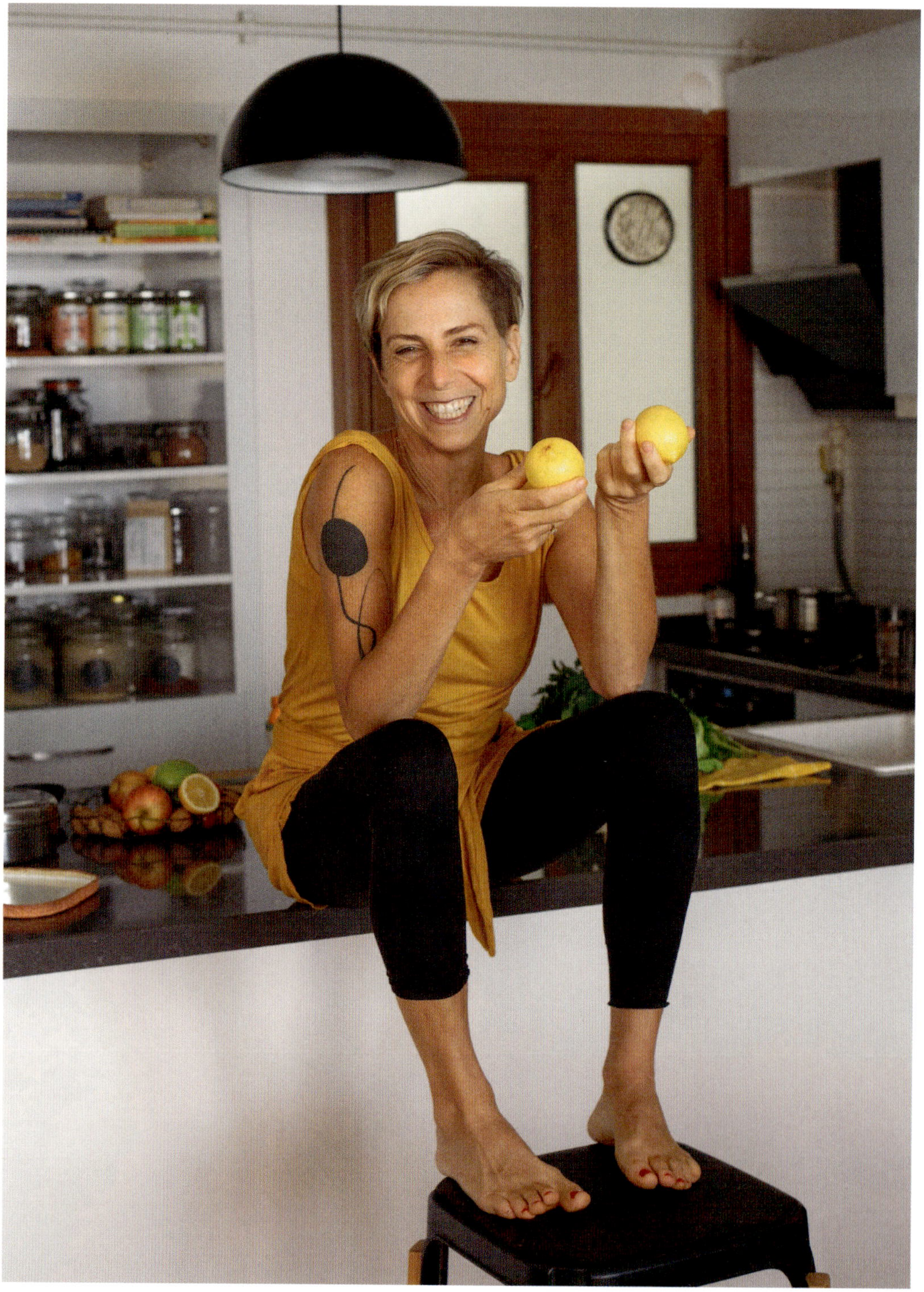

Warum Ayurveda heute?

Mit diesem Buch möchten wir dir einen Leitfaden an die Hand geben, der tief in der zeitlosen Weisheit des Ayurveda verwurzelt, aber gleichzeitig radikal aktualisiert ist, um zeitgemäß, alltagstauglich und praktisch zu sein. Ich, Ulli, hatte das Glück, von inspirierenden Ayurveda-Ärzten zu lernen, die sowohl in den USA etabliert als auch in Indien verankert sind. Dieses Buch basiert von ganzem Herzen auf der langen *lineage* dieser Ärzte und dem universellen und zeitlosen Kern des Ayurveda. Ich möchte dir auf keinen Fall eine »verwässerte« oder abgespeckte Version dieser reichen, intuitiven und komplexen Wissenschaft präsentieren, die sich seit mehr als 5000 Jahren bewährt hat. Ich möchte auch nicht versuchen, Ayurveda trendy zu machen und auf Schlagwörter zu reduzieren. Stattdessen habe ich mir vorgenommen, etwas Außergewöhnliches zu tun: Ich möchte dir zeigen, dass das Altbewährte tatsächlich zukunftsweisend sein kann.

Die Zukunft ist alt

Lasse mich das erklären. Kennst du Ingwer und Kurkuma als effektive entzündungshemmende Heilkräuter? Oder hat dir dein Zahnarzt vielleicht sogar schon mal empfohlen, die Zunge zu reinigen oder Öl zu ziehen, da dies für die Mundgesundheit inzwischen als ebenso wichtig gilt wie das Zähneputzen? Vielleicht hast du auch schon einmal eine Entgiftungskur gemacht, mit Einläufen und Trockenbürsten? Alle diese weitverbreiteten Praktiken sind in der Tat altbewährte ayurvedische Routinen. Sogar die relativ neue Wissenschaft der zirkadianen Medizin bestätigt heute, was die östliche Medizin seit Jahrtausenden lehrt, nämlich dass jedes Körperorgan seine eigene innere Uhr hat, die dabei hilft, seine Funktion zu regulieren. Der Ayurveda spricht schon lange vom zyklischen oder doshischen Energiefluss in Korrelation mit bestimmten Organen. Und er hat, genau wie die chinesische Medizin auch, diese Zeiten für Therapien, die Verabreichung von Kräutern und auch für Lifestyle-Empfehlungen genutzt, um gezielter einzelne Organe und den gesamten Organismus zu unterstützen.

Altbewährtes Wissen statt Binsenweisheiten

Fundiertes und altbewährtes Wissen ist heutzutage so dringend nötig, weil sich Ernährungs- und Fitnesstrends fast stündlich ändern und wir viel zu oft mit nur halbgaren Wissenshappen bombardiert werden. Ich habe jedoch einen kleinen Vorbehalt. Wenn die Weisheit des Ayurveda relevant bleiben will, muss sich seine Anwendung (nicht der Wahrheitskern!) weiterentwickeln und dem Hier und Jetzt anpassen. Schließlich ist Ayurveda per Definition das »Wissen vom Leben« (*ayu* = Leben; *veda* = Wissen) und als solches eine lebendige Wissenschaft.

Ich möchte, dass du mit diesem Buch in der Lage bist, Ayurveda so in dein Leben einzubauen, dass er gelebt wird, als *way of life*. Als deine eigene und ganz individuelle Lebensweise, nicht eingepfercht durch Regeln, Vorschriften oder Essenslisten, sondern beruhend auf traditionellem Wissen, aktueller Forschung und Selbsterfahrung. Wir möchten dich dazu inspirieren, den Ayurveda zu leben und so nicht nur deine Gesundheit, Ernährung und Fitness, sondern auch deine Erfüllung im Alltag, bei der Arbeit und in deinen Beziehungen auf ein neues Niveau zu heben.

Wie dieses Buch funktioniert

Dieses Buch muss praktisch sein. Schließlich ist Ayurveda mehr als »nur« Medizin, gesundes Essen oder eine Wohlfühlmassage. Ayurveda ist Wissenschaft vom Leben und praktische Lebensweise zugleich. Ayurveda ist ein Lebensstil. Deshalb habe ich beschlossen, dieses Buch etwas unkonventionell aufzuteilen. Wir beginnen ganz einfach mit der Praxis, anstatt dich durch langwierige Theorie zu ermüden. Ein ayurvedischer Lifestyle ist weder kompliziert noch zeitaufwendig, sondern einfach, intuitiv und praktisch.

Doshas als Schlüsselfaktoren für ein gesundes, langes und vitales Leben

Durch die Lupe des Ayurveda betrachtet, gibt es drei wesentliche Faktoren für ein gesundes, langes und vitales Leben, die wir in diesem Buch gemeinsam erkunden werden. Das Tolle ist, dass du diese Faktoren bereits von Geburt an eingebaut hast. Im Sanskrit heißen diese Faktoren *dosha*, aber wir können sie auch als Bioenergien bezeichnen. Alles Leben ist verbunden und geleitet von der jeweiligen Wesenskraft der einzelnen Doshas: Bewegung oder FLOW (Vata), Umwandlung oder TRANSFORMATION (Pitta) und Erneuerung oder REGENERATION (Kapha). Du bist im FLOW, wenn dein zirkadianer und bioenergetischer Rhythmus angepasst ist; du nutzt deine Kraft der Wandlung oder TRANSFORMATION, wenn deine Verdauung und dein Stoffwechsel stark sind; und du kannst aus der REGENERATION schöpfen, wenn du widerstandsfähiger gegenüber körperlichen oder mentalen Stressfaktoren wirst.

Wenn ich nicht krank bin, bin ich dann gesund?

So geht's uns heute: Stress, Schlappheit und Co.

Ich bin mir bewusst, dass du zwar neugierig, aber vielleicht nicht daran interessiert bist, jedes kleinste Detail des Ayurveda zu lernen. Stattdessen hast du dieses Buch in die Hand genommen, weil du dich möglicherweise erschöpft, gestresst und überlastet fühlst oder weil du wissen willst, was du aktiv dafür tun kannst, damit es dir gut geht und du gesund bleibst. Wie viele von euch führe auch ich ein ausgefülltes Leben. Ich lebe in einer Großstadt – Istanbul – und habe eine viel besuchte Praxis, während ich nebenher online und offline unterrichte und oft auch im Ausland Seminare und Kuren leite. Meistens habe ich das Gefühl, dass mein Tag mindestens 40 Stunden braucht, um das alles zu schaffen. Und obwohl ich meine mehrstündige ayurvedische Morgenroutine liebe, habe ich nicht die Zeit, dies jeden Morgen zu tun. Ich kann auch nicht immer jede Mahlzeit für mich selbst zu Hause frisch zubereiten. Und dennoch – oder gerade deshalb – kann ich den Ayurveda als Wegweiser nutzen, um entspannt, mit Freude und mit Energie meinen Weg durch den Dschungel, den wir modernes Leben nennen, zu finden. Und ich lade dich ein, das Gleiche zu tun. Das Schöne am Ayurveda ist, dass er uns immer genau da abholen kann, wo wir gerade sind. Und wir können es so weit bringen, wie wir wollen. Du wirst sehen, dass Ayurveda kein starres Regelwerk ist, sondern eine höchst intuitive Lebensweise, die sich ständig weiterentwickelt und vertieft. Und mit ein paar simplen Tricks ist es tatsächlich sehr einfach und inspirierend, ihm zu folgen.

Alte Traditionen zeigen den Weg

»Derjenige, dessen Doshas im Gleichgewicht sind,
dessen Appetit (Verdauung) gut ist,
dessen Gewebe im Gleichgewicht sind,
dessen Abfallstoffentsorgung normal funktioniert
und dessen Bewusstsein, Geist und Sinne voller
Glückseligkeit sind und der im Selbst verankert ist,
wird als gesunder Mensch bezeichnet.«

–

Sushruta Samhita, Kapitel 15, Vers 38

Der berühmte antike Arzt und Chirurg Sushruta gibt uns hier eine ziemlich umfassende Definition von Gesundheit, nicht wahr? Selbst wenn man körperlich fit ist, aber der Geist unausgeglichen und Gier, Ärger oder Sorgen vorhanden sind, dann ist man nicht gesund. Er geht sogar noch einen Schritt weiter. Wenn dein Körper robust und dein Geist ausgeglichen, du selbst aber nicht *svastha* – in dir selbst verankert oder in deiner Mitte – bist, dann bist du nicht gesund. Du fragst dich vielleicht, was es heißt, in sich selbst verankert zu sein. Es bedeutet im Grunde, dich selbst zu kennen, deine Wesensnatur, deine inneren Stärken und auch deine Schwachstellen. In letzter Zeit habe ich oft darüber nachgedacht, dass *svastha* auch bedeutet, unseren Platz auf der Erde zu erkennen und zu respektieren. Wir sind weder der Natur übergeordnet noch sind wir losgelöst von ihr. Und wir können nur dann wirklich gesund werden, wenn wir wieder Teil der Natur werden, anstatt über sie zu herrschen. Nur dann sind wir *svastha* und ruhen in uns selbst. Dann erst fangen wir an, wirklich in Harmonie mit der Natur zu leben.

Alle Krankheiten beginnen im Kopf

Ayurveda definiert alles, was nicht vollkommen gesund ist, als krank. Dabei kann es sich um eine anormale Funktion der Doshas, der Gewebe *(dhatus)*, der Ausscheidungen *(malas)* oder des Geistes *(manas)* handeln; oder aber wir vergessen, wer wir wirklich sind. Aus diesem Blickwinkel betrachtet, sind zwar Umweltfaktoren, Stress, Lifestyle oder schlechte Ernährung wichtige Faktoren, die mit zu Krankheit beitragen. Letztlich jedoch beruhen alle Krankheiten auf dem tiefen Missverständnis, wer wir wirklich sind.

Krankheit beginnt im Geist. In den klassischen Schriften wird dies als *prajnaparadha* (*prajna* = Intellekt; *aparadha* = Vergehen oder Fehler) bezeichnet, oft übersetzt als *crimes against wisdom* oder »Verbrechen gegen die Weisheit«. Obwohl wir es – tief in unserem Inneren – besser wissen, machen wir Dinge, die uns und der Umwelt schaden. Wir bleiben bis spät in die Nacht auf, essen Fast Food oder Fleisch aus Massentierhaltung, trinken zu viel Kaffee, rauchen oder trinken zu viel Alkohol. Sucht und Genuss übertrumpfen das, was unser Körper – und unsere Erde – aushalten können, ohne Schaden zu nehmen. Und je mehr wir im Ungleichgewicht sind und sich Giftstoffe *(ama)* um die Zellen ablagern, desto schwieriger wird die interne intrazelluläre Signalübertragung und Kommunikation. Gehirnnebel verbaut uns jegliche Chance, klar zu erkennen, zu sehen und zu verstehen, was wir uns selbst antun. Dies ist ein endloser Teufelskreis, der nur durchbrochen werden kann, wenn wir ein radikal neues Verständnis von uns selbst entwickeln.

Ein neues Paradigma der Medizin

Das östliche Konzept von Gesundheit und Krankheit bietet ein neues Paradigma für die Medizin heute. Im Ayurveda, genau wie in der chinesischen Medizin, gibt es keine Trennung zwischen Körper und Geist, innen und außen, Natur und Mensch oder gar zwischen einzelnen Organen und Systemen. Alles ist auf wunderbare und untrennbare Weise miteinander verknüpft und verbunden. Gesundheit und Heilung können daher nur eintreten, wenn alle diese Teile gesund sind, miteinander kommunizieren und zusammen funktionieren. Neue Entwicklungen in der Schulmedizin, wie zum Beispiel die funktionelle Medizin oder die Systemmedizin, sprechen diesen Punkt an und erkennen endlich, was die Mutter aller Medizinsysteme – Ayurveda – vor 5000 Jahren postulierte.

Alles ist vernetzt

Eine dieser grundlegenden Wahrheiten ist das Prinzip der tiefen Verflechtung und Vernetzung zwischen uns und dem Universum. Während das westliche philosophische Denken oft durch Individualismus, Rationalismus und Objektivität gekennzeichnet ist, betont die östliche Philosophie die Verflechtung des gesamten Lebens und stellt das »Ganze« immer über die einzelnen Teile. Dabei ist unsere Umwelt, der Makrokosmos, nur ein äußerer Ausdruck unseres Körpers und Geistes, des Mikrokosmos, und umgekehrt. Beide setzen sich aus den fünf Elementen (Erde, Wasser, Feuer, Luft und Raum) und den drei Urkräften (Bewegung, Umwandlung und Erneuerung) zusammen. Bewegung ist kinetische, Umwandlung thermische und Erneuerung potenzielle Energie. Im Körper werden diese Urkräfte oft als *doshas* oder Bioenergien bezeichnet: Vata ist Bewegung, kinetische oder katabole Energie, Pitta ist Umwandlung, thermische oder metabolische Kraft, und Kapha ist Regeneration, potenzielle oder anabole Energie. Wenn alle drei Doshas oder Kraftprinzipien harmonisch zusammenwirken, dann sind wir gesund und widerstandsfähig.

Schritt für Schritt zurück zu Gesundheit und Wohlbefinden

Im Hauptteil des Buches tauchen wir gemeinsam tief in die Geheimnisse dieser drei fundamentalen Schlüsselfaktoren ein, auf sehr praktische Weise, mit vielen Tipps, die du sofort in deinem Leben anwenden kannst. Du wirst sehen, dass du mit meinem AYURVEDA RESET Programm in nur drei Wochen deinen Weg (zurück) zu Gesundheit, Vitalität und Wohlbefinden findest. Zunächst justieren wir deinen FLOW, indem wir deinen zirkadianen und doshischen Rhythmus neu einstellen. Dann verbessern wir TRANSFORMATION, indem wir deine Verdauung und deinen Stoffwechsel optimieren. Und schließlich kurbeln wir REGENERATION an – körperliche und geistige Widerstandsfähigkeit –, indem wir die Lymphe entgiften und das Nervensystem stärken. All dies richtet dich auf Langlebigkeit aus.

Der letzte Teil des Buches ist der Entdeckungsreise in deine eigene Küche gewidmet. Ich zeige dir, dass mit ein paar einfachen Tricks deine Küche zur Hausapotheke wird. Ayurvedisch kochen muss nicht teuer, kompliziert oder zeitaufwendig sein. Es ist auch nicht (immer) indisches Essen mit exotischen und schwer erhältlichen Zutaten. Bei der ayurvedischen Ernährung geht es einfach um hochwertige, regionale und saisonale Zutaten, die so zubereitet werden, dass sie möglichst nahrhaft, bekömmlich und lecker sind. Ganz individuell abgestimmt auf deine Stoffwechsel-, Verdauungs- und Dosha-Kraft. Du findest hier alle Rezepte, die du für deinen AYURVEDA RESET benötigst, sowie einige Boni, die dir helfen, jede Mahlzeit nahrhafter und bekömmlicher zu gestalten. Wir laden dich ein, auch deine Küche als Abenteurer zu betreten und neue Wege zu entdecken, kreativ, selbstbewusst und mit Freude zu kochen.

In diesem Sinne hoffe ich, dass du dieses Buch nutzt, um dein eigener Arzt oder innerer Alchemist zu werden. Denn nur wenn deine körperliche, mentale und seelische Gesundheit stark und deine Vitalität strahlend sind, dann kannst du deine einzigartigen Fähigkeiten und Begabungen in die Welt einbringen und diese – zum Besseren – verändern.

Herzlichst, Ulli Allmendinger

TEIL I
AYURVEDA – EINFACH, PRAKTISCH, INDIVIDUELL

Ayurveda basiert auf einem Leben im Einklang mit der Natur. Laut Ayurveda müssen wir mit der Natur kooperieren, wenn wir unser Gleichgewicht und Wohlbefinden gewährleisten wollen. Ich erinnere mich immer an den ersten Vortrag, den ich von dem renommierten Ayurveda-Lehrer und Autor Dr. Robert Svoboda hörte, der für mich immer noch eine große Inspiration ist. Es war 2004 in Seattle, und ich hatte gerade angefangen, Ayurveda zu studieren. Er zitierte seinen Mentor, den Guru Vimalananda, mit den Worten: *»You have to live with reality, otherwise reality comes to live with you«*, was so viel bedeutet wie: Wir können uns nicht über die Realität oder die Naturgesetze stellen, sondern müssen ihnen folgen. Wenn es einen Sinnspruch gibt, der die Weisheit des Ayurveda ganz und gar verkörpert, dann ist es dieser.

Lebe mit der Realität, sonst holt sie dich ein

Wahrscheinlich erwähne ich diesen Leitsatz bei meinen Studenten oder Patienten öfter als jeden anderen, weil er so klar zum Ausdruck bringt, dass die einzige Möglichkeit, Leiden oder Krankheiten zu vermeiden, darin besteht, uns mit den Naturgesetzen und unserer Umgebung in Einklang zu bringen. Andernfalls müssen wir die Konsequenzen tragen. Ich kann zum Beispiel bis in die Morgenstunden abfeiern, mich betrinken und bis mittags schlafen. Und dabei die Tatsache, dass ich ein tagaktives Wesen bin und dies mit dem zirkadianen Rhythmus tief in meiner DNA verankert ist, völlig ignorieren. Aber ich muss dann auch mit den Konsequenzen – oder der Realität – leben, indem ich durch meinen Verstoß gegen die Naturgesetze mit einem geschwächten Immunsystem, einem erhöhten Herzinfarktrisiko, hormonellen Störungen und einer höheren Wahrscheinlichkeit, Diabetes und Fettleibigkeit zu entwickeln, »bezahle«.

Wir sind untrennbar mit unserer Umwelt verbunden

Wir müssen uns immer wieder vor Augen führen, dass wir untrennbar tief mit unserer Umgebung, dem Makrokosmos, verbunden und unter die Naturgesetze gestellt sind. Was auf dem Planeten geschieht, geschieht auch in unserem Körper. Aus dieser Sicht ist Gesundheit tatsächlich mehr als das dynamische Gleichgewicht zwischen Körper, Geist und Seele; es geht auch um die Resonanz mit der äußeren Umgebung, der Natur. Gesundheit ist nicht nur die Abwesenheit von Krankheit, sondern ein allumfassender und dynamischer Zustand der Harmonie und des Wohlbefindens. Ein Wohlbefinden, das alle, und besonders die Natur selbst, mit einschließt.

Ein kurzer Einblick in den Ayurveda

Auf den nächsten zwei Seiten gebe ich dir einen kurzen grafischen Überblick über die Doshas und Konstitutionstypen, der als Grundlage für dein AYURVEDA RESET dient. Diese kurze Einführung ermöglicht es dir, einen Überblick über das Wesentliche zu erhalten und dich besser auf die detaillierten Informationen im Hauptteil vorzubereiten. Du kannst zuerst die Grundlagen erfassen und dich dann schrittweise in die komplexeren Aspekte vertiefen. Das bedeutet, dass du nicht nur an der Oberfläche kratzt, sondern wirklich in die Welt des Ayurveda eintauchst. Du wirst sehen, dass sich dein Leben und deine Gesundheit mit einfachen ayurvedischen Tricks und Hacks enorm verbessern und verändern kann. Durch die Praxis und Erfahrung macht später die dahinterstehende Theorie und vertiefende Philosophie viel mehr Sinn.

Die drei Doshas und ihre Eigenschaften

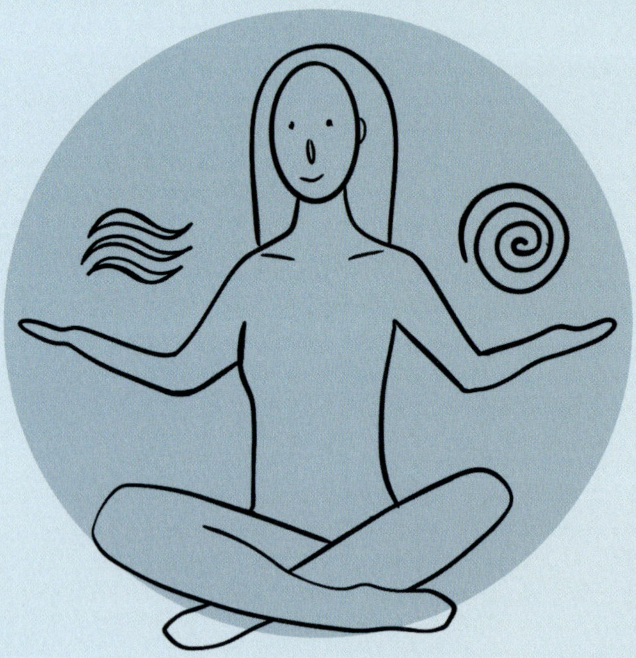

Vata Dosha

Vata ist das Prinzip der Bewegung

Trocken (Ruksha)
Leicht (Laghu)
Kalt (Shita)
Rau (Khara)
Fein (Sukshma)
Mobil (Chala)
Klar (Vishada)

Pitta Dosha

Pitta ist das Prinzip der Transformation und des Stoffwechsels

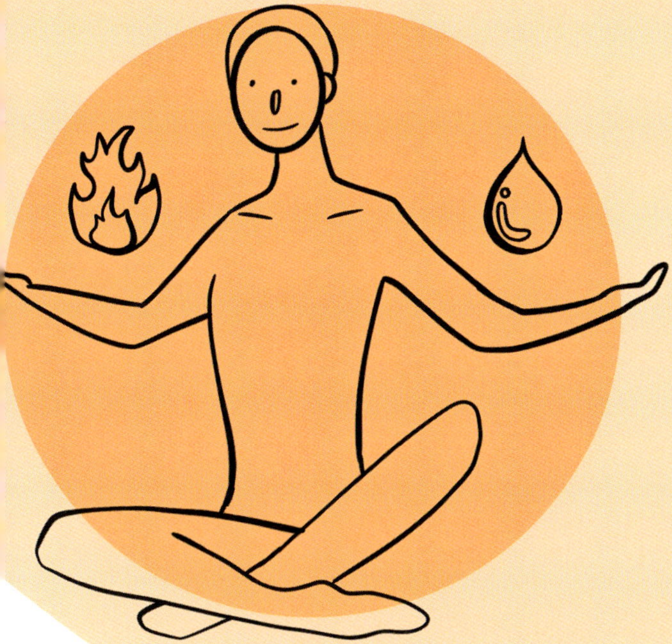

Heiß (Ushna)
Scharf (Tikshna)
Leicht (Laghu)
Ölig (Snigdha)
Scharf (Tikshna)
Sauer (Amla)
Durchdringend (Sara)
Flüssig (Drava)

Kapha Dosha

Kapha ist das Prinzip der Struktur und Stabilität

Schwer (Guru)
Langsam (Manda)
Kalt (Shita)
Ölig (Snigdha)
Glatt (Shlakshna)
Dicht (Sandra)
Weich (Mrudu)
Statisch (Sthira)

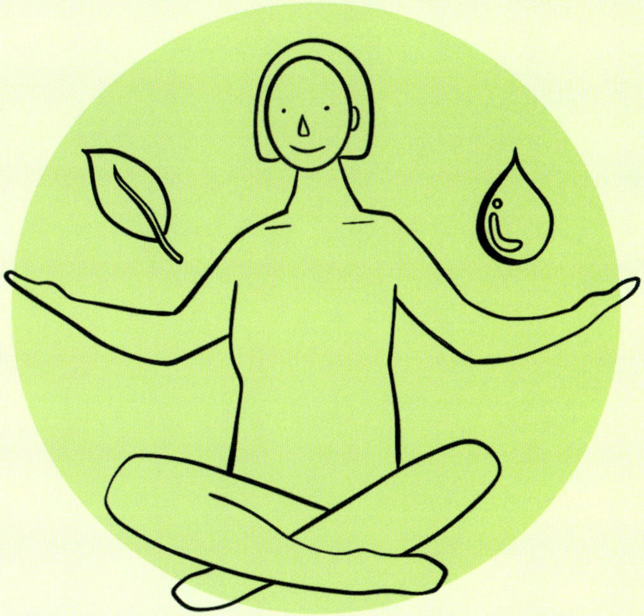

Wie wir schon gesehen haben, stehen die drei Doshas – Vata, Pitta und Kapha – für drei Energieprinzipien, die für das gesunde Funktionieren unserer verschiedenen Körpersysteme und unseres Geistes entscheidend sind. Diese drei Prinzipien sind:

- FLOW oder Bewegung: Vata,
- TRANSFORMATION oder Umwandlung: Pitta,
- REGENERATION oder Erneuerung: Kapha.

Jedes Dosha setzt sich aus zwei der fünf Elemente (Äther, Luft, Feuer, Erde und Wasser) zusammen, die die Bausteine aller Materie sind. Die Elemente haben alle unterschiedliche Eigenschaften *(gunas)* und jedes hat ein Prinzip. Zum Beispiel ist Feuer heiß, scharf und trocken, es sorgt so für Hitze und Umwandlung; Erde ist schwer, unbeweglich und hart und schafft so Stabilität und Erdung. Die Doshas nehmen die Eigenschaften der Elemente an, aus denen sie zusammengesetzt sind.

Vata – FLOW

Vata setzt sich aus den Elementen Äther und Luft zusammen. Es repräsentiert die Energie des Windes und der Bewegung (FLOW). Vata ist eine subtile Kraft, die für alle Bewegungen im Körper verantwortlich ist, sei es auf zellulärer Ebene oder auf einer größeren Skala wie der Atmung, der Blutzirkulation und der Muskelkontraktion. Vata ist im Körper für unsere Lebensenergie, das *prana* oder *qi,* zuständig und wird daher oft als das wichtigste Dosha angesehen. Es reguliert auch Prozesse wie Kreativität, Kommunikation und Flexibilität des Denkens. Ein ausgeglichenes Vata-Dosha fördert Gesundheit, Vitalität und geistige Klarheit. Ungleichgewichte im Vata können jedoch zu körperlichen und geistigen Störungen führen, wie beispielsweise trockene Haut, Verdauungsprobleme, Schlafstörungen, Angstzustände und Unruhe.

Die wichtigsten Funktionen in Körper und Geist sind:

- Bewegung und Flow, zum Beispiel Atmung, Herz-Kreislauf, Bewegung unserer Gliedmaßen und Peristaltik,
- Ausscheidung, zum Beispiel Stuhlgang, Urin und Menstruation,
- Kommunikation, zum Beispiel die Übertragung von Nervensignalen, Sinneswahrnehmung und Empfindungen im Körper,
- Enthusiasmus, Kreativität und Lebensenergie.

Wenn Vata erhöht ist, dann hast du:

- Blähungen und/oder Verstopfung,
- kalte Hände und Füße,
- trockene Haut und brüchige Nägel,
- innere Unruhe, Nervosität, Schlafprobleme.

Pitta – TRANSFORMATION

Pitta setzt sich aus den Elementen Feuer und Wasser zusammen. Es verkörpert die Energie von Feuer und Umwandlung (TRANSFORMATION). Pitta reguliert Stoffwechselprozesse im Körper, einschließlich Verdauung, die Aufnahme von Nährstoffen und die Temperaturregulierung. Pitta steht auch in Verbindung mit dem Intellekt, Fokus und Durchsetzungsfähigkeit. Wenn das Pitta-Dosha im Gleichgewicht ist, trägt es zu einem scharfen Verstand, Energie und einer gesunden Verdauung bei. Ungleichgewichte im Pitta können jedoch zu Verdauungsproblemen, Entzündungen, Hautirritationen, Wut und Reizbarkeit führen.

Die wichtigsten Funktionen in Körper und Geist sind:

- Verdauung von Nahrung und Nährstoffen,
- Stoffwechsel und Metabolismus,
- Hormon- und Wärmeregulation,
- Intelligenz, Willenskraft und Selbstvertrauen.

Wenn Pitta erhöht ist, dann hast du:

- Hitze und vermehrtes Schwitzen,
- gerötete Haut oder Hautausschlag,
- Entzündungen,
- Durchfall oder weichen Stuhl,
- Ungeduld, Wut und Ärger.

Kapha – REGENERATION

Das Kapha-Dosha setzt sich aus den Elementen Erde und Wasser zusammen und verleiht dem Körper Substanz, Kraft, Geschmeidigkeit und Immunität. Kapha reguliert die Körperflüssigkeiten, das Gewebewachstum und die Immunität und ist auch für REGENERATION oder Erneuerung verantwortlich. Es steht ebenfalls in Verbindung mit emotionaler Stabilität, Mitgefühl und Ruhe. Ein ausgeglichenes Kapha-Dosha trägt zu einer starken Verdauung, gesundem Körpergewicht und mentaler Ausgeglichenheit bei. Ungleichgewichte im Kapha können jedoch zu Gewichtszunahme, Schleimansammlung, Trägheit und Stagnation führen.

Die wichtigsten Funktionen in Körper und Geist sind:

- Instandhaltung der sieben Gewebeformen *(dhatus)*,
- Energie- und Kraftreservoir,
- Stabilisierung und Schmierung der Gelenke,
- Immunität,
- Mitgefühl, Gelassenheit und Geduld.

Wenn Kapha erhöht ist, dann hast du:

- Völlegefühl und/oder Übelkeit,
- Wassereinlagerungen und Ödeme,
- Übergewicht,
- Verschleimung,
- Lethargie, Schwere und Depression.

Wie du siehst, sind die Doshas grundlegende energetische Kräfte, die wir alle in uns tragen, denn sie leiten essenzielle Prozesse wie Stoffwechsel (Pitta), Nervenübertragung (Vata) und Immunität (Kapha). Bei jedem Menschen setzen sich die drei Doshas jedoch aus unterschiedlichen Proportionen zusammen, was unsere ganz individuelle Konstitution ausmacht. Unsere Konstitution verleiht uns bestimmte körperliche, mentale und emotionale Eigenschaften und beeinflusst, wie wir auf verschiedene Lebensmittel, Umgebungen, Aktivitäten und Stress reagieren. Du wirst im Laufe dieses Buches sehen, dass ein tieferes Verständnis deiner eigenen Konstitution dir dabei hilft, deine Stärken zu nutzen und an deinen Schwachpunkten zu arbeiten. Indem du einen auf dich zugeschnittenen Lebensstil, eine passende Ernährung und angemessene Aktivitäten wählst, förderst du Gesundheit, Vitalität und Langlebigkeit.

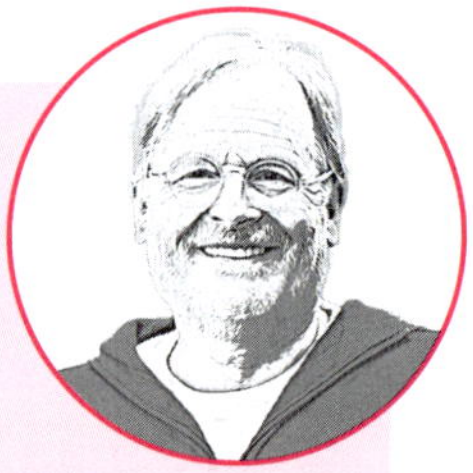

Das Spannungsfeld Ayurveda und Schulmedizin

Versucht man die drei Bioprinzipien (Doshas) der ayurvedischen Medizin in die moderne Medizin zu übertragen, so sind die Erklärungsversuche durch schulmedizinische Begrifflichkeiten bisher lückenhaft und sollten kontinuierlich weiter wissenschaftlich validiert werden. Die Doshas sind bisher noch nicht standardisierte Erklärungsmodelle, um verschiedene physiologische und psychologische Zustände zu beschreiben. Sie sind vergleichbar mit den drei Grundfarben Gelb, Rot und Blau, die eine Vielzahl unterschiedlicher Varianten möglich machen. Ayurvedische Therapeutinnen und Therapeuten versuchen daher, das Verhältnis der drei Bioprinzipien in ihrer Erstanalyse zu erfassen, um daraus individuelle diagnostische und therapeutische Schlüsse zu ziehen. Wie in allen medizinischen Disziplinen hängt die Interpretation der Ergebnisse sehr stark vom Wissens- und Erfahrungsschatz der behandelnden Person ab.

Am Beispiel des Vata-Doshas versuche ich deutlich zu machen, wie schwierig die Interpretation der unterschiedlichen Symptome in ihrer Gänze sein kann: Vata steht (so im Ayurveda definiert) für alles, was sich unbewusst bewegt, wie Durchblutung, Herzschlag, Atmung, Darmtätigkeit, Nervenaktivität. Also überall dort, wo das unbewusst wirkende vegetative Nervensystem von Sympathikus und Parasympathikus aktiv ist, würde ich vorsichtig aus dem Blick eines Wissenschaftlers und Schulmediziners interpretieren. Vata soll auch für die mentale Balance und Kreativität verantwortlich sein. Ein Zuviel von sympathischer (Vata)Aktivität kann zu Stresssymptomen wie Schlaflosigkeit, Nervosität, trockener Haut oder Stoffwechselstörungen führen.

Ermittle deinen Ayurveda-Körpertyp (Prakruti): Vata (V), Pitta (P) oder Kapha (K)

Deine ganz individuelle Konstitution wird zum Zeitpunkt der Empfängnis durch die Genetik, Ernährung, Lebensweise und Emotionen deiner Eltern bestimmt. Das wird auch als *prakruti,* Körpertyp oder Konstitution bezeichnet. Prakruti ändert sich im Laufe deines Lebens nie. Ich bezeichne ihn gerne auch als den »Bauplan« oder »Grundriss« deines Potenzials. Du findest am Ende des Konstitutionstests eine Zusammenfassung der einzelnen Konstitutionstypen. Dies wird dir helfen, dich durch den Hauptteil des Buches – die Longevity Hacks und das dreiwöchige AYURVEDA RESET Programm – zu tragen, und gleichzeitig dich selber ein bisschen tiefgründiger zu entdecken.

♦ Wie ist dein Körperbau?

- O Groß und kräftig, mit schweren Knochen; oder rund mit Kurven (K)
- O Muskulös, ausgewogen; mit breiteren Schultern und einer schmaleren Taille (P)
- O Klein und feingliedrig; oder sehr hochgewachsen und schlank (V)

♦ Dein Gesicht ist ...

- O Rechteckig, quadratisch oder abgerundet (K)
- O Dreieckig und herzförmig; hervorstehende Kiefer- und Wangenknochen und spitz zulaufendes Kinn (P)
- O Länglich, schmal, asymmetrisch und unregelmäßig (V)

♦ Wie ist deine Körpertemperatur?

- O Ich bin kälte- und hitzeresistent, aber bei Bewegung schwitze ich. (K)
- O Mir wird leicht heiß und ich kann stark schwitzen. (P)
- O Ich friere leicht, fühle mich kalt und schwitze kaum. (V)

♦ **Welches Klima bekommt dir am besten?**

- O Ich bevorzuge Sonne und trockene Wärme; feuchtkaltes oder tropisches Klima macht mich träge und verschleimt. (K)
- O Ich bevorzuge kühleres oder mildes Klima; große Hitze und zu viel Sonne machen mich schlapp und reizbar. (P)
- O Ich bevorzuge Sonne und Wärme; Wind und Kälte bekommen mir nicht. (V)

♦ **Wie sind dein Appetit und deine Essgewohnheiten?**

- O Stabil. Ich fühle mich nach den Mahlzeiten lange satt und kann bei Bedarf ohne Probleme auch Mahlzeiten auslassen. (K)
- O Stark. Ich lasse Mahlzeiten nicht gerne aus. Wenn ich hungrig bin, kann ich ungeduldig und leicht reizbar werden. (P)
- O Wechselhaft. Mein Appetit schwankt und ich neige dazu, anstatt ordentlicher Mahlzeiten den Tag über zu knabbern. Ich vergesse auch oft, zu essen, wenn ich viel zu tun habe oder kreativ tätig bin. (V)

♦ **Dein Gewicht ist tendenziell schon immer:**

- O Erhöht. Ich habe einen langsamen Stoffwechsel und nehme leicht zu. Es ist schwierig für mich, abzunehmen. (K)
- O Flexibel. Ich kann leicht zu- oder abnehmen, je nachdem, worauf ich mich konzentriere. (P)
- O Untergewichtig. Ich nehme nicht leicht zu, und manchmal habe ich Schwierigkeiten, mein Gewicht zu halten. (V)

♦ **Im Ungleichgewicht erlebst du oft:**

- O Gewichtszunahme, Trägheit, Wassereinlagerung und Verschleimung (K)
- O Entzündungen, Überhitzung, Übersäuerung (P)
- O Nervosität, Erschöpfung, Schlafstörungen (V)

♦ Welcher Temperamenttyp bist du?

- O Methodisch und detailorientiert; fürsorglich, geduldig, tolerant und sanft (K)
- O Analytisch und zielorientiert; mutig, tatkräftig und leistungsorientiert (P)
- O Kreativ und begeisternd; aufgeschlossen, anpassungsfähig und sprunghaft (V)

♦ Wie sind deine Auffassungsgabe und dein Gedächtnis?

- O Ich lerne langsam, aber habe ein exzellentes Langzeitgedächtnis. (K)
- O Ich kann mich gut konzentrieren und habe ein gutes Kurz- und Langzeitgedächtnis. (P)
- O Ich lerne schnell und leicht Neues, lasse mich aber leicht ablenken und habe ein schlechtes Langzeitgedächtnis. (V)

♦ Wie reagierst du generell auf Stress?

- O FREEZE: Gelähmt und lethargisch; aber auch stur und unflexibel (K)
- O FIGHT: Frustriert, verärgert, wütend und reizbar (P)
- O FLIGHT: Ängstlich, nervös und überfordert (V)

Insgesamt:
K: ____
P: ____
V: ____

Bitte zähle, wie viele Kreuze du in jeder Kategorie – Vata (V), Pitta (P) und Kapha (K) – gemacht hast, zusammen. Die höchste Punktzahl ist dein Konstitutionstyp. Oft aber gibt es auch zwei nahezu gleiche Zahlen, was bedeutet, dass du ein dual-doshischer Typ bist.

Vata – der lebhafte und kreative Typ

Menschen mit einer dominierenden Vata-Konstitution haben oft eine schlanke Statur und sind von lebhafter, kreativer Natur. Weil sie hauptsächlich aus den Elementen Raum und Luft bestehen, ist das Wesen der Vata-Typen geprägt von Wechsel und Veränderung. Vata-Typen sind offen, spontan und flexibel, sie passen sich leicht an unerwartete Wendungen und fremde Umgebungen an. Sie haben ein unbeschwertes, fröhliches und begeisterungsfähiges Temperament. Wenn sie den Raum betreten, beginnt die Party. Obwohl Menschen mit Vata-Konstitution anpassungsfähig und flexibel sind, neigen sie zu Unruhe, Nervosität und Schlafstörungen, wenn sie aus dem Gleichgewicht geraten. Dann kann auch die Haut trocken werden und es können Verdauungsprobleme wie Blähungen und Verstopfung auftreten. Um die unruhige Energie eines Menschen mit Vata-Konstitution auszugleichen, benötigen Vata-Typen regelmäßige Routinen, erdende Nahrungsmittel wie Wurzelgemüse und beruhigende Aktivitäten.

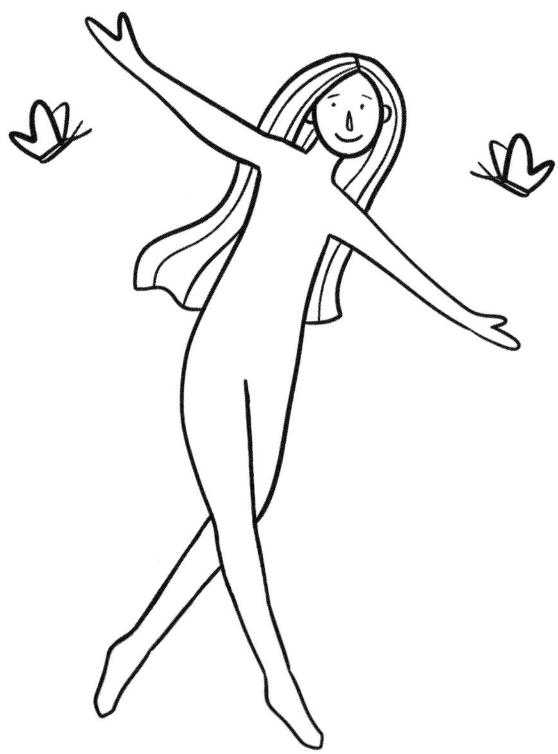

Vata-Typen sind von Natur aus ...

... kreativ, einfallsreich und anpassungsfähig,
... schnell-denkend, lernfähig und intuitiv,
... gesellig, freundlich und begeisterungsfähig.

Ihr Potenzial ist voll ausgeschöpft als ...

... Kreative,
... Trendsetter,
... Kommunikatoren,
... Networker,
... Träumer,
... Visionäre.

Ihr Körper ist generell ...

... schlank und zierlich,
... trocken (besonders Haut und Haare),
... empfindlich (schwache Knochenstruktur, mit Neigung zu Durchblutungs- und Gelenkproblemen).

Ihr Geist ist ...

... träumerisch, ideenreich und visionär,
... von schneller Auffassungsgabe, aber geringer Konzentrationsfähigkeit,
... anfällig für Stress, mit Neigung zu Unruhe und Unbeständigkeit.

In Beziehungen sind sie ...

... offen für neue Erfahrungen und Abenteuer,
... kommunikativ,
... bedürftig nach körperlicher Nähe, Berührung und Verbindung.

Pitta – der willensstarke und durchsetzungsfähige Typ

Menschen mit hohem Pitta-Anteil haben oft eine athletische Statur und sind fokussiert, zielorientiert und durchsetzungsfähig. Der stärkste Charakterzug von Pitta-Konstitutionen ist ihr Mut und ihre Gabe, Veränderungen zu bewirken. Pitta-Typen sind Typ-A-Persönlichkeiten: entschlossen, zielorientiert, scharfsinnig, wortgewandt und willensstark. Sie stehen für das ein, woran sie glauben, und scheuen weder Konfrontation noch Herausforderung. Sie blühen sogar in schwierigen Situationen und Krisen auf. Wegen des hohen Anteils an Feuer haben Pitta-Typen eine starke Verdauung und hohe Energie, können jedoch leicht gereizt, ungeduldig oder wütend werden, wenn sie aus dem Gleichgewicht geraten. Ein unausgeglichener Pitta-Typ profitiert von einer basischen Ernährung ohne Kaffee, Fleisch und Alkohol, von Tiefenentspannung und der Vermeidung von Überhitzung.

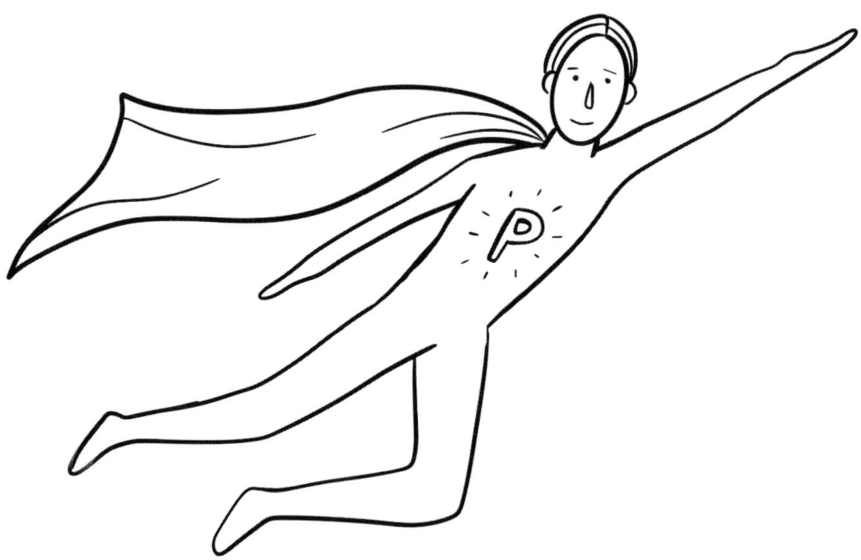

Pitta-Typen sind von Natur aus ...

... intellektuell, anspruchsvoll, scharfsinnig und zielorientiert,
... entscheidungsfreudig, durchsetzungsfähig und dominant,
... leidenschaftlich, mutig und begeisterungsfähig.

Ihr Potenzial ist voll ausgeschöpft als ...

... Macher,
... Problemlöser,
... Stratege,
... Analytiker,
... Führungskraft.

Ihr Körper ist generell ...

... athletisch und muskulös,
... zu überschüssiger Hitze im Körper und Hautreizung/-ausschlägen neigend,
... ausgestattet mit einer starken Verdauung und hohem Stoffwechsel; im Ungleichgewicht oft Neigung zu Sodbrennen und Übersäuerung.

Ihr Geist ist ...

... logisch denkend, analytisch und konzentriert,
... gezeichnet von einer exzellenten Führungspersönlichkeit, die mit Herausforderungen wächst,
... tendenziell zu Perfektionismus, Kontrolle und Ungeduld veranlagt.

In Beziehungen sind sie ...

... leidenschaftlich und intensiv, mit Neigung zu Eifersucht,
... klar und direkt in ihrer Kommunikation, können jedoch überkritisch und besserwisserisch sein,
... auf der Suche nach emotionaler und geistiger Intensität.

Kapha – der ruhige und ausgeglichene Typ

Menschen mit Kapha-Konstitution sind in der Regel solide gebaut und von liebevoller, umgänglicher und mitfühlender Natur. Durch die Elemente Wasser und Erde haben sie eine ausgeglichene Energie und sind emotional stabil. Kapha-Typen sind ungemein angenehm im Umgang. Sie sind ausgeglichen, gutmütig, ruhig, geduldig und tolerant. Sie haben eine stabile Persönlichkeit, gehen ungern Risiko ein und legen großen Wert auf Familie, enge Freunde und das Zuhause. Bei Ungleichgewicht neigen sie dazu, träge und depressiv zu werden. Kapha-Typen können leicht übergewichtig werden und als Folge Insulinresistenz und Probleme mit hohem Cholesterin bekommen. Zum Ausgleich benötigen sie Bewegung, Abwechslung und eine vorwiegend pflanzliche Ernährung mit wenig Zucker und Kohlenhydraten.

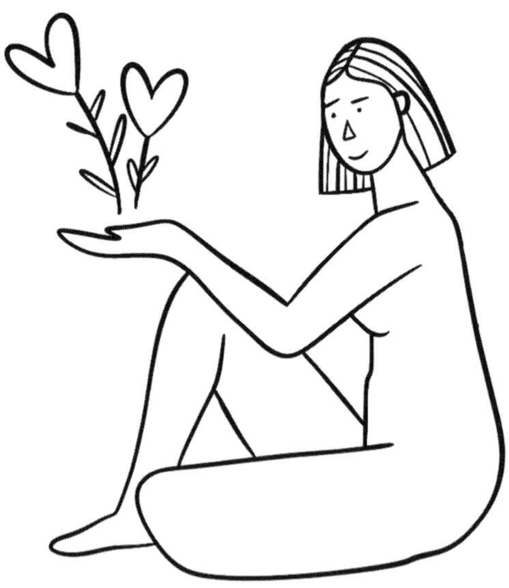

Kapha-Typen sind von Natur aus …

… liebevoll, mitfühlend und stabil,
… geduldig, ausgeglichen und besonnen,
… ausdauernd, treu und anhänglich.

Ihr Potenzial ist voll ausgeschöpft als …

… Caretaker,
… Versorger,
… Verwalter,
… Zuhörer,
… Unterstützer,
… Community Builder.

Ihr Körper ist generell …

… stabil und kräftig,
… mit starken Knochen und Gelenken,
… zu Übergewicht und Trägheit neigend,
… schnell verschleimt (Husten, Sinusitis).

Ihr Geist ist …

… emotional ausgeglichen und gelassen,
… ausgestattet mit langsamem, tiefem Denken; manchmal schwerfällig,
… widerstandsfähig gegen Stress, aber im Ungleichgewicht oft stur und verbohrt.

In Beziehungen sind sie …

… stabile, liebevolle Partner,
… tief emotional unterstützend,
… auf der Suche nach emotionaler Sicherheit und Verbindung; oft auch anhänglich und abhängig.

Vata-Pitta-Konstitutionen

Menschen mit einer Vata-Pitta-Kombination bringen die Eigenschaften beider Typen zusammen. Sie sind kreativ, lebhaft und anpassungsfähig wie die Vata-Typen, haben aber auch die Intensität, Zielorientierung und Durchsetzungskraft von Pitta-Typen. Dies gibt diesem dualen Typ zwar hohe geistige und körperliche Energie und Kapazitäten, führt aber im Ungleichgewicht zu einem erhöhten Risiko für Burn-out und Verdauungsprobleme wie Reizdarm und Gastritis. Um in Balance zu bleiben, profitiert dieser Typ von einer Ernährung, die sowohl nährstoffreich als auch basisch ist, sowie von regelmäßigen Auszeiten.

Pitta-Kapha-Konstitutionen

Die Kombination aus Pitta und Kapha zeigt sich in einer kräftigen Statur mit einer robusten Verdauung und soliden Energie. Menschen mit dieser Konstitution haben eine ausgeglichene und frohsinnige Natur, können jedoch auch leicht gereizt oder kontrollierend werden, wenn die Pitta-Energie überwiegt. Dieser Typ hat eine exzellente Ausdauer und ein starkes Immunsystem, neigt aber dazu, Übergewicht und Herzprobleme zu entwickeln. Um ins Gleichgewicht zu kommen, braucht ein Mensch mit Pitta-Kapha-Konstitution eine ausgewogene Ernährung mit wenig Fett und Alkohol sowie regelmäßige Bewegung.

Vata-Kapha-Konstitutionen

Die Kombination aus Vata und Kapha vereint Stabilität mit Anpassungsfähigkeit. Dieser Typ ist meistens ruhig und liebevoll, kann aber auch kreativ und lebhaft sein. Die Verdauung ist oft gut, aber bei Ungleichgewicht können Probleme wie Blähungen und Verstopfung auftreten. Die Haut ist oft ölig und trocken zugleich. Ein ausgewogener Vata-Kapha-Typ benötigt warme und leicht verdauliche Speisen sowie das richtige Maß an Bewegung und Entspannung.

Tri-Dosha (VPK)

Menschen mit einer Tri-dosha-Konstitution, bei denen alle drei energetischen Kräfte gleich stark sind, sind mit außergewöhnlichen Genen und ausgezeichneter Gesundheit gesegnet. Sie lassen sich nicht so leicht aus der Bahn werfen und genießen Ausdauer, Immunität, Vitalität und ein langes Leben. Tri-Dosha-Typen haben das Beste von allem. Sie sind sanft und klug, lustig und fleißig, mutig und mitfühlend. Allerdings können sie auch anfällig für Ungleichgewichte in allen drei Doshas sein. Für sie ist Balance besonders wichtig, und sie profitieren von einer vielfältigen, nahrhaften Ernährung, regelmäßiger Bewegung, Entspannung und geistiger Stimulation.

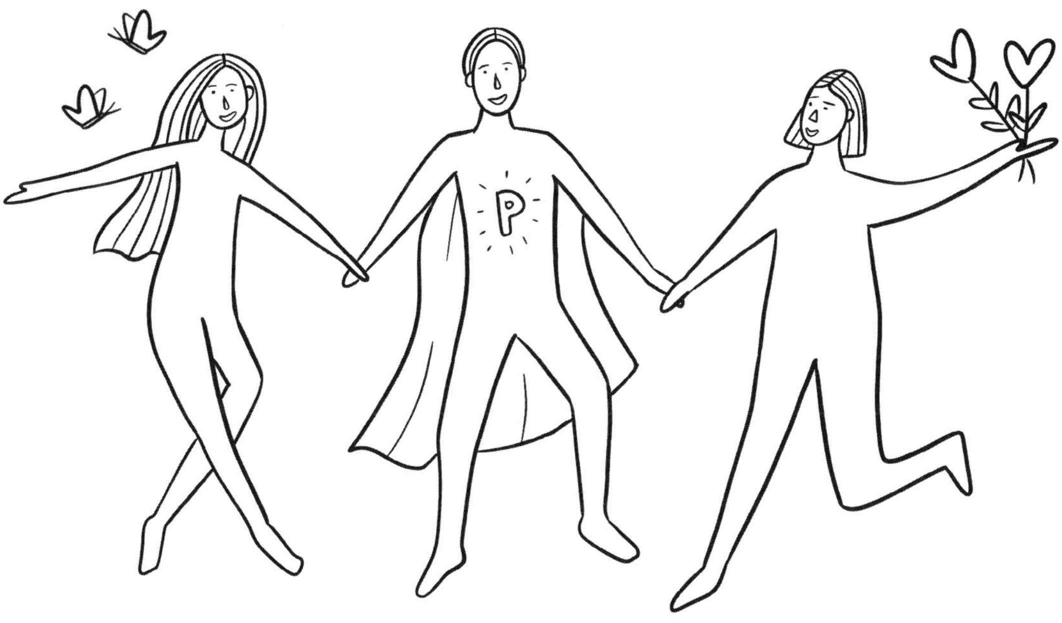

Dein Turbo-Einstieg in den Ayurveda mit den besten Alltagstipps für jeden Typ

Für Vata-Typen gilt: Routine, Routine, Routine ...

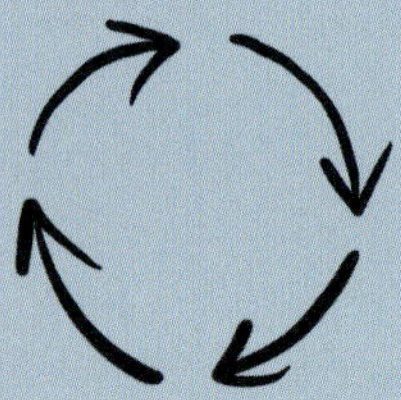

Den eigenen Trott finden

Vata-Persönlichkeiten profitieren von Struktur und Regelmäßigkeit in ihrem Alltag. Für ihre sprunghafte Vata-Konstitution-Energie ist es wichtig, feste Zeiten für Mahlzeiten, Schlaf und andere Aktivitäten einzuplanen. Dies schafft Stabilität, Zentrierung und Erdung. Nimm einfache, leicht verdauliche Lebensmittel zu dir, die deiner Konstitution, deinem Ungleichgewicht und/oder der Jahreszeit angepasst sind.

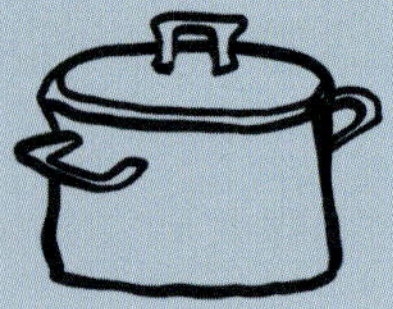

Suppen statt Smoothies

Um die trockene, kalte und leichte Natur von Vata auszugleichen, solltest du nahrhaftes Wurzelgemüse, Suppen und Eintöpfe bevorzugen und kalte Getränke sowie rohes Gemüse vermeiden.

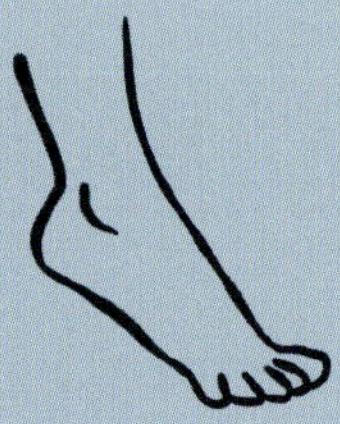

Abendliche Fußmassage mit warmem Sesamöl

Um geistige Unruhe und Hyperaktivität zu bewältigen sowie Tiefenentspannung zu erzeugen, ist es unerlässlich für Vata-Typen, vor 22:30 Uhr ins Bett zu gehen. Wenn dein Geist abends sehr aktiv ist, hilft es ungemein, vor dem Schlafengehen die Füße ein paar Minuten mit warmem Sesamöl zu massieren.

Für Pitta-Typen gilt: Relax, relax, relax …

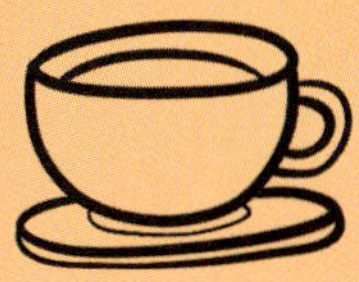

Play-Time

Pitta-Typen brauchen täglich Zeit für Entspannung und Spiel(raum), um Stress und Intensität abzubauen. Anstatt nur endzielfokussiert zu sein, müssen sie genießen und den Werdeprozess wertschätzen lernen. Mini-Pausen zum Durchatmen oder für eine Tasse Tee, während der Blick aus dem Fenster schweift, können Wunder wirken.

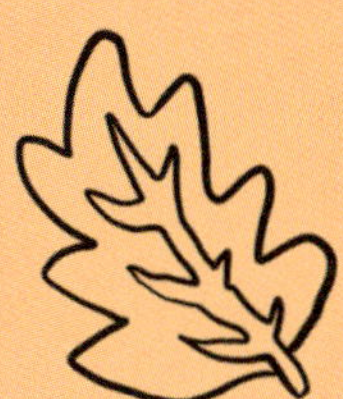

Grünes Blattgemüse gegen Übersäuerung

Pitta-Typen sollten auf jeden Fall scharfes und fettiges Essen sowie Fleisch und Alkohol reduzieren. Stattdessen sind kühlende und alkalisierende Lebensmittel wie frisches Obst, Gurken und grünes Blattgemüse angesagt. Pittas können den geliebten Kaffee gerne auch mal gegen Grüntee, frische Gemüsesäfte – wie zum Beispiel einen leckeren Sellerie-, Minze- und Gurkensaft – oder Weizengrassaft austauschen. Dies sind hervorragende Hacks, um den Pitta-Körper aus der Übersäuerung zu holen.

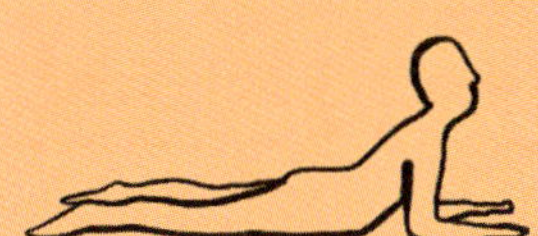

Yin Yoga

Yin Yoga mit seinem Schwerpunkt auf lang gehaltenen, passiven Posen und tiefen Dehnungen ist eine wunderbare Praxis für den feurigen und angespannten Pitta-Körper. Die langsame Natur der Yin-Yoga-Praxis fördert die Entspannung und reduziert die Intensität und den Stress, die oft mit erhöhtem Pitta verbunden sind. Außerdem zielt Yin Yoga auf das Bindegewebe ab, unterstützt einen gesunden Energiefluss und hilft beim Lösen von Spannungen.

Für Kapha-Typen gilt: Move, move, move ...

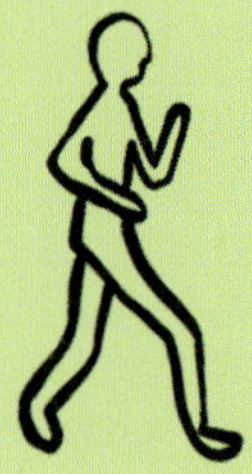

Den Tag mit Bewegung starten

Menschen mit Kapha-Konstitution neigen dazu, träge und faul zu werden. Je mehr sie Bewegung in ihren Alltag integrieren, desto leichter und vitaler fühlen sie sich. Besonders frühmorgens, während der trägen Kapha-Zeit von 6 bis 10 Uhr, sind Joggen, Power-Walking, Radfahren oder Yoga enorm wichtig, um ihre Energie zu steigern und Antriebslosigkeit zu überwinden.

Frühstück, ade

Um Übergewicht zu vermeiden und die Neigung zur Verschleimung und Schwere auszugleichen, sollten Kapha-Typen das Frühstück auslassen und erst gegen 11 oder 12 Uhr die erste Mahlzeit essen, als Brunch oder gleich als Mittagessen. Ihnen tut eine vielseitige, vorwiegend pflanzliche Ernährung mit wenig Zucker und Kohlenhydraten gut, die mit wärmenden Gewürzen wie Ingwer und Pfeffer angereichert ist, um das Verdauungs- und Stoffwechselfeuer *(agni)* anzuregen.

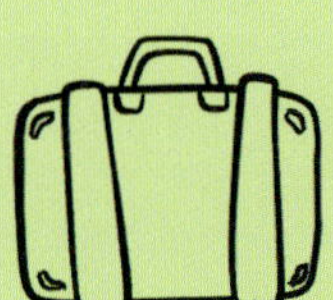

Mal ganz anders

Kapha-Personen mögen Routinen, können aber deshalb auch schnell in einen Trott verfallen und faul werden. Deshalb sind Ausflüge, Reisen oder neue Hobbys essenziell, um Geist und Körper auf Trab zu halten.

TEIL II
LONGEVITY HACKS: 3 SCHLÜSSEL FÜR EIN GESUNDES, LANGES UND VITALES LEBEN

Leben entsteht wundersam durch die Makrobewegungen des Fließens oder der kinetischen Energie (FLOW), der Umwandlung oder thermischen Energie (TRANSFORMATION) und der Erneuerung oder potenziellen Energie (REGENERATION). In der Natur werden diese Kräfte durch Wind, Sonne und Mond verkörpert. In der vedischen Mythologie werden sie symbolisiert durch Vayu, den Windgott, der die Bewegung der Luft, die Lebenskraft *(prana)* und die Jahreszeiten kontrolliert, durch Surya, den Sonnengott, der Vitalität, Kraft und Erleuchtung darstellt, und durch Chandra, den Mondgott, der für seine sanfte und beruhigende Natur bekannt ist. Arbeiten diese drei Kräfte (oder Götter) harmonisch zusammen, dann wird unser Universum – und damit das Leben in ihm – aufrechterhalten.

Wir blühen auf, wenn wir im Einklang sind

Solange wir am Leben sind, sind wir Menschen fest mit diesen kosmischen Kreisläufen verbunden. Es sind die energetischen Kräfte der Doshas (Vata als FLOW, Pitta als TRANSFORMATION und Kapha als REGENERATION), die uns direkt mit dem Universum verbinden. So wie das Leben durch die Zyklen von Sonne, Mond und Wind aufrechterhalten wird, ermöglichen die Doshas unserem Körper, ein stabiles inneres Milieu aufrechtzuerhalten. Aus der Sicht der westlichen Physiologie bedeutet dies, dass der Körper ständig seinen pH-Wert, seine Elektrolyte, seine Temperatur, seinen Blutdruck, seine Herzfrequenz und viele andere Variablen anpasst, um trotz der Veränderungen in der äußeren Umgebung einen Zustand des Gleichgewichts aufrechtzuerhalten (Homöostase). Auf diese Weise wird sichergestellt, dass die Körperflüssigkeiten nicht gefrieren, selbst wenn draußen minus 15 Grad Celsius herrschen. Dieses Prinzip der Homöostase beruht laut dem Ayurveda auf den Doshas und ihrer Fähigkeit, den Körper zu puffern.

Das Geheimnis der Jugend und Langlebigkeit

In diesem Sinne werden wir gleich in das Geheimnis der Jugend und Langlebigkeit eintauchen. Denn ob wir gerade so durch den Tag kommen oder ein Leben voller Energie, Fokus und Sinn führen, ob wir chronisch krank werden oder Wohlbefinden ausstrahlen und ob wir vorzeitig oder in Würde, mit Vitalität und Weisheit altern, hängt weitgehend von drei entscheidenden Faktoren ab:

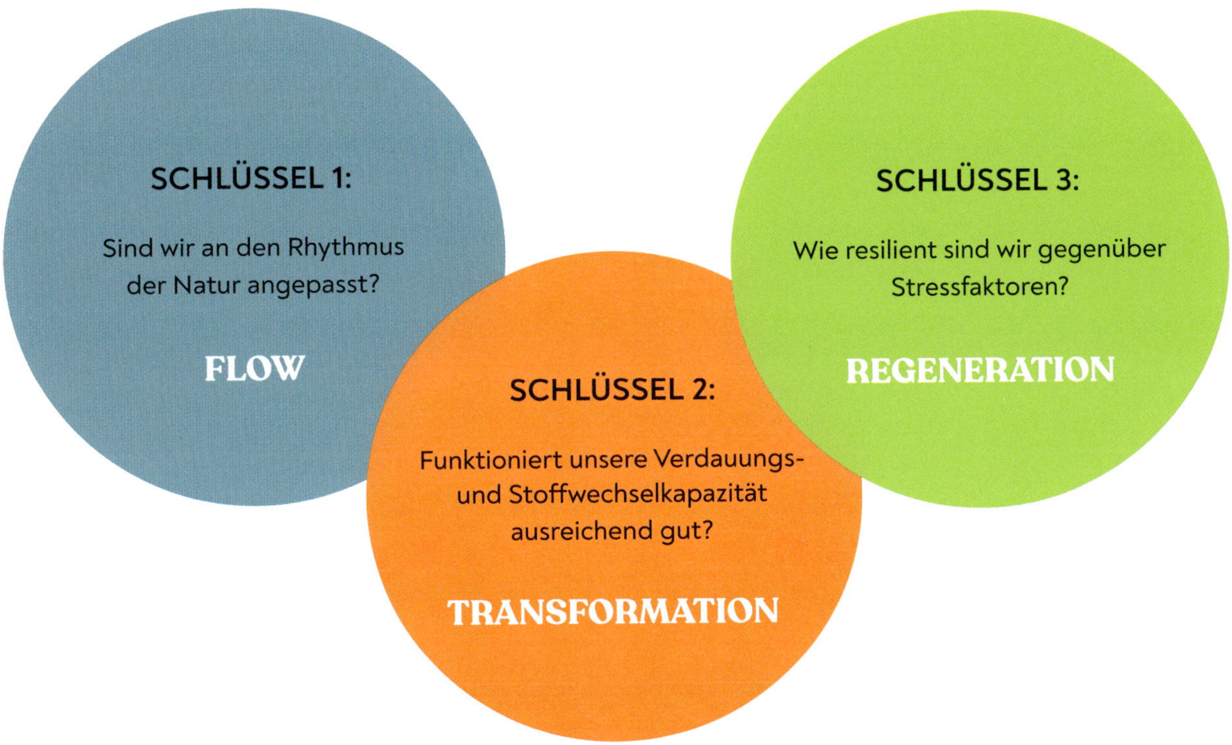

In den folgenden Kapiteln werde ich dir zeigen, warum diese drei Schlüsselprozesse so wichtig sind und wie du sie mit ein paar einfachen ayurvedischen Tricks meistern lernst.

SCHLÜSSEL 1: FLOW

Steigere deine körperliche und mentale Leistungsfähigkeit, indem du dich wieder in den Einklang mit der Natur und dir selbst bringst.

In der Natur dreht sich alles um das Fließen. Energie fließt kontinuierlich und unaufhörlich, nicht linear, sondern zyklisch, wobei jeder Zyklus ein Mikrokosmos des nächsten ist. Man denke nur an die Drehung der Erde um ihre Achse, die den zirkadianen Zyklus von Tag und Nacht verursacht. Rhythmisch wechseln sich Sonnenlicht und Aktivität (Yang) mit der Dunkelheit der Nacht ab, in der die Energie des Schlafes, der Stille und der Regeneration (Yin) vorherrscht. Eingebettet in den Tag-Nacht-Zyklus ist auch das Auf und Ab der Doshas, den energetischen Prinzipien der Bewegung, Wandlung und Erneuerung. Während die moderne Wissenschaft, insbesondere durch die Erforschung des zirkadianen Rhythmus, langsam zu verstehen beginnt, wie wichtig es für den Körper ist, im Einklang mit der Natur zu leben, postuliert Ayurveda seit Jahrtausenden die unaufhebbare Verbindung zwischen Makrokosmos (Umwelt) und Mikrokosmos (Körper).

Je mehr wir im FLOW sind, desto länger leben wir

Die Abstimmung unseres Körpers auf die äußere Umgebung ist wesentlich für Gleichgewicht, Vitalität und Gesundheit. So wie die Tiere frühmorgens aufstehen und bei Sonnenuntergang schlafen gehen, sind auch wir tief mit dem Zyklus von Tag und Nacht verbunden. Es gibt ein schönes Sprichwort, das ich kürzlich in Indien gehört habe:

> »Sei schon vor Sonnenaufgang munter und starte mit ihm in den Tag; nach Sonnenuntergang lass das Essen, ruh dich aus und schlaf.«
>
> –
>
> Altes indisches Sprichwort

Wenn man diesen einfachen Rat befolgt, ist man schon ein ausgezeichneter Biohacker. Und die neue Wissenschaft der zirkadianen Medizin bestätigt diese alte Weisheit. Dein Körper wird automatisch vom Hell-dunkel-Rhythmus bestimmt. Wir sind tagaktive Wesen. Nach dem Sonnenaufgang ist unsere Energie am höchsten und der Melatoninspiegel am niedrigsten. Wenn die Sonne untergeht, sinkt die Energie und der Melatoninspiegel steigt, um dich auf den Schlaf vorzubereiten. Leider verlieren unsere Gene zunehmend ihre Fähigkeit, sich an die natürlichen zirkadianen Zyklen der Natur anzupassen. Vor allem diejenigen von uns, die den größten Teil des Tages in Büros mit künstlichem Licht oder zu Hause vor dem Computer verbringen, leiden unter dem, was in der Fachliteratur zunehmend als *nature-deficit disorder* oder »Naturmangel« beschrieben wird.

Der Energiefluss der Jahreszeiten

Neben dem zirkadianen Zyklus und dem Rhythmus der Doshas unterliegen wir einem weiteren Kreislauf, der sich nach dem Umlauf der Erde um die Sonne richtet. Er bringt die Jahreszeiten und mit ihnen die Veränderungen in der Natur hervor. Die ruhende Energie des Winters erwacht im Frühling mit neuem Wachstum, reift und erreicht ihren Höhepunkt im Sommer, feiert sich noch einmal mit der Ernte im Herbst, um sich dann wieder der Dunkelheit und Stille des Winters hinzugeben. Jede Jahreszeit bringt unterschiedliche energetische Qualitäten mit sich, die wir nutzen und kultivieren können, um unser eigenes inneres Klima zu optimieren und neu zu kalibrieren.

Die Weisheit der Lebenszeiten

Schließlich durchlaufen Tag und Nacht zusammen mit den Jahreszeiten einen Lebenszyklus, von der Geburt bis zur Kindheit, von der Jugend bis zum mittleren Alter, vom Alter bis zum Tod und – möglicherweise – zurück zur Wiedergeburt. Jeder Lebensabschnitt hat auch eine energetische Qualität: In der Kindheit geht es um Wachstum, gefördert durch die anabole Kapha- oder REGENERATIONS-Energie; im Erwachsenenalter geht es um Familie und/oder Karriere, angetrieben von der metabolen Pitta- oder TRANSFORMATIONS-Energie, und das Altwerden ist gelenkt von der katabolen Vata- oder FLOW-Energie, die Verfall, Loslassen und Vorbereitung auf den Tod einläutet, während sich gleichzeitig die jugendliche Frische in Weisheit umwandelt.

Antike Technologien, die uns auf Longevity ausrichten

Dinacharya, ratricharya und *ritucharya* – die ayurvedischen Morgen-, Abend- und Jahreszeitenroutinen – sind wirkungsvolle und erprobte Techniken, um uns erneut mit den natürlichen Zyklen zu verbinden, die in unserer DNA verankert sind, zu denen wir aber die Verbindung verloren haben. Diese Praktiken bringen uns wieder ins Gleichgewicht und koppeln uns an die einprogrammierte genetische Codierung für Gesundheit und Wohlbefinden an. In diesem Buch nehme ich mir absichtlich viel Zeit und Raum, dir die wunderbare Logik und Weisheit hinter diesen alten Techniken zu erklären. Für den Moment musst du mir nur folgen; in Teil III des Buches werde ich dich dann Schritt für Schritt anleiten, wie du diese in deinen Alltag einbauen kannst.

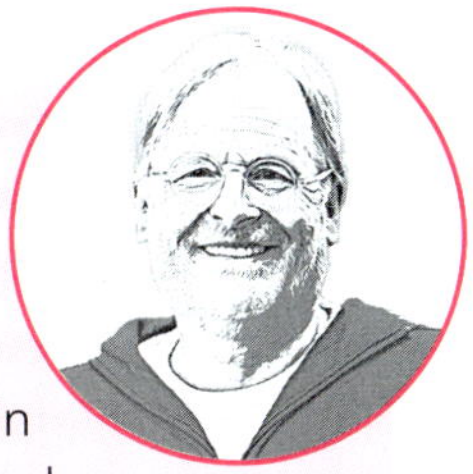

Fühlen, Denken und Wohlbefinden

Durch schöne Gedanken und Gefühle, durch Bewegung, durch die Ernährung, durch Sonnenlicht oder durch zärtliche Berührungen oder Vorstellungen hat jeder Mensch die Möglichkeit, Einfluss auf sein Wohlbefinden zu nehmen. Auch durch individuelle Tagesroutinen. Doch auch wenn das unromantisch klingt: Die sogenannten Botenstoffe des Gehirns spielen in diesem Denk- und Empfindungskonzert die entscheidende Rolle. Über das Blut gelangen sie zu anderen Zellen, an die sie – meist über einen sogenannten Rezeptor – andocken, wie ein Schiff, das seinen Hafen gesucht und gefunden hat.

Seelische Zustände wie Wohlbefinden oder Trauer beeinflussen die Ausschüttung der Botenstoffe und verändern dadurch auch die Situation im Körper. Freude beispielsweise führt zu einer erhöhten Durchblutung und zu einem schnelleren Herzschlag, Angst dagegen erhöht die Muskelanspannung. Besonders Letzteres hat die Natur natürlich bewusst so eingerichtet, schließlich könnte man mit schlaffen Muskeln nicht vor etwas Gefährlichem weglaufen.

Umgekehrt können auch körperliche Aktivitäten oder ein genussvolles Essen die Gefühlswelt aktivieren. Läufer beispielsweise schütten sogenannte Endorphine (»Glückshormone«) aus und fühlen sich dadurch beim Laufen besonders gut. Beim Verzehr eines genussvollen Essens produziert der Körper ebenfalls Endorphine – wohl auch deswegen kann ein gutes Essen glücklich machen. Umgekehrt können allerdings zum Beispiel Bewegungsmangel, eine schlechte Ernährung fast ohne Mineralien, Umweltgifte, Entzündungen und Verletzungen zu Missempfindungen im Gehirn führen. Dabei wirkt diesmal das Geschehen im Körper direkt auf die Psyche.

Ein weiterer Botenstoff, der bei dem ständigen Miteinander von Körper und Seele eine Hauptrolle spielt, ist ein weiteres »Glückshormon«, das Serotonin. Serotonin ist eigentlich nichts anderes als ein Gehirn-Schrittmacher. Durch Spazierengehen, Yoga, Sport, Tanzen, Musizieren, durch Denken oder Meditation lässt er sich aktivieren. Jeder Mensch hat es also ein wenig selbst in der Hand, etwas Gutes für sein Gehirn und damit für sein Wohlbefinden und für seinen Körper zu tun.

DINACHARYA:
Die wichtigsten ayurvedischen Morgenroutinen

Erfolgreiche Menschen führen ihren Erfolg oft auf eine klar definierte Morgenroutine zurück. Warum? Du bestimmst mit deinem Morgenprogramm, wie der Rest des Tages verläuft. Du denkst vielleicht, dass du keine Zeit für eine Morgenroutine hast, aber ich kann dir aus zwei Jahrzehnten klinischer Praxis und persönlicher Erfahrung sagen, dass du Zeit sparst, indem du dir Zeit nimmst. Du sparst Zeit, weil deine Morgenroutine dafür sorgt, dass du tagsüber geerdeter, konzentrierter und effektiver bist. Du bist im FLOW, anstatt stromaufwärts zu schwimmen.

8 einfache Tricks, um in den FLOW zu kommen

Hier ist eine kleine Vorschau der effektivsten morgendlichen Dinacharya-Hacks für dich.

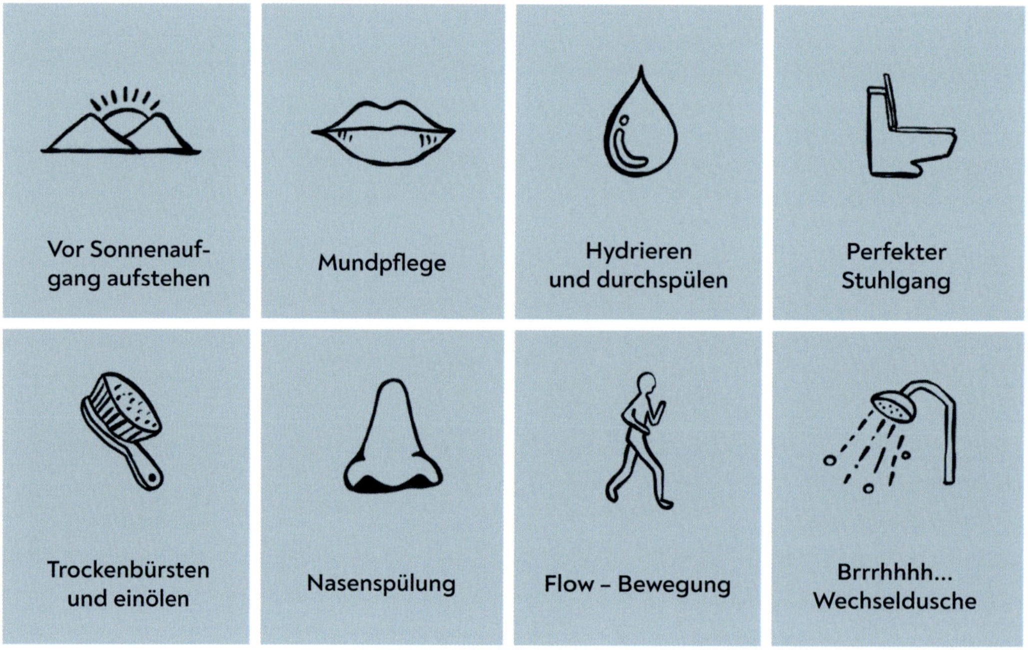

Trick 1: VOR SONNENAUFGANG AUFSTEHEN

Wenn es eine Zauberpille gäbe, mit der wir unsere Kreativität steigern, den Stoffwechsel beschleunigen, Stress abbauen, den natürlichen Schlaf-wach-Rhythmus des Körpers wiederherstellen und uns den ganzen Tag über energiegeladener und vitaler fühlen könnten, dann würde sich die Pharmaindustrie darum reißen. Ich zeige dir, dass du dafür keine Pille brauchst. Mit einem einzigen zirkadianen Hack – dem Frühaufstehen – kannst du schon deine gesamte innere Biochemie verändern.

Nutze die Zeit des *Brahma Muhurta* als natürlichen Langlebigkeitsschlüssel

---

»Der gesunde Mensch sollte während Brahma muhūrta aufstehen, um sein Leben zu bewahren.«

–

Ashtanga Hrdayam: Sutrasthana, Kapitel 2, Vers 1a

Den alten Schriften zufolge liegt das Geheimnis von Gesundheit und Langlebigkeit darin, vor Sonnenaufgang aufzustehen, während des *Brahma muhurta*, was übersetzt »die Zeit Brahmas« oder »die Zeit des Schöpfers« bedeutet. Brahma Muhurta ist eine Tageszeit, die in vielen vedischen Traditionen als besonders geeignet, heilig und schöpferisch gilt. Kein Wunder also, dass sie »die Zeit des Schöpfers« genannt wird. Sie beginnt 96 Minuten vor Sonnenaufgang, wenn sich die Dunkelheit langsam in Licht verwandelt und ein neuer Tag anbricht.

Es wird gesagt, dass sich zu dieser Zeit der Schleier zwischen der irdischen und der feinstofflichen Welt hebt. In der Stille des frühen Morgens, wenn die Luft frisch und klar und der Geist ruhig und ausgeglichen ist, ist es wahrscheinlicher, dass du die Verbindung zur Tiefe und zum Mysterium des Lebens aufnehmen kannst – jenseits von Einkaufs- und To-do-Listen. Und wenn du diese Zeit richtig nutzt, ist die Chance, dass du zerstreut und unkonzentriert durch den Rest des Tages hetzt, gleich null. Während des Brahma Muhurta kannst du die Klarheit und

Stille am Morgen nutzen, um einen physischen, mentalen und spirituellen Puffer aufzubauen.

Auch wenn es im Sommer nicht jeder schafft, um 4 Uhr morgens aus dem Bett zu kommen, ist es empfehlenswert, deine Morgenroutine idealerweise während der Vata-Zeit (zwischen 2 und 6 Uhr) oder vor Sonnenaufgang zu beginnen. Dies hilft, Stagnation zu beseitigen, die wechselhafte Vata-Energie zu erden und sie sanft und frei fließen zu lassen. Wenn unsere Energie im Gleichgewicht ist, zentriert sich unser Geist und wir sind produktiver, konzentrierter und resilienter gegen Stress. Der Sonnenaufgang variiert je nach Jahreszeit, aber als Faustregel gilt: Menschen mit Vata-Konstitution (V) sollten vor 7 Uhr aufstehen, Menschen mit Pitta-Konstitution (P) vor 6:30 Uhr und Menschen mit Kapha-Konstitution (K) vor 6 Uhr. Im Winter, wenn es später hell wird, können wir auch etwas länger schlafen. Mein Lehrer, Dr. Vasant Lad, hat uns gelehrt, dass, wenn man aufsteht, bevor die Kapha-Zeit beginnt, automatisch der Cholesterinspiegel und die Anzahl der Blutplättchen sinkt und man so Herzkrankheiten vorbeugt.

Sonnenstrahlen am Morgen sind goldener Nektar

Den alten Schriften zufolge ist die Morgensonne auf Augen und Haut nicht nur eine wichtige Quelle für gute Laune und Vitalität, sondern kann auch eine ganze Reihe von Krankheiten heilen. Noch heute raten viele Ayurveda-Ärzte Krebspatienten, sich in die Morgensonne zu setzen, um ihre Leben spendenden und heilenden Strahlen aufzunehmen. Die frühmorgendliche Sonneneinstrahlung und die daraus resultierende erhöhte Melatoninproduktion wird nun zunehmend auch von westlichen Wissenschaftlern und Onkologen zur Vorbeugung und Behandlung von Krebs erforscht.

Die Neurowissenschaft beweist: Das Frühaufstehen balanciert den zirkadianen Rhythmus aus

Darüber hinaus zeigt das boomende Feld der Neurowissenschaften, dass frühes (!) Tageslicht entscheidend für die Aufrechterhaltung eines normalen zirkadianen Rhythmus ist. Der amerikanische Rockstar-Neurowissenschaftler Andrew Huberman empfiehlt zum Beispiel, direkt nach dem Aufwachen – je früher, desto besser – ins Freie zu gehen und sich der Morgensonne auszusetzen. Dies optimiert unseren zirkadianen Rhythmus und stimuliert die Ausschüttung von Dopamin und Cortisol, welche uns den Tag über wach und konzentriert halten. Auch der Neurotransmitter Serotonin wird freigesetzt, der Wohlbefinden, Stimmung, Appetit und Gedächtnis reguliert. Serotonin ist auch eine Vorstufe des Schlafhormons Melatonin. Wenn du dich also morgens kurz nach dem Aufwachen dem Sonnenlicht aussetzt, wird die nächtliche Melatoninproduktion angeregt und du kannst besser einschlafen. Melatonin hat eine Reihe von Wirkungen auf das Gehirn: Es verbessert den Schlaf, synchronisiert deine biologischen Uhren und verringert Stressreaktivität. Zusätzlich regt das morgendliche Sonnenlicht auch die Haut zur Produktion von Vitamin D an, das wiederum Hormone und Enzyme moduliert, die sich auf fast alle Organsysteme des Körpers auswirken, einschließlich Herz, Blut, Knochen, Immunität und neuromuskuläre Gesundheit.

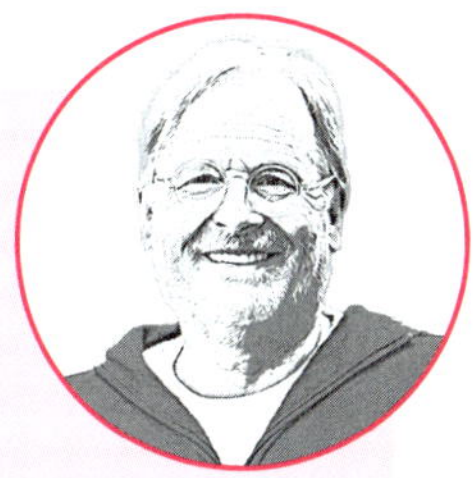

Gehirnpower – Nerven im Gehirn können auch im Alter wachsen

Das alte Dogma, unser Gehirn würde mit dem Altern schrumpfen, fällt endlich. Denn das Gegenteil ist richtig: Wenn wir zu einem bestimmten Zeitpunkt im Leben – auch im hohen Alter – etwas Neues lernen, zum Beispiel eine Sprache, ein Instrument, Sport, Yoga oder sogar das Frühaufstehen – vorausgesetzt, man geht auch früh schlafen –, dann wachsen auf einmal neue Nervenzellen im Gehirn. Ist das nicht wunderbar? Und anstatt nur Medikamente zu entwickeln, die den Zerfallsprozess im Gehirn etwa bei Demenz oder Alzheimer bremsen, gibt es endlich einen sehr guten Grund, den Aufbau von Zellen zu stimulieren: durch Hirntraining, gute Ernährung und durch regelmäßige Bewegung oder sogar Frühaufstehen. Wir sollten also nie aufhören, intensiv Neues zu erleben, zu lernen und uns zu bewegen! Auch mental. Ich weiß, wovon ich rede. Der kurze Sprung ins eiskalte Wasser der Nordsee auf Norderney zum gemeinsamen Neujahrsschwimmen vor kurzer Zeit hat mich das erneut gelehrt. Ungläubigkeit, Angst, Zaudern davor, immenses Glücksgefühl danach. Das Endorphin-Serotonin-Dopamin-Glückszentrum meiner Gehirnnerven meldete neue Power. Ob sie dann auch neu wachsen? Regenerieren und Neujustierung sicherlich, auf jeden Fall! Das fühle und erlebe ich beispielsweise, wenn ich morgens kurz vor Sonnenaufgang mitten im fröhlichen frühen Vogelgezwitscher am Schreibtisch sitze und schreibe wie in diesem Moment. Und das ist nicht selten.

Trick 2: MUNDPFLEGE

Im Ayurveda werden morgendliches Zungenschaben und Ölziehen als unerlässliche Longevity-Praktiken angesehen. Während der Nacht entgiftet der Körper und so sammeln sich Bakterien und Giftstoffe *(ama)* auf der Zungenoberfläche an, die morgens als weißlicher, dicker Zungenbelag sichtbar sind. Dies ist einer der Gründe für den schlechten Atem am Morgen. Wenn du diese Giftstoffe nicht abschabst, werden sie resorbiert und gelangen erneut in den Magen-Darm-Trakt und damit in den allgemeinen Blutkreislauf. Deshalb ist die ayurvedische Routine des Zungenschabens *(jihva nirlekhana)* genauso wichtig wie das Zähneputzen. Auch die zweite Routine, das Ölziehen, reduziert Bakterien, reinigt die Zähne und stärkt das Mundgewebe, das Zahnfleisch und den Kiefer.

I. Die Zungenreinigung – genauso wichtig wie das Zähneputzen

Die Bakterien und Giftstoffe, die sich über Nacht auf der Zungenoberfläche ansammeln und die du morgens als weißlichen Zungenbelag siehst, musst du unbedingt als Erstes entfernen, da du sonst die Giftstoffe resorbierst. Anstatt jedoch deine Zunge mit der Zahnbürste wild und wahllos zu schrubben, was die Oberfläche nicht effektiv reinigt und oft die empfindlichen Geschmacksknospen auf der Zunge verletzt, benutzen wir im Ayurveda einen Zungenschaber und schaben die Zunge drei- bis viermal von hinten nach vorne, bis der größte Teil des Belags entfernt ist. Dies fördert die Mundhygiene und beugt Zahnfleischentzündungen und -rückgang vor. Außerdem werden die inneren Organe, die alle Reflexzonen auf der Zunge haben, stimuliert und aktiviert, was die Verdauung, den Stoffwechsel und die Ausscheidung fördert. Nicht zuletzt werden die Geschmacksknospen angeregt, die sich nicht nur in der Mundhöhle befinden, um den Geschmack wahrzunehmen, sondern auch in der oberen Speiseröhre und im Magen sowie in anderen Teilen des Verdauungssystems wie der Bauchspeicheldrüse und der Leber, wo sie das Vorhandensein von Nährstoffen und anderen Substanzen in der Nahrung wahrnehmen und Signale an das Gehirn und andere Verdauungsorgane senden, um sich auf die ankommende Nahrung vorzubereiten.

Welcher Zungenreiniger ist am besten?

Ein Zungenreiniger aus rostfreiem Stahl ist viel besser als die billigeren Kunststoffreiniger. Kupfer ist ausgleichend für Vata- (V) und Kapha-Konstitutionstypen (K), während Edelstahl ausgleichend für alle drei Konstitutionen ist, besonders für Pitta-Typen (P). Wenn du keinen Zungenschaber zur Hand hast – ich vergesse meinen ab und zu auf Reisen –, dann kannst du auch einfach einen Löffel nehmen.

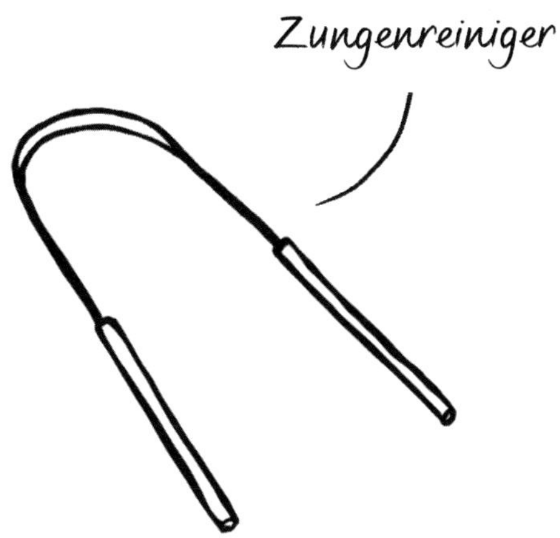

So geht's

- Am Morgen, direkt nach dem Aufwachen und bevor du etwas isst oder trinkst, nimm einen Zungenschaber zur Hand.
- Stell dich vor einen Spiegel und platziere den Zungenschaber vorsichtig auf der hinteren Hälfte deiner Zunge. Ziehe den Schaber mit leichtem Druck sanft nach vorne, in Richtung der Zungenspitze. Wiederhole diesen Vorgang etwa vier- bis fünfmal und achte dabei darauf, die gesamte Zungenoberfläche zu reinigen.
- Nachdem du den Zungenschabevorgang abgeschlossen hast, spüle deinen Mund gründlich mit Wasser aus, um eventuelle Rückstände zu entfernen. Du kannst im Anschluss auch gern deine Zähne putzen und weitere Mundhygiene-Routinen wie das Ölziehen anschließen.

II. Das Ölziehen – alte ayurvedische Tradition oder neue Erfindung?

Das heute immens populäre Ölziehen wird in der Regel morgens auf nüchternen Magen durchgeführt, indem ein Esslöffel voll Kokos-, Sesam- oder Olivenöl circa 10 bis 20 Minuten durch den Mund gezogen und dann ausgespuckt wird. Ölziehen verbessert die Mundhygiene, indem es die Ansammlung von Bakterien reduziert und Zahnfleisch und Zähne massiert und stärkt. Obwohl man überall liest, dass das Ölziehen eine alte ayurvedische Tradition sei, ist die moderne Praxis des Ölziehens eine relative neue Erfindung und wird in den klassischen Schriften nirgendwo erwähnt. Stattdessen geht die heutige Praxis des Ölziehens angeblich auf einen ukrainischen Arzt namens Dr. F. Karach zurück, der diese Routine 1992 eingeführt haben soll. Er behauptete, damit eine Vielzahl von Krankheiten wie Herzleiden, Verdauungs- und hormonelle Störungen heilen zu können, doch es gibt keine wissenschaftlichen Studien, die seine Behauptung stützen. Dennoch soll er die Methode in seiner Praxis mit großem Erfolg angewandt haben.

Ein Blick in die klassischen Texte

Wenn wir uns die klassischen ayurvedischen Texte ansehen, finden wir interessanterweise nur Hinweise auf *gandusha*, das heißt eine Methode, bei der Öl im Mund gehalten wird, ohne es zu bewegen, während man in der Sonne sitzt und Nacken und Schultern massiert werden. Das Öl wird so lange im Mund behalten, bis Schleim und Sekrete aus Nase und Augen austreten. Gandusha wird neben Öl auch mit verschiedenen Substanzen wie Ghee, Milch, Honigwasser oder Pflanzenextrakten praktiziert. Für den täglichen Gebrauch ist jedoch Öl auf jeden Fall die geeignetste Wahl. Der berühmte Arzt Charaka sagt über Gandusha:

> »Gandusha sorgt für einen starken Kiefer und eine kräftige Stimme, für die Entwicklung des Gesichts und für optimalen Geschmack und Genuss beim Essen. Die Person, die dies praktiziert, leidet nicht unter einem trockenen Hals, hat keine Angst, dass die Lippen aufreißen, und die Zähne sind nicht von Karies befallen, sondern fest verwurzelt. Sie (die Zähne) schmerzen nicht, sind nicht überempfindlich gegen Säure und werden fähig, auch die härtesten Speisen zu kauen.«
>
> –
>
> Charaka Samhita: Sutrasthana, Kapitel 5, Verse 78–80

Während bei Gandusha Öl im Mund gehalten wird, wird bei *kavala*, der zweiten klassischen Methode, mit Öl gegurgelt. In den klassischen Texten wird Kavala bei Erkrankungen von Hals, Kopf, Ohren, Mund und Rachen empfohlen. Das Gurgeln ist jedoch nicht Teil der heutigen Praxis des Ölziehens.

> »Das Gurgeln mit Öl beseitigt schlechten Geschmack, Mundgeruch, Entzündungen und Taubheit im Mund; ist angenehm, stärkt die Zähne und steigert den Appetit.«
>
> –
>
> Sushruta Samhita, Chikitsasthana, Kapitel 24, Vers 8

Fazit

Die heutige Praxis des Ölziehens ist also eigentlich eine Mischung aus Gandusha und Kavala. Und obwohl ich bezweifle, dass es ein Wunder- oder Allheilmittel ist, sind 15 bis 20 Minuten tägliches Ölziehen eine hilfreiche Praxis, die das Zahnfleisch und die Zähne stärkt, die Mundhygiene verbessert, den Rachen befeuchtet und allgemeine Entzündungen im Körper reduzieren kann.

So geht's

- Nimm einen Esslöffel voll Öl deiner Wahl in den Mund, ziehe es durch die Zähne und von Backe zu Backe. Wenn du dich damit anfangs schwertust, dann fange mit 5 Minuten an und steigere dich langsam auf 20 Minuten.
- Bitte schlucke das Öl nie, da es voller Giftstoffe und Bakterien ist. Spucke es auch nicht ins Waschbecken, da es mit der Zeit den Abfluss verstopfen kann. Wenn du fertig bist, dann spucke das Öl einfach in ein Taschentuch oder direkt in den Mülleimer.
- Spüle deinen Mund mit warmem Wasser aus.

Tipps

- Du musst während des Ölziehens nicht still sitzen. Ich ziehe Öl normalerweise, während ich den Haushalt oder das Bett mache oder meine anderen morgendlichen Routinen wie Ölmassage, Trockenbürsten oder die Wechseldusche durchführe.
- Wenn Ölziehen zu schwierig für dich ist und dir zum Beispiel leicht übel wird, kannst du stattdessen ein paar Tropfen Sesamöl auf deinen Zeigefinger geben und damit 1 bis 2 Minuten lang sanft dein Zahnfleisch massieren. Das ist eine wunderbare Alternative, um Zahnfleisch und Zähne zu stärken.
- Ich empfehle das Ölziehen auch oft Klienten, die an Kiefergelenksbeschwerden (TMJ) leiden und nachts mit den Zähnen pressen oder knirschen. Dieses Syndrom kann Schmerzen im Kiefer und in den umliegenden Muskeln, Schwierigkeiten beim Öffnen und Schließen des Mundes, ein Klickgeräusch beim Bewegen des Kiefers, Kopfschmerzen und sogar Nacken- und Schulterschmerzen verursachen. Da das Ölziehen die Mundmuskulatur stärkt und die Durchblutung in diesem Bereich steigert, kann es dazu beitragen, Verspannungen im Kiefergelenk zu lösen.

Welches Öl ist das beste?

Traditionell wird Sesamöl verwendet, aber manche (ich eingeschlossen) finden dieses Öl zu dickflüssig. Ich bevorzuge Kokosnussöl, das viel dünner ist, einen angenehmen Geschmack hat und zusätzlich antibakterielle und antimykotische Eigenschaften besitzt. In der Türkei, wo Olivenöl reichlich vorhanden und heimisch ist, bevorzugen viele Menschen Olivenöl, was wunderbar reichhaltig an Polyphenolen ist.

Das beste Öl für Vata (V): Sesamöl

Da Vata-Typen oft Zahnschmerzen, brüchige oder schwache Zähne haben und unter erodierendem Zahnschmelz, zurückgehendem Zahnfleisch und einem trockenen Mund leiden, ist für sie Sesamöl, das dickflüssig, wärmend und nährend ist, das ideale Öl zum Ölziehen.

Das beste Öl für Pitta (P): Kokosnussöl

Da Pitta-Typen oft entzündetes oder blutendes Zahnfleisch, Aphthen und Geschwüre im Mund entwickeln, ist Kokosnussöl, das kühlend und entzündungshemmend ist, ein wunderbares Öl für sie.

Das beste Öl für Kapha (K): Sonnenblumenöl

Da Kapha-Typen oft überschüssiges Ama auf der Zunge haben sowie leicht Schleim und Phlegma entwickeln können, ist ein dünnflüssigeres Öl wie Sonnenblumenöl oder Leinöl zu empfehlen. Wenn du Sonnenblumenöl benutzt, achte bitte darauf, hochwertiges und kalt gepressten Bio-Öl zu verwenden, da billiges Sonnenblumenöl oft minderwertig und raffiniert ist.

Upgrade

Du kannst deinem Basisöl auch ätherische Öle wie Pfefferminz-, Zitronen-, Nelken- oder Teebaumöl hinzuzufügen, welche die antibakterielle und entzündungshemmende Wirkung des Ölziehens verstärken. Generell reichen 6 bis 8 Tropfen pro 100 Milliliter Basisöl aus, um dein eigenes, hochwirksames Mundhygiene-Öl zu kreieren.

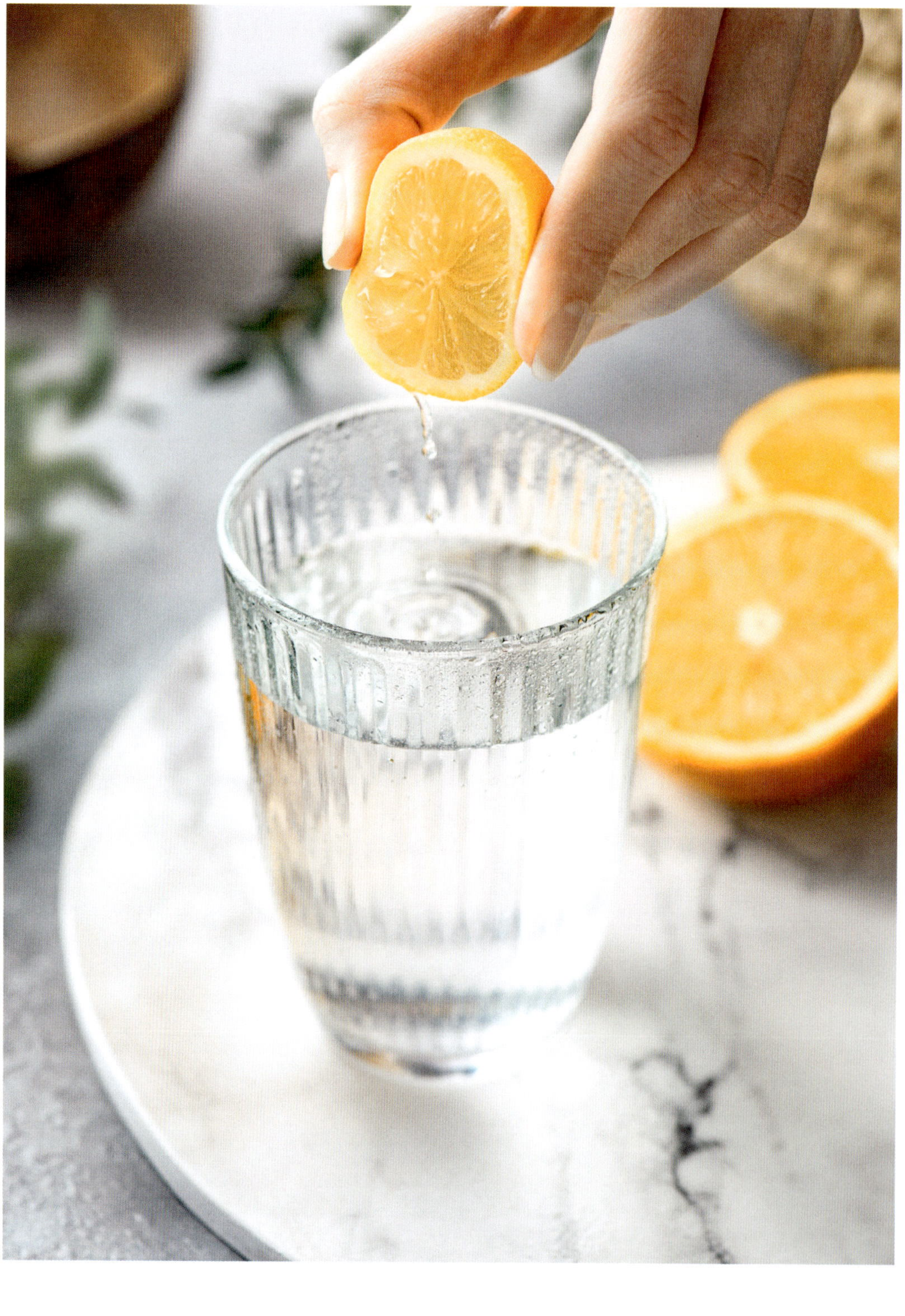

Trick 3: HYDRIEREN UND DURCHSPÜLEN

In der Nacht, wenn du schläfst, trocknet der Körper aus. Wenn du morgens als Erstes Kaffee oder Schwarztee trinkst, der harntreibend wirkt und die Nebennieren belastet, tust du dir nichts Gutes. Gewöhne dir stattdessen an, den Tag mit einem großen Glas warmem (!) Wasser zu beginnen. Ayurveda empfiehlt warmes Wasser, weil es mehr Feuchtigkeit spendet und besser reinigt als kaltes Wasser – denke nur an den Unterschied, wenn du mit heißem statt kaltem Wasser Geschirr abspülst. Ayurveda empfiehlt sogar, auch tagsüber warmes Wasser zu trinken, weil es die Lymphe durchspült, Endotoxine (Ama) ausleitet, die Verdauung anregt und den Stoffwechsel fördert.

Sauer macht lustig

Du kannst sogar einen Spritzer Zitronensaft – und etwas Honig, wenn du nicht (intermittierend) fastest – in dein Morgenwasser geben. Zitronensaft ist ein natürliches Detox-Mittel, das Abwehrkräfte stärkt und die Leber anregt. Der Honig verbessert die Darmflora und leitet überschüssiges Kapha, Schleim und Fett aus dem Körper. Hier nochmals auf einen Blick:

Zitronensaft ...

... reduziert die Schleimbildung im Körper,
... ist reich an Vitamin C und beugt so Infekten vor,
... wirkt entgiftend,
... ist reich an Antioxidantien,
... enthält Pektin, was die Verdauung verbessert, Gallenblase und Bauchspeicheldrüse anregt, Blähungen vorbeugt und Stuhlgang fördert.

Honig ...

... ist antibakteriell,
... unterstützt den Aufbau einer gesunden Darmflora durch seine antimykotischen und antibakteriellen Eigenschaften,
... ist reich an Mineralien,
... regt die Darmbewegungen an und fördert so Verdauung und Stuhlgang.

So geht's

- Lasse ein Glas abgekochtes Wasser etwas auskühlen und gib dann den Saft einer frisch ausgepressten halben Zitrone (zwei Teelöffel frischen Saft) dazu.
- Du kannst nach Geschmack einen halben bis einen Teelöffel kalt geschleuderten Honig hinzufügen, gut umrühren und dann schluckweise genießen.
- Beachte bitte, dass, wenn du Honig in deinem morgendlichen Zitronenwasser benutzt, das Wasser eine Temperatur unter 45 °C hat, da Hitze die lebenswichtigen Enzyme des Honigs zerstört und ihn laut Ayurveda giftig macht. Durch Erhitzung werden im Honig ungesunde Spaltprodukte erzeugt, die nur ganz schwer wieder aus unserem Körper zu eliminieren sind.

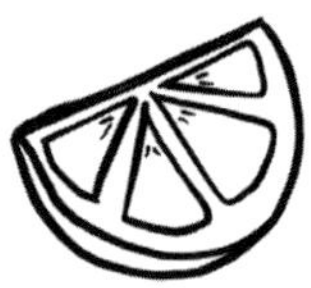

Upgrade: Kupferwasser

Vielleicht hast du schon von der ayurvedischen Praxis gehört, Wasser über Nacht in einem Kupferbecher aufzubewahren und dieses Kupferwasser morgens als Erstes zu trinken? Neben der nachgewiesenen antibakteriellen Wirkung von Kupfer wird Kupferwasser eine Reihe weiterer gesundheitsfördernder Eigenschaften zugeschrieben, darunter die Unterstützung der Verdauung und des Stoffwechsels, eine verbesserte Immunabwehr sowie eine bessere Gesundheit von Haut und Schilddrüse. Auch wenn dies noch wissenschaftlich belegt werden muss, wissen wir, dass Kupfer ein essenzieller Nährstoff ist, der für die Aufrechterhaltung vieler Körperfunktionen, einschließlich des Immun- und Verdauungssystems, notwendig ist. Ich rate jedoch davon ab, der aktuellen Mode zu folgen, Wasserflaschen aus Kupfer mit sich herumzutragen und über den Tag verteilt literweise Kupferwasser zu trinken, da die Gefahr einer Kupfertoxizität besteht, wenn sich zu viel Kupfer ansammelt.

Trick 4: PERFEKTER STUHLGANG

Gehst du mit einem vollen Tank tanken? Nein. Es ist also absolut sinnvoll, vor dem Frühstück den Darm zu entleeren. Während du nach dem Aufstehen einen natürlichen Drang zum Stuhlgang haben solltest, leiden heutzutage viele Menschen unter Verstopfung oder Obstipation.. Im Ayurveda richten wir so viel Aufmerksamkeit auf unsere Ausscheidungen, weil es viel über deine Verdauungskraft (Agni) und die Gesundheit deines Mikrobioms aussagt, wann und wie du den Darm entleerst, wie die Konsistenz, die Farbe und der Geruch des Stuhls beschaffen sind und ob er schwimmt oder sinkt (ja!). Bedenke, dass, wenn du chronisch verstopft bist, sich der Stuhl staut und sich Schlacken und Giftstoffe ansammeln. Mit der Zeit wirkt sich das auch auf andere Organe wie die Leber oder das Gehirn aus. Neuere Forschungen zur Parkinsonkrankheit deuten zum Beispiel darauf hin, dass Verstopfung ein wichtiger Vorläufer der Krankheit sein kann.

Wie sieht der perfekte Stuhlgang aus?

Gesunder Stuhlgang lässt sich leicht ausscheiden, ist gut geformt und glatt (wie eine reife Banane), hat eine hellbraune Farbe, riecht nicht unangenehm, klebt nicht an der Toilette und schwimmt. Keine Sorge, wenn's da noch ein bisschen hakt. Das ist dein Startpunkt.

Die Top 5 Stuhlgang-Hacks

1. Iss smart

Nimm einfache, leicht verdauliche Lebensmittel zu dir, die deiner Konstitution, deinem Ungleichgewicht und/oder der Jahreszeit angepasst sind.

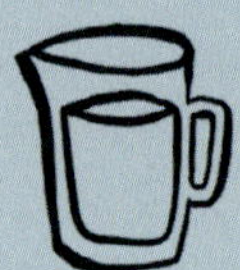

2. Trinke ausreichend Flüssigkeit

Trinke über den Tag verteilt, am besten zwischen den Mahlzeiten, viel (warmes) Wasser, welches die Flüssigkeitsaufnahme und -ausscheidung unterstützt und den Darm befeuchtet.

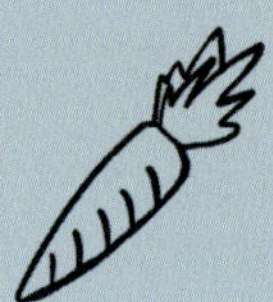

3. Achte auf genügend Ballaststoffe

Verwende natürliche Pflanzenfasern wie Flohsamen, Chia- oder Leinsamen und iss viel ballaststoffreiches Obst und Gemüse sowie Vollkornprodukte, um den Stuhlgang zu erleichtern.

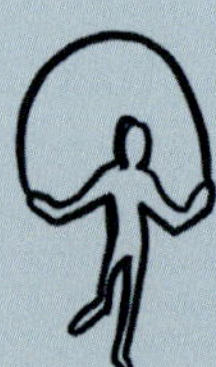

4. Sorge für ausreichend Bewegung

Treibe regelmäßig Sport, um Muskeln zu stärken, den Kreislauf anzuregen und eine gesunde Ausscheidung zu fördern.

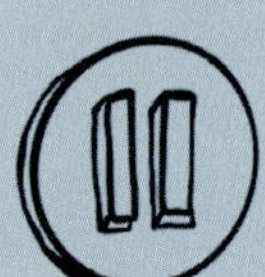

5. Nimm dir Zeit für Entspannung

Reduziere Stress, der die Muskeln verkrampfen und die Verdauung beeinträchtigen kann.

Tipps

- Das Wundermittel Triphala ist die wohl bekannteste Kräutermischung des Ayurveda. Es ist ein hervorragendes Darmreinigungsmittel, das auch die Zellverjüngung und Langlebigkeit fördert. Triphala ist eine Mischung aus drei getrockneten und pulverisierten Früchten: Amalaki *(Emblica officinalis)*, Bibhitaki *(Terminalia bellirica)* und Haritaki *(Terminalia chebula)*. Interessanterweise gleicht jede Frucht eines der Doshas aus, was die Mischung für alle Konstitutionen und Altersstufen geeignet macht. Mein Lehrer, Dr. Vasant Lad, pflegte zu sagen, dass Triphala wie deine Mutter ist; sie sollte immer an deiner Seite sein. Auch wenn ich dem Teil mit der Mutter nicht ganz zustimme, ist Triphala in der Tat eines der wenigen pflanzlichen Präparate, das in Indien von Jung und Alt ein Leben lang eingenommen wird. Triphala ist vor allem als Laxativum und mildes Darmtonikum bekannt, da es die Aufnahme und Assimilation von Nährstoffen unterstützt und eine gesunde Darmflora fördert. Seine Kraft und Wirkung gehen jedoch weit über den Verdauungstrakt hinaus. Als starkes Antioxidans und Entzündungshemmer entgiftet und verjüngt Triphala alle Gewebe, bis hin zur Zellebene.

  Abends vor dem Schlafengehen ½ TL Triphala-Pulver mit einer halben Tasse kochendem Wasser aufgießen, etwas abkühlen lassen und dann trinken.

- Flohsamenschalen sind reich an löslichen Ballaststoffen, die Wasser absorbieren und zu einer geleeartigen Substanz quellen. Dies erhöht das Stuhlvolumen und erleichtert die Peristaltik, die natürliche Bewegung des Darms. Durch diese Wirkung wird der Stuhlgang weicher und kann leichter passieren, was bei Verstopfung für eine sanfte und natürliche Linderung sorgt. Die löslichen Ballaststoffe fördern auch eine gesunde Darmflora, was zur allgemeinen Verbesserung der Verdauung beiträgt.

  Abends vor dem Schlafengehen 1 TL in ein großes Glas Wasser einrühren und sofort trinken.

Trick 5: TROCKENBÜRSTEN UND EINÖLEN

Wusstest du, dass deine Haut das größte Organ deines Körpers ist, durchschnittlich 1,80 Quadratmeter groß und etwa 2,5 Kilogramm schwer? Deine Haut besteht nicht nur aus einer, sondern aus drei Hauptschichten: der Oberhaut (Epidermis), die eine Schutzbarriere gegen die Umwelt bildet; der Lederhaut (Dermis), die Bindegewebe, Blutgefäße und Schweißdrüsen enthält; und der Unterhaut (Subcutis), der tiefsten Schicht, die aus Fett und Bindegewebe besteht. Zusammen erfüllen diese Schichten eine Vielzahl von Funktionen, zum Beispiel den Schutz des Körpers vor Umwelteinflüssen, die Regulierung der Körpertemperatur und die Sinneswahrnehmung. Die Haut verfügt sogar über ein eigenes Mikrobiom und Immunsystem, die die Hautgesundheit fördern, Infektionen abwehren und eine gesunde Barriere aufrechterhalten. Kein Wunder also, dass Ayurveda viel Wert auf eine gesunde Haut legt.

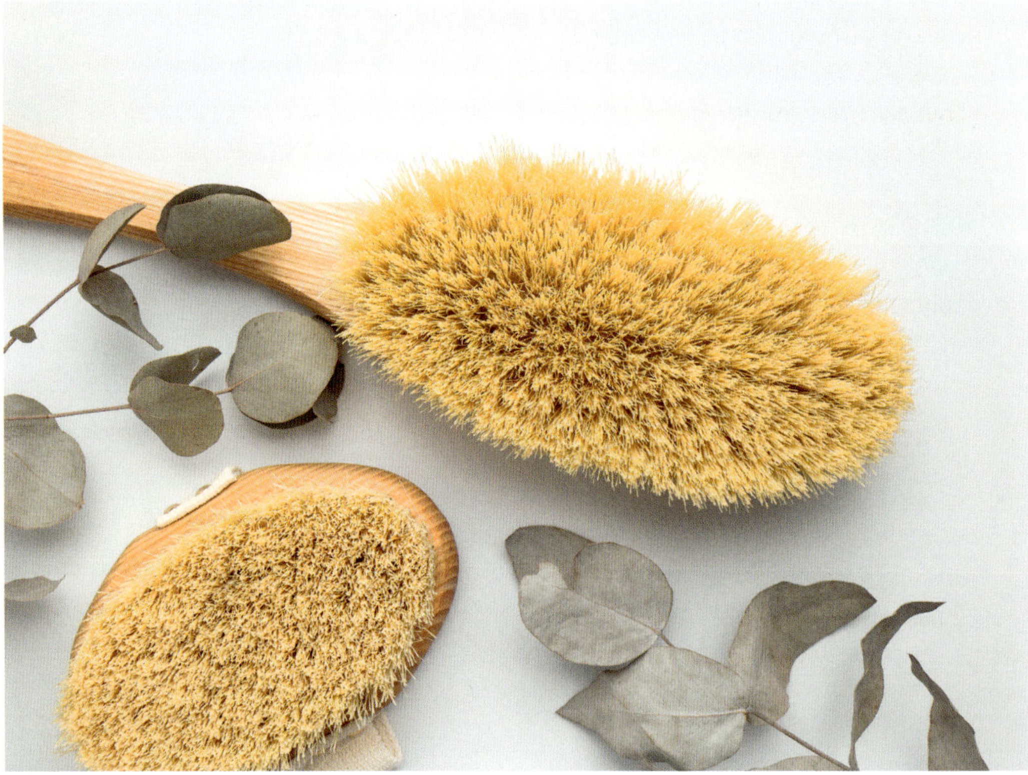

I. Trockenbürsten – ein Wundermittel gegen Lymphstau

Die heute sehr populäre Technik des Trockenbürstens ist eigentlich eine moderne oder aktualisierte Version einer alten ayurvedischen Praxis. *Udvartana* ist eine Trockenmassage, bei der eine Mischung aus pulverisierten Kräutern oder Hülsenfrüchten über den ganzen (trockenen!) Körper gerieben wird. Udvartana wird häufig bei Kapha-Störungen wie Fettleibigkeit, Cellulite und Lymphstauung verschrieben und eignet sich hervorragend, um abgestorbene Hautzellen zu entfernen, die Durchblutung zu fördern, Gelenke und Muskeln zu stärken und den Lymphfluss und die Drainage zu verbessern. Da es oft eine »messy« Angelegenheit ist und am besten in einem Zentrum von Therapeuten durchgeführt wird, bevorzuge ich die einfache, moderne Methode des Trockenbürstens.

Warum du mit dem Trockenbürsten anfangen solltest

- LYMPH-BOOST:
  Trockenbürsten regt das Lymphsystem an, fördert die Entgiftung und verringert das Risiko von Lymphstauungen.
- DURCHBLUTUNG:
  Trockenbürsten fördert die Durchblutung, wodurch die Haut besser mit Nährstoffen versorgt und gleichzeitig entschlackt wird.
- PEELING:
  Das Trockenbürsten entfernt abgestorbene Hautzellen, wodurch die Haut heller und glatter wird.
- TURBO:
  Trockenbürsten regt den Fettstoffwechsel an und hilft, Cellulite zu bekämpfen.

Welche Bürste solltest du verwenden?

Um mit dem Trockenbürsten zu beginnen, benötigst du nur eine Bürste mit Naturborsten und 5 bis 10 Minuten deiner Zeit. Die Bürste sollte weich sein und keine Rötungen oder Kratzspuren auf der Haut hinterlassen. Bei Hauterkrankungen wie Ekzemen, Schuppenflechte und Rosazea sowie bei einer Vata-Konstitution mit extrem trockener Haut ist es besser, das Trockenbürsten durch *abhyanga* oder eine sanfte Ölmassage zu ersetzen.

So geht's

Am besten führst du das Trockenbürsten am Morgen vor dem Duschen aus. Bevor du mit dem Bürsten beginnst, ist es wichtig zu verstehen, dass das Lymphsystem in eine bestimmte Richtung fließt. Also bitte nicht wahllos schrubben! Es ist entscheidend, immer in Richtung des Lymphflusses hin zu den Lymphknoten (hauptsächlich in der Leiste und in den Achselhöhlen) zu bürsten, um die Zirkulation effektiv zu erhöhen und Stagnation zu vermeiden.

- Beginne mit dem Bürsten am Unterbauch. Bürste zunächst unterhalb des Bauchnabels von der Mitte mit fünf bis zehn Strichen in Richtung des jeweiligen rechten und linken Leisten-Lymphknotens.
- Bürste dann oberhalb des Bauchnabels mit circa fünf bis zehn Strichen von der Mitte in Richtung der rechten und linken Achselhöhle und der Lymphknoten, die dort sitzen. Bürste anschließend den oberen Quadranten des Oberkörpers vom Brustbein nach außen mit kleinen Strichen in Richtung Achselhöhle.
- Bürste nun erst die Schulter und dann den Oberarm mit kleinen Strichen in Richtung Achselhöhle. Das Gleiche mit dem Unterarm und dann mit den Händen. Danach arbeite dich wieder mit kleinen Strichen in Richtung Achselhöhle den Arm hoch. Beginne mit den Händen, dem Unterarm und dann dem Oberarm. Wiederhole das Ganze auf der anderen Seite.
- Beginne bei den Beinen mit dem Oberschenkel, streiche mit kleinen Strichen in Richtung Leiste. Mache dasselbe mit dem Knie, dem Unterschenkel, dem Knöchel und dem Fuß. Dann arbeitest du dich wieder das Bein hoch, beginnend mit dem Fuß und dem Fußgelenk, dann dem Unterschenkel, dem Knie und dem Oberschenkel. Wiederhole dasselbe mit dem anderen Bein.

Richtungen der Bürstenstriche auf der Haut

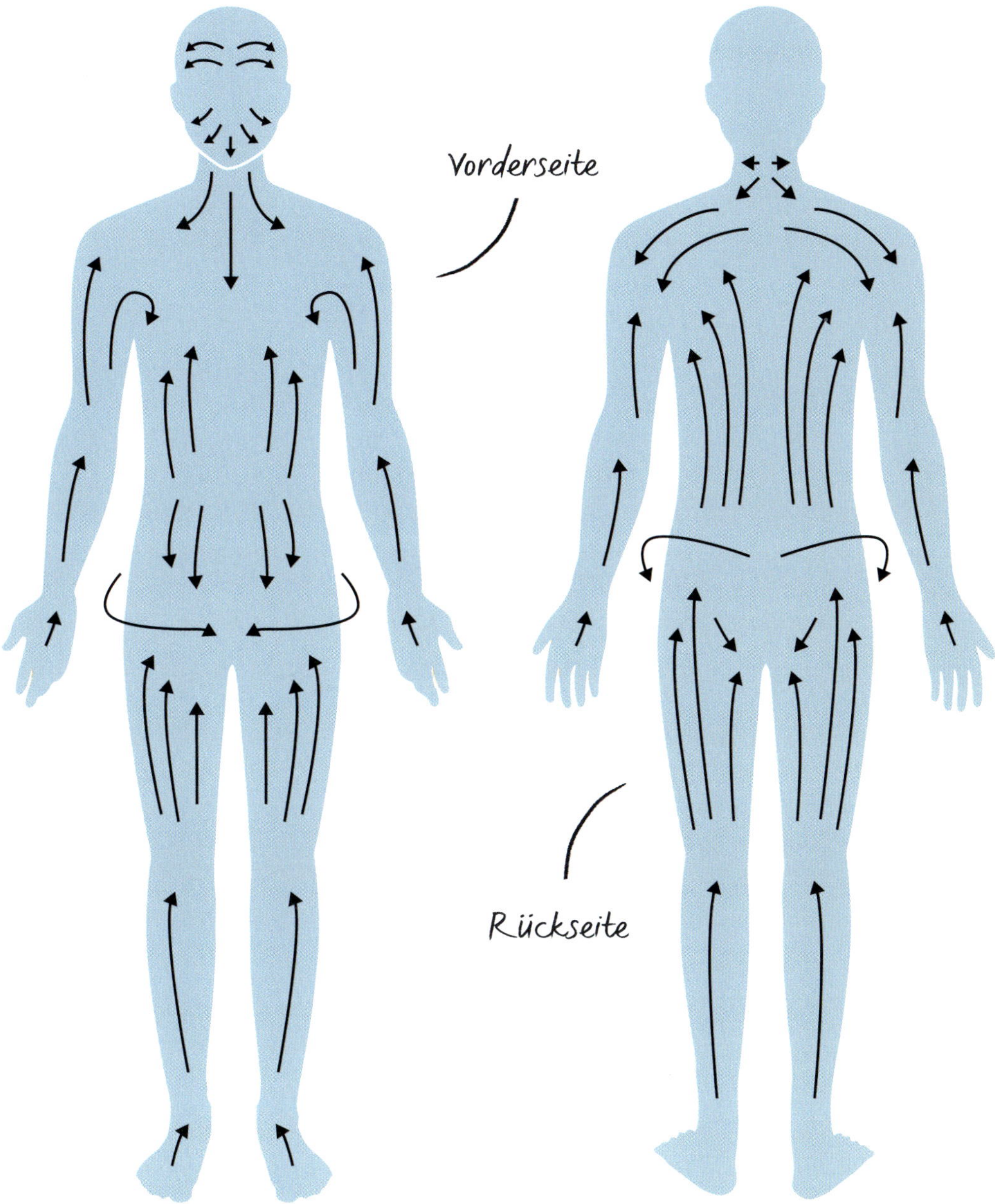

II. Die Selbstölmassage (Abhyanga)

Öl genießt im Ayurveda hohes Ansehen. Im Gegensatz zur langjährigen *low-fat*-Obsession im Westen, ist Öl im Ayurveda als unübertroffenes Heilmittel angesehen, wenn es richtig zubereitet und verwendet wird. Das Sanskrit-Wort für »Öl« ist *sneha*, was auch »Liebe« bedeutet (wörtlich übersetzt bedeutet es »zusammenhalten« oder »binden«). Dieses Sanskrit-Wort beschreibt also die geschmeidigen, verbindenden und vereinigenden Eigenschaften von Fetten und Ölen, die sie so nahrhaft und heilend machen. In der alten Schrift des *Charaka Samhita* finden wir unzählige therapeutische Verwendungen für Öle und Fette.

> »So wie ein Krug, die trockene Haut des Körpers oder die Achse eines Wagens durch regelmäßiges Ölen stark und widerstandsfähig werden, so wird der gesamte menschliche Körper durch die Ölmassage stark und die Haut glatt. Er wird unempfindlich gegen die Krankheiten des Vata und widerstandsfähig gegen Erschöpfung und Anstrengung.«
>
> –
>
> Charaka Samhita, Sutrasthana, Kapitel 5, Verse 85–86

Du kennst den Abhyanga wahrscheinlich als die ayurvedische Ölmassage, die von einem Therapeuten durchgeführt wird. Der Abhyanga kann aber gleichzeitig auch eine tägliche Selbstmassage mit Öl sein. Auch wenn es auf den ersten Blick seltsam erscheinen mag, sich selbst einzuölen und zu massieren, gibt es nach Ansicht der alten ayurvedischen Schriften unzählige Vorteile der täglichen Selbstmassage.

Eine tägliche Selbstmassage mit Öl ...

... macht die Haut geschmeidiger und strahlender,
... beugt Falten und Erschlaffung vor,
... verleiht dem Körper Geschmeidigkeit und Kraft,
... verleiht den Geweben Spannkraft und Vitalität,
... erhöht die Durchblutung und fördert die Entgiftung,
... erhöht die Langlebigkeit und beugt Alterung vor,

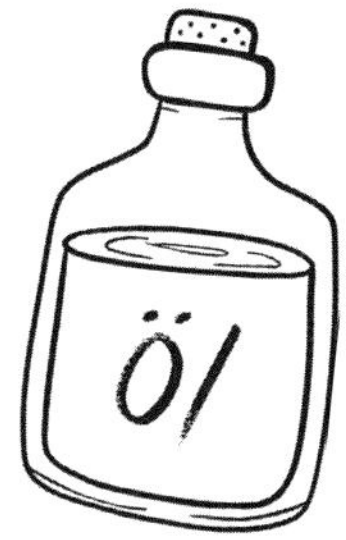

... erhöht Resilienz und Immunität,
... nährt und beruhigt das Nervensystem,
... fördert den Tiefschlaf.

So geht's
Der Abhyanga kann direkt nach dem morgendlichen Trockenbürsten durchgeführt werden. Nimm dir mindestens 15 Minuten Zeit, damit das Öl tief in alle Hautschichten eindringen und die Haut nähren kann. Wenn du ein Vata-Konstitutionstyp mit besonders trockener Haut bist, kannst du den Abhyanga auch nach dem Duschen durchführen, da die Haut das Öl dann sehr schnell aufsaugen wird.

- Vor allem im Winter sollte der Raum, in dem du die Selbstmassage durchführen möchtest (höchstwahrscheinlich dein Badezimmer), warm sein. Lege ein (altes) Handtuch auf den Boden, auf dem du während der Massage sitzen oder stehen kannst.
- Gib ungefähr 20 bis 30 Milliliter Öl in eine Squeeze- oder Glasflasche und stelle diese in eine Schüssel mit warmem Wasser, bis das Öl erwärmt ist.
- Trage nun das warme Öl großzügig auf alle Körperteile inklusive Kopf auf und verteile es sanft. Sobald das Öl gleichmäßig verteilt ist, fange an, es mit etwas mehr Druck in den ganzen Körper einzumassieren.
- Du kannst mit dem Kopf beginnen. Öle die gesamte Kopfhaut, das Gesicht und die Ohrmuscheln ein, die besonders viele Reflexpunkte haben.
- Danach massiere Hände und Füße und arbeite dich an Beinen und Armen zum Herzen hin vor. Verwende lange Striche an den Gliedmaßen und kreisende Bewegungen an den Gelenken.
- Gehe dann zur Körpermitte und massiere Bauch und Brust mit kreisenden Bewegungen im Uhrzeigersinn. Folge auf dem Bauch dem Verlauf des Dickdarms, rechts nach oben (aufsteigender Dickdarm), dann quer (quer verlaufender Dickdarm) und links nach unten (absteigender Dickdarm).
- Generell dauert der Abhyanga 15 bis 20 Minuten. Du kannst aber auch täglich eine kurze Turborunde und ein- bis zweimal pro Woche die lange, luxuriöse Variante machen.

Turbo-Tipp
Wenn du unter der Woche morgens wenig Zeit hast und gehetzt bist, habe ich zwei Alternativen für dich:

- Entweder du machst eine morgendliche Mini-Abhyanga nur für den Kopf, die Ohren und/oder die Füße. Das ist ein sehr effizienter Shortcut, denn den klassischen Texten zufolge befinden sich wichtige *marma*- oder Akupressurpunkte und Nervenenden an Kopf, Ohren und Füßen.
- Oder aber du verlegst deine Abhyanga-Session auf den Abend, die Zeit vor dem Schlafengehen, was dich auch dabei unterstützen wird, tiefer und erholsamer zu schlafen.

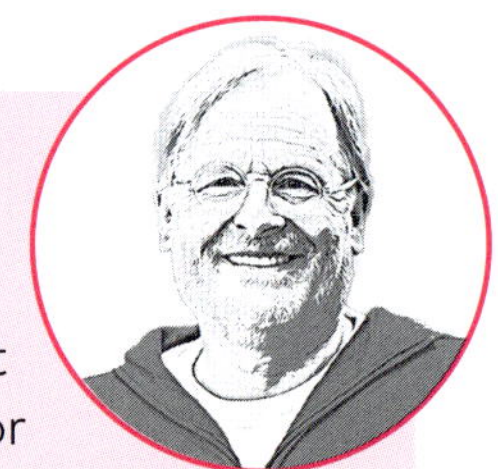

Schlafen macht gesund und fröhlich

Entspannter Schlaf ist ein wesentliches Heilmittel, das wir in uns tragen! Mit zunehmendem Alter – wie bei mir – nimmt die Schlafzeit ab. Ein normaler Durchschnitt liegt bei sechs bis sieben Stunden. Vor der Pandemie waren wir bereits eine »übermüdete Gesellschaft«, wie die Krankenkasse DAK-Gesundheit 2017 durch eine Studie herausgefunden hat. Über 80 Prozent der Menschen waren morgens schon vor dem Arbeitsbeginn übermüdet. Mit den Belastungen durch Corona, Kriege und wirtschaftliche Situationen hat die Müdigkeit sicherlich noch weiter zugenommen. Seelische Belastungen, unverarbeitete persönliche, familiäre, soziale oder berufliche Probleme, gepaart mit Angst oder durch Angst und Stress verstärkt, können Schlafstörungen auslösen, und auch chronische Schmerzen, Hormonschwankungen wie in den Wechseljahren oder Atemaussetzer im Schlaf, Fieber oder Medikamente beeinflussen die Schlafqualität. Die genaue Ursache muss dringend schulmedizinisch und wenn irgendwie möglich auch naturheilkundlich abgeklärt werden. Auch innere oder neurologische Erkrankungen können für Schlafstörungen ursächlich sein, oder beginnende demenzielle oder andere ernsthafte psychische Erkrankungen. Gerade bei Kindern und Jugendlichen nimmt dieses Phänomen zu. Möglicherweise ist die zusätzliche Mischung aus Bewegungsmangel, kalorienreicher Ernährung, langem Medienkonsum sowie fehlender emotionaler Zuwendung eine wesentliche Ursache dieses erschreckenden Problems. Nicht selten können Schlafstörungen zudem durch Lärm, Alkohol- oder Drogenmissbrauch, aber auch durch zu reichhaltige Mahlzeiten vor dem Schlafengehen, einen schnarchenden Partner oder ein überhitztes oder unterkühltes Schlafzimmer verursacht werden. Was tun? Die ayurvedischen Routinen helfen: ausreichender früher Schlaf, Intervallfasten, leichte Kost – zumindest abends –, tagtäglich alle Geschmackssinne befriedigen und mit Digital Detox und Meditation den Geist entspannen.

Trick 6: NASENSPÜLUNG

Die Nase ist dem Ayurveda zufolge der direkte Weg zum Gehirn und das Tor zum Bewusstsein. Die Yogis haben schon lange die tiefe Verknüpfung zwischen Atmung, Lebenskraft *(prana)*, dem Nervensystem und dem Geisteszustand erkannt. Sie kultivierten ausgefeilte Methoden der Atemtechnik *(pranayama)*, um Geist und Körper bewusst zu beeinflussen. Auf diese Weise konnten sie lebenswichtige Funktionen wie die Sauerstoffversorgung, die Lungenkapazität, die Herzfrequenz und die Immunität verbessern und gleichzeitig ihren Geisteszustand lenken. Durch die Atemarbeit verbesserten sie ihre kognitiven Funktionen und geistige Klarheit und vertieften ihre Meditationspraxis. Mein geschätzter Lehrer, Dr. Vasant Lad, der in seinen Achtzigern immer noch die Welt bereist, um zu unterrichten und Patienten zu behandeln, führt seine robuste Gesundheit und unglaubliche Vitalität auf seine tägliche Pranayama-Praxis zurück.

Genialer Trick: Mit *jala neti* und *nasya* bekommst du eine verstopfte Nase im Nu frei

Seit dem Boom von Wim Hofs Atemmethode und James Nestors bahnbrechendem Buch *Breath – Atem: Neues Wissen über die vergessene Kunst des Atmens* hat die Atemarbeit als wirkungsvolles Instrument zur Verbesserung der körperlichen und geistigen Gesundheit an Popularität gewonnen. Dennoch haben die meisten meiner Patienten chronisch verstopfte Nasennebenhöhlen und Schwierigkeiten, sogar im Alltag richtig zu atmen. Wenn du also mit Atemarbeit anfangen willst, um deine Gesundheit effektiver zu verbessern, musst du als Erstes sicherstellen, dass deine Nebenhöhlen nicht mit »Schleim« verstopft sind. Aus diesem Grund halte ich die folgenden zwei einfachen ayurvedischen Techniken für genial und unverzichtbar.

I. Nasenspülung *(jala neti)*

Diejenigen unter euch, die an Allergien und chronischer Sinusitis oder Rhinitis leiden, kennen vielleicht schon die ayurvedische Nasendusche, auch *jala neti* genannt. Bei dieser Technik wird die Nase mithilfe einer Neti-Kanne, einem kleinen Gefäß, das ein bisschen so aussieht wie Aladins Wunderlampe, mit einer isotonischen Salzwasserlösung gespült. Das Salzwasser reinigt die Nasengänge und hilft, Schmutz, Allergene aus der Luft (Staub und Pollen), Schadstoffe und bakterienhaltigen Schleim auszuspülen. Dies ist ein *lifesaver*, besonders bei Erkältung, Allergie und verschleimter Nase.

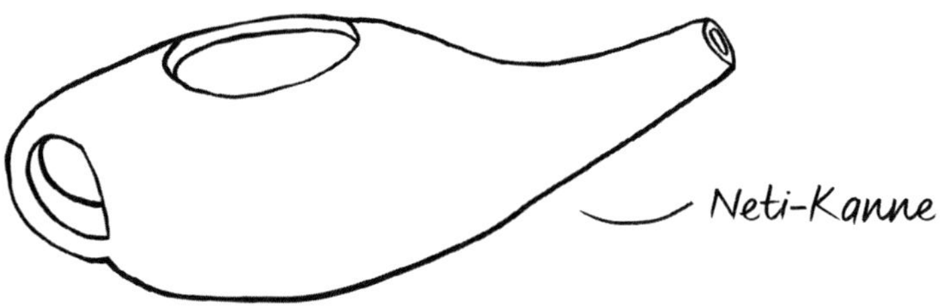

So geht's

- Fülle deine Neti-Kanne mit einer warmen isotonischen Salzwasserlösung, das heißt etwa einen halben Teelöffel Meersalz auf eine Tasse (240 Milliliter) lauwarmes Wasser. Gut umrühren, damit sich das Salz vollständig im Wasser auflöst.
- Beuge den Kopf zu einer Seite über das Waschbecken, setze den Schnabel des Kännchens an das obere Nasenloch und lasse das Wasser langsam in das Nasenloch laufen. Es wird dann direkt aus dem anderen (unteren) Nasenloch heraustropfen.
- Wiederhole den Vorgang auf der anderen Seite.
- Es ist am besten, die Nasendusche auf nüchternen Magen durchzuführen. Falls sich deine Schleimhäute durch das Salzwasser zu trocken anfühlen, kannst du danach mit dem kleinen Finger ein wenig Sesamöl auf die Schleimhäute auftragen.

Tipps

- **Neti nach Flugreisen:**
  Obwohl ich normalerweise nicht unter einer verstopften Nase leide, benutze ich die Nasendusche zur Reinigung nach Flugreisen und als vorbeugende Maßnahme während der Grippezeit, wenn ich mit vielen erkälteten Menschen in Kontakt komme. Viren und Bakterien gelangen über die Schleimhäute von Mund und Nase in den Körper. Regelmäßige Nasenspülungen (wie auch das Gurgeln mit Salzwasser) verhindern effektiv, dass sich Viren und Bakterien festsetzen und in unseren Körper eindringen.
- **Neti bei Sinusitis:**
  Wenn du eine Nasennebenhöhlenentzündung mit grünem oder gelbem Schleim hast, kannst du auch einen Viertel Teelöffel Kurkuma in die Neti-Salzlösung geben, was die antibakterielle Wirkung der Salzlösung noch verstärkt.

II. Nasya – die ayurvedische Nasenölung

Mein persönlicher Favorit, *nasya*, ist sogar so wichtig, dass er ein Teil der sogenannten Big Five ist, der fünf grundlegenden Reinigungstechniken, die im Panchakarma, der ayurvedischen Entgiftungskur, angewendet werden. Beim Nasya werden Öle, Pulver oder Kräuterauszüge durch die Nasenlöcher verabreicht. Nasya dient der Reinigung von Schleim und Giftstoffen, die sich im Kopf- und Halsbereich angesammelt haben, insbesondere in den Nasenlöchern und Nebenhöhlen sowie im Mund und Rachen. Das ist besonders effektiv bei Heuschnupfen und allergischer Rhinitis. Viele ayurvedische Firmen haben ihre eigenen Kräuterrezepturen, aber im Allgemeinen sind Produkte auf Öl- oder Ghee-Basis wie *anu thailam* oder *brahmi ghee* die gängigsten und am häufigsten erhältlichen Rezepturen. Du kannst aber auch einfach Sesamöl verwenden.

Nasya als »Brain Hack« für Klarheit und Konzentration

Regelmäßiger Nasya dient nicht nur der Reinigung, sondern auch der Befeuchtung der empfindlichen Membranen der Nasennebenhöhlen, die dadurch widerstandsfähiger gegen Schmutz, Pollen oder Viren werden. Darüber hinaus wird Nasya im Ayurveda seit Langem zur Behandlung einer Vielzahl neurologischer Erkrankungen eingesetzt, darunter Migräne, Epilepsie, Demenz, Parkinson oder Multiple Sklerose (MS). Ich benutze Nasya regelmäßig als »Brain Hack«: für

Klarheit und Konzentration tagsüber oder aber zur Entspannung vor dem Schlafengehen.

So geht's

- Lege dich zunächst bequem auf den Rücken und neige den Kopf nach hinten, sodass sich die Nasenlöcher zur Decke hin öffnen.
- Gib nun 2 bis 3 Tropfen Nasya-Öl in das rechte Nasenloch. Schließe das linke Nasenloch und inhaliere kräftig durch das rechte Nasenloch.
- Wiederhole den Vorgang auf der anderen Seite und bleibe noch 1 weitere Minute liegen, damit das Nasya-Öl einziehen kann.

Tipp

Nasya wird am besten im Liegen durchgeführt, aber wenn du unterwegs bist oder im Flugzeug sitzt und dich nicht hinlegen kannst, kannst du Nasya auch im Sitzen mit nach hinten geneigtem Kopf durchführen. Es ist am besten, die Nasenölung auf nüchternen Magen zu machen, und nicht direkt nach dem Essen mit vollem Magen.

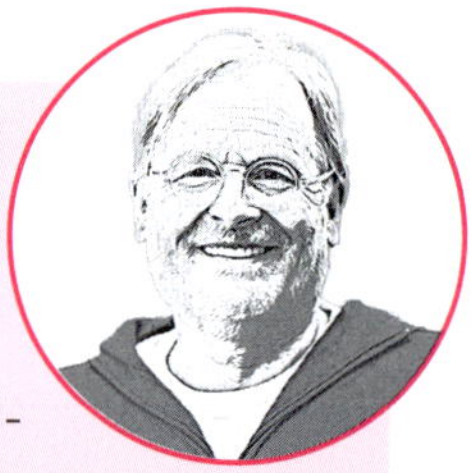

Nasendusche: Ja bitte, aber mit Augenmaß

Ich nutze und empfehle die Nasendusche besonders gerne bei einem beginnenden Schnupfen, um Viren und Bakterien effektiv zu beseitigen oder um Schleim oder Krusten herauszuspülen. Eine regelmäßige Anwendung befeuchtet die Schleimhaut und wirkt erkältungsvorbeugend. Auch zur Staub- oder Pollenbeseitigung sowie bei Pollenallergien ist die Nasendusche hilfreich.

Aber Achtung: Bitte bei Nasennebenhöhlenentzündungen sehr vorsichtig sein und ebenso bei Nasenbluten und Ähnlichem lieber keine Nasendusche durchführen. Im Zweifelsfall klären Sie das bitte mit dem HNO-Arzt ab.

Trick 7: FLOW ODER BEWEGUNG

Nachdem du auf der Toilette warst, und deinen Körper gereinigt und rehydriert hast, nimm dir mindestens 15 Minuten Zeit für Bewegung oder FLOW. Es ist nicht so wichtig, welche Art von Bewegung du machst – Tanzen, Trampolinspringen, Yoga, Walking oder Joggen sind alle fantastisch. Hauptsache, du tust es mit Freude und, vor allem, regelmäßig jeden Tag. Ich lege oft einfach meine Lieblingsmusik auf, tanze dazu, schüttele und dehne mich. Bewegung ist Leben, und Stillstand ist der Anfang von Krankheit. Denke nur an den natürlichen Lauf eines Flusses. Bewegtes Wasser bleibt klar, aber sobald es sich sammelt und stagniert, wird es zum Nährboden für Schmutz und Bakterien.

Versorge deine Zellen mit Sauerstoff

Laut Ayurveda ist der Morgen die beste Zeit, sich zu bewegen, um der Stagnation entgegenzuwirken, die oft mit der schweren Kapha-Energie einhergeht, die nach dem Aufwachen (von 6 bis 10 Uhr) anhält. Wenn du dich während des Schlafs lange Zeit nicht bewegt hast, ist dein Körper am Morgen natürlich steifer und die Durchblutung und der Lymphfluss stagnieren. Bewegung, in Verbindung mit bewusster rhythmischer Atmung, versorgt deine Zellen mit frischem Sauerstoff und stellt dich auf FLOW ein.

Chinas Kung-Fu-Gruftis

Ich erinnere mich noch lebhaft an meine Zeit in Peking vor vielen Jahren, als ich bei meinen regelmäßigen morgendlichen Spaziergängen durch den Himmelstempel-Park mit Erstaunen sah, wie sich Scharen älterer Menschen zum Tanzen versammelten und eine bunte Mischung aus Tai-Chi, Aerobic im Stil der 1980er-Jahre und Square Dance praktizierten. Vor allem das Tanzen war sehr beliebt, begleitet von schallender Musik aus den Lautsprechern. Es war lustig, aber auch sehr bewegend zu sehen, wie die Senioren gemeinsam Spaß hatten und sich durch Freude, Bewegung und einem gemeinsamen Ziel verbanden. Es gab sogar eine Gruppe, die sich *Kung Fu Grandpas/Grannies* nannte, die ich nur aus den sozialen Medien kannte. Diese Gruppe wurde damals so berühmt, dass ihre Videos in den chinesischen Medien viral gingen. Auf YouTube gibt es immer noch einige Videos von diesen gelenkigen grauen Panthern, die unglaubliche Beweglichkeit und Kraft zeigen. Was ich damit sagen will, ist, dass es keine Rolle spielt, wie alt oder wie fit du bist. Es ist nie zu spät, Bewegung zu einem wichtigen und freudigen Teil deiner täglichen Routine zu machen. Schon nach kurzer Zeit wirst du sehen, dass du mehr Energie, Beweglichkeit, Flexibilität und Koordination bekommst.

Der Ayurveda rät: Mehr ist nicht unbedingt besser

Ganz gleich, für welche Form der Bewegung du dich entscheidest, mehr ist nicht unbedingt besser. Während wir im Westen bei fast allem – auch beim Sport – zu Übertreibungen neigen, sollte man laut Ayurveda immer so trainieren, dass man noch durch die Nase atmen kann, und aufhören, wenn sich Schweiß auf der Stirn und unter den Achseln bildet. Wenn wir beim Sport über die Stränge schlagen, dann verstärken wir chronische Entzündungen und belasten unser oft schon überlastetes Nebennierensystem, anstatt uns selbst etwas Gutes zu tun. Dies wird in vielen alten Schriften immer wieder betont. Nachfolgend ein berühmtes Zitat des ayurvedischen Arztes Vagbhata, in dem er die Metapher eines Löwen verwendet, der zwar einen Elefanten besiegen oder töten kann, aber bald darauf aufgrund der schweren Belastung und der daraus resultierenden Erschöpfung stirbt.

> »Wer sich täglich übermäßig körperlich betätigt,
> nachts wach bleibt, weite Strecken zu Fuß zurücklegt,
> zu viel Geschlechtsverkehr hat, zu viel lacht, redet
> und andere anstrengende Tätigkeiten ausübt,
> geht zugrunde wie ein Löwe,
> nachdem er einen Elefanten besiegt hat.«
>
> –
>
> Ashtanga Hrdayam, Sutrasthana, Kapitel 2, Vers 14

So stimmst du dein Trainingsprogramm auf deinen Dosha-Typ ab

VATA-FLOW

Vata-Typen sind, wie der Name schon sagt, ziemlich gut darin, sich natürlich zu bewegen und zu grooven. Sie lieben es, aktiv zu sein, und ihre Herausforderung besteht darin, ihr ohnehin schon hypernervöses und hyperkataboles System nicht zu sehr zu belasten oder zu überfordern. Der Sweetspot für Menschen mit Vata-Konstitution liegt darin, die angeborene Beweglichkeit ihres Luftelements zu würdigen und gleichzeitig auf ihre Grenzen zu achten. Sie können zum Beispiel Vinyasa-Yoga mit langsameren Yogasequenzen oder Qigong abwechseln. Leichtes Kraft- und Widerstandstraining kann zur Erdung, zur Unterstützung der Knochen und zum Muskelaufbau eingesetzt werden. Und Gehen, leichtes Joggen und Schwimmen (im Sommer) sowie Tanzen sind super und können überall praktiziert werden.

PITTA-FLOW

Pitta-Typen, die Herausforderungen lieben, fühlen sich in der Regel vom Kampf- und Abenteuersport angezogen. Dagegen ist nichts einzuwenden, denn auch hier liegt es in der Natur der Pitta-Typen, an Herausforderungen zu wachsen. Aber vielleicht kannst du Boxen, Kitesurfen, Tennisduelle und Ultra-Triathlon durch sanftere Aktivitäten wie Yoga und Qigong, Wandern, Radfahren, Schwimmen und meditative Flow-Herausforderungen wie Freediving ausgleichen.

KAPHA-FLOW

Kapha-Typen brauchen von allen Konstitutionstypen die meiste Bewegung. Während sie Ruhe und Gemächlichkeit mehr genießen, als aktiv zu sein, macht sie zu wenig Aktivität tatsächlich noch träger und schwerfälliger. Sobald sie sich jedoch bewegen, fühlen sie sich leichter, energiegeladener und lebendiger. Konstitutionell haben Kapha-Typen eine große Ausdauer und ein gutes Durchhaltevermögen und blühen auf beim Power Yoga wie Ashtanga, bei Kraft- und Widerstandstraining, Ausdauertraining und hochintensivem Intervalltraining (HIIT).

Tipp

Obwohl ich beim Stretching, Laufen oder Yoga tief und bewusst atme, baue ich in meine Morgenroutine auch gerne eine separate 10-minütige Atempraxis (Pranayama) ein. Ich finde, dass es mir hilft, mich zu zentrieren und meine Konzentration, Klarheit und Präsenz für den bevorstehenden Tag zu schärfen. Zumindest macht es mich widerstandsfähiger gegen den Verkehr in Istanbul.

Wenn du noch keine Erfahrung mit Atemarbeit oder Pranayama hast, ist es am besten, mit einem erfahrenen Yoga-, Meditations- oder Atemlehrer zu arbeiten. Ansonsten finde ich die Wim-Hof-Methode – die im Grunde eine Kombination verschiedener traditioneller yogischer Atemtechniken ist – eine praktische und höchst effektive Weise, mich zu zentrieren und für den Tag zu kalibrieren.[1] Nach diesen 10 Minuten ist es mühelos möglich, noch einmal 10 Minuten still zu sitzen und zu meditieren. Denke daran, dass dein Atem mehr als nur Sauerstofftransport ist. Er trägt Prana (oder Qi), die vitale Lebenskraft oder Energie, die alle Lebensformen belebt und für körperliches, geistiges und seelisches Wohlbefinden verantwortlich ist. Wenn Prana oder Qi stabil ist und frei durch die feinstofflichen Energiekanäle des Körpers *(nadis)* fließt, versorgt es die Organe und Zellen mit Sauerstoff und Energie. Der Geist wird klar und ruhig, die Zellen intelligenter und der Körper widerstandsfähiger.

---

1 Wim Hof, auch bekannt als »The Iceman«, ist ein niederländischer Extremsportler, der eine Methode der Atmung und Kältetherapie entwickelt hat, die sehr populär geworden ist und die nachweislich die körperliche und geistige Gesundheit sowie die Stressresistenz verbessert. Die Wim-Hof-Methode ist einfach und allgemein zugänglich. Sie besteht aus einer Kombination von Atemübungen, Kälteexposition und Meditation. Wim Hof selbst ist für seine Fähigkeit bekannt, extremer Kälte zu widerstehen, und hat mehrere Weltrekorde für Ausdauer in kalten Umgebungen, insbesondere Eisbädern, aufgestellt. Außerdem hat er den Mount Everest in kurzen Hosen bestiegen und ist einen Marathon am Polarkreis gelaufen.

Trick 8: BRRRHHHH... WECHSELDUSCHE

In meiner Jugend in Deutschland verbrachte ich die Winterabende oft mit Freunden in der Sauna und sprang danach in ein Eisbad oder wälzte mich im Schnee. Ich hatte das Gefühl, dass diese Winter-Routine mein Immunsystem stärkte und mich widerstandsfähiger gemacht hat. Wer keine Sauna zu Hause hat, kann den gleichen Effekt auch mit einer einfachen Wechseldusche à la Kneipp erzielen.

Die kalte Dusche statt dem Morgenkaffee

Anstatt morgens warm oder heiß zu duschen, schlage ich dir vor, eine Wechseldusche, was eine Art Hydrotherapie ist, auszuprobieren. Ich wette, dass du danach keinen Kaffee mehr brauchst, um wach zu werden. Der Grund ist ganz einfach. Wenn du warm duschst, erweitert die Wärme die Blutgefäße, was die Durchblutung fördert. Wenn du dann auf kalt umstellst, bewirkt der plötzliche Temperaturabfall, dass sich die Blutgefäße zusammenziehen und, wie bei einer Pumpe, die Abfall- und Giftstoffe effizienter aus dem Lymphsystem abtransportieren. Obwohl es natürlich vor 5000 Jahren keine Dusche gab, macht die Wechseldusche aus einer ayurvedischen Perspektive viel Sinn. Der Wechsel zwischen heißem und kaltem Wasser verbessert die Durchblutung, was wiederum die Lymphdrainage fördert. Da dein Lymphsystem auf die Bewegung der Muskeln und die Kontraktion der Blutgefäße angewiesen ist, um die Lymphflüssigkeit durch den Körper zu transportieren, wird sie durch die Wechseldusche bewegt und die Entgiftung wird angeregt. Ein weiterer Vorteil ist, dass die Kälte den Körper zur Ausschüttung von Noradrenalin und Endorphinen anregt, wodurch die Stimmung und die Energie gesteigert werden.

So geht's

- Stell dich einige Minuten unter die warme Dusche und entspanne dich.
- Dann drehe den Hahn auf kalt um und bleibe mit dem ganzen Körper mindestens für 30 Sekunden (Anfänger) und bis zu 2 Minuten (Fortgeschrittene) unter der kalten Dusche.
- Wenn es am Anfang schwierig ist, nimm den Duschkopf in die Hand, fange an den Extremitäten an und arbeite dich an Armen und Beinen entlang zum Herzen vor.

- Wiederhole dies insgesamt dreimal (2 Minuten warm, 30 Sekunden bis 2 Minuten kalt), wobei du immer kalt aufhören solltest.
- Voilà, kein Kaffee mehr nötig.

Tipp

Im Sommer (von Juni bis September) – oder wenn du eine Pitta- oder Kapha-Konstitution hast – kannst du anstatt der Wechseldusche auch direkt kalt duschen. Wenn du dich erst langsam daran gewöhnen musst, kannst du mit 30 Sekunden beginnen und dich dann auf 3 Minuten steigern. Wenn du ein Vata-Typ bist oder ein erhöhtes Vata Dosha hast, dann ist es besonders im Herbst und Winter angebracht, die kalte Dusche am Ende kurz zu halten (30 Sekunden maximal).

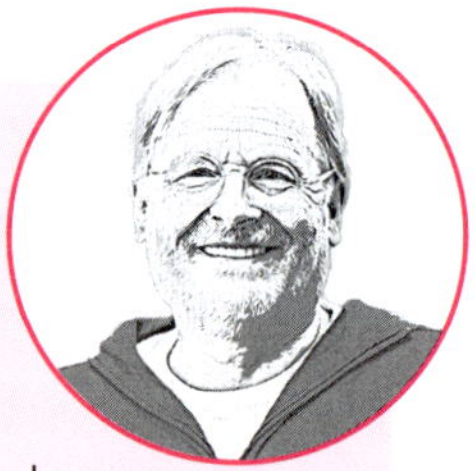

Wechselduschen macht fit

An Neujahr 2024 bin ich mit circa 500 anderen Menschen in Norderney in die sechs Grad kalte Nordsee gesprungen. Brrr, war das kalt, aber die eine Minute rein und raus aus dem Meer tat unheimlich gut. War ich vorher noch ziemlich kribbelig, breitete sich danach eine wunderbare Ruhe in mir aus. Ich fühlte mich rundherum – körperlich und mental – glücklich, entspannt und kraftvoll. Der Parasympathikus hatte »zugeschlagen«. Seine beruhigende Wirkung als Gegenspieler des Sympathikus im vegetativen Nervensystem ist bekannt. Sowohl körperlich als auch mental wirken beide als »Erreger« (Sympathikus) oder als »Beruhiger« (Vagus, Parasympathikus). Seit meiner Kindheit liebe ich diesen Effekt und nutze ihn immer wieder beim Duschen oder nach dem Saunieren. Die Kälte verengt die Blutgefäße und beruhigt das Herz. Die Vorteile des Wechselduschens sind wissenschaftlich bestätigt und auch Teil anderer naturheilkundlicher Ansätze, wie beispielsweise besonders bei der Kneipp-Methode.

Wechselduschen stärkt das Immun- und Herz-Kreislauf-System, wirkt stoffwechselanregend und stimmungsaufhellend. Aber bitte Vorsicht bei Infektionen, chronischen Erkrankungen und Herz-Kreislauf-Problemen, dann ist vorab ärztliche Abklärung und Betreuung notwendig.

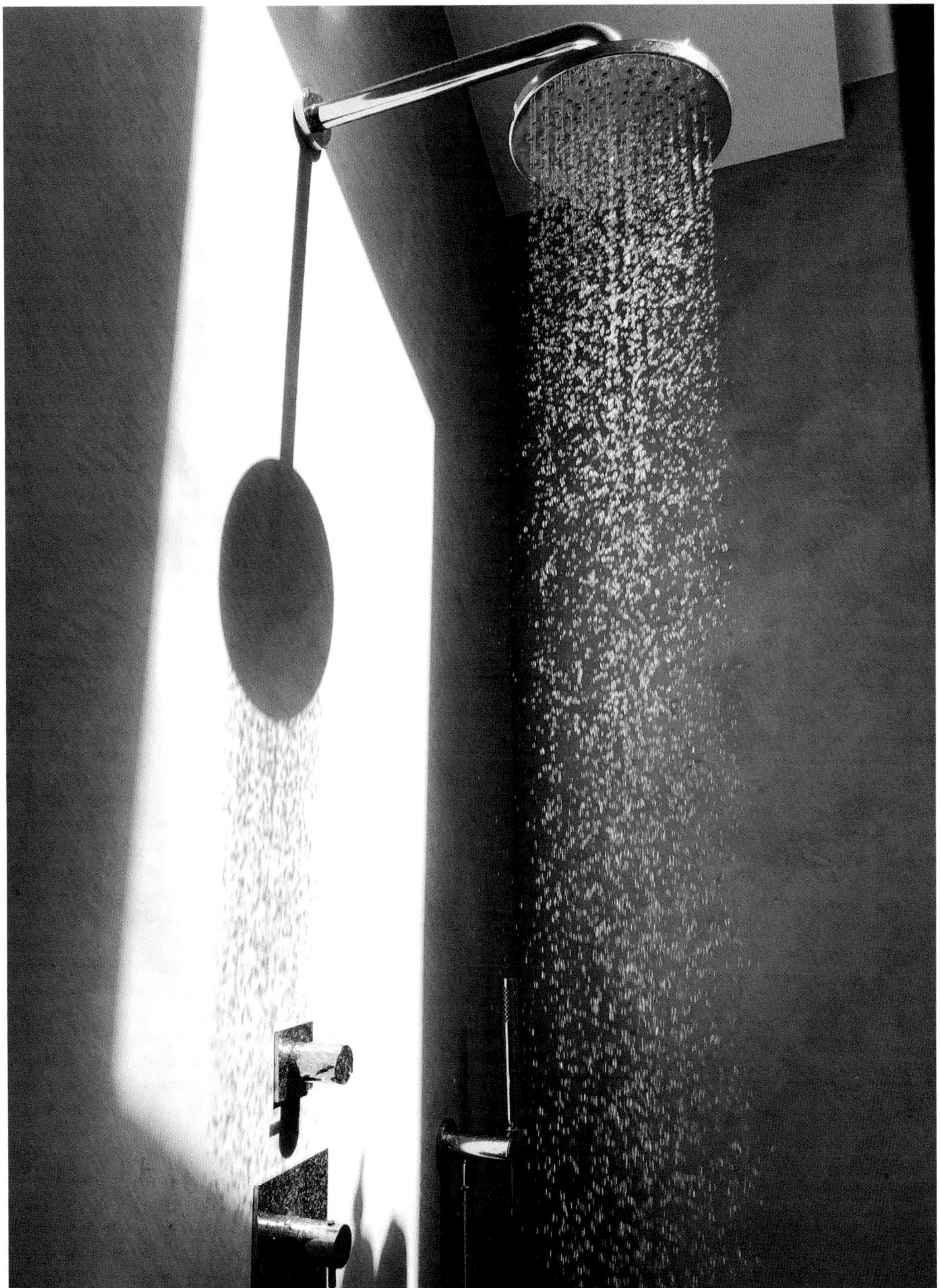

RATRICHARYA:
Abendrituale, die deinen Tiefschlaf optimieren

Im vorigen Kapitel haben wir gesehen, wie wichtig es ist, den Tag mit einer Reihe von Morgenroutinen bewusst auszurichten. Jetzt möchte ich dir zeigen, dass dein Tag eigentlich schon am Vorabend beginnt. Warum? Weil dein Abendprogramm sich direkt auf den Schlaf und den nächsten Morgen auswirkt. Ich kann dir gar nicht sagen, wie viele meiner Klienten es geschafft haben, ohne Wecker aufzuwachen und den Tag mit Energie und Elan zu beginnen, anstatt sich morgens gerädert aus dem Bett zu quälen. Und das alles mit ein paar simplen Ritualen am Abend.

Unsere Vorfahren machten es richtig

Bevor die Elektrizität erfunden wurde und wir noch überwiegend Bauern waren, waren wir direkt an den Hell-dunkel-Rhythmus von Tag und Nacht angekoppelt. Unsere Hauptmahlzeit aßen wir am Nachmittag, wenn wir vom Feld zurückkehrten, und verbrachten danach Zeit mit der Familie. Nach Sonnenuntergang, wenn es dunkel wurde, gingen wir zu Bett, und standen vor Sonnenaufgang wieder auf, um aufs Feld zu ziehen. Nach der Einführung der Elektrizität war es dann plötzlich möglich, die Nacht zum Tage zu machen und bis spät aufzubleiben, um zu arbeiten, zu lesen, fernzusehen, zu essen und sich zu unterhalten. Dies veränderte unsere Abendroutine erheblich, und die meisten von uns leben bis spät in die Nacht hinein, abgekoppelt vom zirkadianen Rhythmus.

Wir schwimmen heute gegen den Strom

Der Abend ist die Zeit des Ausruhens und Runterkommens. Vielleicht erinnerst du dich daran, dass die frühen Abendstunden von 18 bis 22 Uhr Kapha-Zeit sind. Ayurveda empfiehlt, die natürlichen Tendenzen der Kapha-Energie – Langsamkeit, Schwere, Erdung – zu nutzen, um zur Ruhe zu kommen, Zeit mit der Familie zu verbringen, auf den Tag zurückzublicken und uns auf den Schlaf vorzubereiten. Doch anstatt zur Ruhe zu kommen, arbeiten viele von uns bis spät oder pendeln zur Arbeit und kommen erst spät nach Hause. Unsere Hauptmahlzeit nehmen wir oft erst nach 20 Uhr zu uns, und wir fallen dann erschöpft aufs Sofa, wo wir uns mit Netflix, Rotwein und Schokolade belohnen. Auch wenn sich das im Moment gut anfühlt, muss unser Körper doppelt so hart arbeiten, wenn wir uns gegen den natürlichen Biorhythmus stellen. Wir schwimmen gegen den Strom. Kein Wunder also, dass wir morgens müde und schlapp sind und nur schwer aus dem Bett kommen.

Die drei wichtigsten Schlaftricks

Ayurveda zeigt uns, wie wir unsere abendliche Routine so gestalten, dass wir uns vom Stress des Tages erholen, den Tiefschlaf optimieren, und uns so für den kommenden Tag stärken. Hier sind die drei wichtigsten ayurvedischen Tiefschlaf-Hacks als Vorschau:

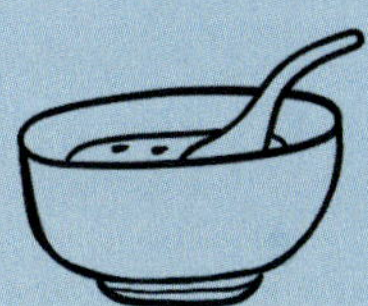

Iss früh und leicht zu Abend.

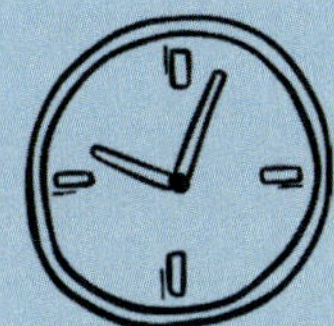

Gehe vor 22 Uhr ins Bett.

Fahre dein Nervensystem Schritt für Schritt runter.

Tiefschlaf-Hack 1:
ISS FRÜH UND LEICHT ZU ABEND

Für viele von uns ist das Abendessen die Hauptmahlzeit des Tages. Die Familie abends um den Esstisch zu versammeln oder mit Freunden essen zu gehen, ist zur Norm geworden. Gegen Geselligkeit und Familienzeit ist überhaupt nichts einzuwenden. Im Gegenteil, diese gemeinsame Zeit und das Zusammensein nähren uns zutiefst, wir müssen sie nur von den üppigen, schweren und späten Mahlzeiten und zu viel Alkohol trennen. Denn im Einklang mit dem natürlichen Tagesrhythmus empfiehlt Ayurveda, das Abendessen in den frühen Abendstunden einzunehmen, am besten vor Sonnenuntergang, spätestens aber um 19 Uhr. Außerdem sollte die Abendmahlzeit deutlich leichter als die Mittagsmahlzeit und leicht verdaulich sein. Denn wenn der Körper die halbe Nacht damit beschäftigt ist, die Nahrung zu verdauen, kann er sich nicht auf den Abbau von Stoffwechselendprodukten und die Regeneration der Organe konzentrieren. Er kann auch die seelischen und emotionalen Belastungen des Tages nicht richtig verarbeiten.

Agni ist an den Rhythmus der Sonne gebunden

Da Agni – das innere Feuer beziehungsweise die Verdauungskraft – an den Sonnenrhythmus gebunden ist, erreicht es mittags seinen Höhepunkt und schwächt sich gegen Abend ab. Daher wird im Ayurveda empfohlen, nachts keine kalten und schweren Nahrungsmittel wie Milchprodukte (Milch, Käse, Joghurt, Eis) zu essen. Auch Rohkost erfordert mehr Verdauungsarbeit und sollte, zumindest im Winter, durch eine warme Suppe am Abend ersetzt werden. Wenn du mittags reichlicher isst, hat dein Agni genügend Zeit, die Mahlzeit zu verdauen, zu verstoffwechseln und in Energie und gesundes Gewebe umzuwandeln. Wenn du deine Hauptmahlzeit jedoch spät am Abend zu dir nimmst, ist Agni überfordert und unverdaute Nahrung oder Endotoxine (Ama) sammeln sich im Darm und in den Körperkanälen an.

Lasse nicht das Mittagessen, sondern das Abendessen aus

Es lohnt sich, einen Moment über die etwas altmodische englische Bezeichnung für die letzte Mahlzeit des Tages nachzudenken: *supper*. Das Wort *»supper«* stammt vom altenglischen Wort *»sop«* ab, das ein in Flüssigkeit getränktes Stück Brot bezeichnete. Im Laufe der Zeit wurde *sop* zu einer Bezeichnung für die Mahlzeit selbst, insbesondere für die letzte Mahlzeit des Tages. Wahrscheinlich wurde es durch das altfranzösische Wort *»souper«* beeinflusst, das ebenfalls eine Abendmahlzeit, meist eine Schüssel »Suppe«, bezeichnete. Interessanterweise bezog sich das Wort *»dinner«* früher auf die Hauptmahlzeit des Tages, die normalerweise um die Mittagszeit eingenommen wurde. Im Laufe der Zeit hat sich das *dinner* als Hauptmahlzeit auf den Abend verlagert, während viele das Mittagessen auslassen oder schnell ein Sandwich auf dem Sprung essen. Das Resultat? Am Abend haben wir oft Heißhunger, sind müde, erschöpft und ausgelaugt.

Esse morgens wie ein *Yogi*, mittags wie ein *Bhogi* und abends wie ein *Rogi*

Ich liebe dieses indische Sprichwort, weil es die Ernährungsphilosophie des Ayurveda auf humorvolle Weise zusammenfasst. Frühstücken wie ein Yogi bedeutet, bewusst zu frühstücken, abgestimmt auf Appetit, Verdauungskapazität und Energiebedarf für den Tag. Das kann eine herzhafte Mahlzeit mit Ei sein, wenn du hungrig bist und körperlich aktiv warst; eine kleine Portion Porridge oder ein Müsli, wenn du morgens etwas Leichtes magst; oder du lässt das Frühstück ganz ausfallen, wenn du ein Kapha-Typ bist oder morgens keinen Appetit hast. Denke daran, dass das Frühstück das nächtliche Fasten bricht, also sollte es eher leicht sein, es sei denn, du nimmst deine erste Mahlzeit zur Mittagszeit als Brunch ein. *Bhogi* kommt vom Sanskrit-Wort *bhoga*, das »Sinnesgenuss« oder »Vergnügen« bedeutet. Ein Bhogi ist jemand, der nur für die Freuden des Lebens lebt. Wie ein Bhogi zu Mittag zu essen, bedeutet also, eine reichhaltige und sättigende Mahlzeit zu genießen, die eine Vielzahl verschiedener Gerichte und auch schwerer verdauliche Nahrungsmittel wie tierisches Eiweiß (Fleisch, Eier, Fisch) enthalten kann. *Rogi* kommt von *roga*, was »Krankheit« bedeutet. Abends wie ein Rogi oder ein Kranker zu essen, bedeutet entweder nichts zu essen (wenn man nicht hungrig ist) oder eine leicht verdauliche Mahlzeit zu sich zu nehmen. Denke nur daran, wonach dir ist, wenn du krank bist. Meistens sind es einfache Gerichte wie Suppen, Brühen oder Eintöpfe.

Wenn du früh und simpel zu Abend isst, machst du Platz für andere Aktivitäten wie Ausruhen, Entspannen, Gartenarbeit, Musik-Hören, Lesen oder einen gemütlichen Abendspaziergang, allein oder mit Freunden oder der Familie. So kann sich dein Nervensystem nicht nur von den Stressfaktoren des Tages erholen, sondern du wirst auch besser einschlafen, anstatt es mit Netflix, Instagram oder intensiver geistiger Arbeit zu überreizen.

Intermittierendes Fasten (IF) – die Alten haben es schon immer richtig gemacht

Abschließend noch ein Wort zur ayurvedischen Sichtweise des intermittierenden Fastens (IF). Lange bevor intermittierendes Fasten zum Biohacking-Hype wurde, haben es die alten Yogis in Indien schon praktiziert. Sie essen seit Jahrtausenden nur eine Mahlzeit am Tag; mein Ayurveda-Lehrer, Dr. Vasant Lad, lässt das Abendessen ganz aus; und in dem Ayurveda-Zentrum in Indien, in dem ich meine Schüler ausbilde, gibt es gegen 17 Uhr ein sehr leichtes Abendessen, vielleicht nur ein Kitchari oder eine Linsensuppe. Im Ayurveda ist das Konzept des intermittierenden Fastens als *upavasa* bekannt. Upavasa ist eine Praxis, die Fasten oder die Reduzierung der Nahrungsaufnahme für einen bestimmten Zeitraum beinhaltet. Diese Praxis wird therapeutisch eingesetzt, um den Körper von Giftstoffen zu befreien, die Verdauung zu verbessern und die geistige Klarheit zu fördern. Ein frühes leichtes Abendessen gegen 17 oder 18 Uhr, gefolgt von einer 14- bis 16-stündigen Fastenzeit, die durch eine leichte Mahlzeit (Frühstück) gegen 9 Uhr am nächsten Morgen unterbrochen wird, ist eine ausgezeichnete Methode, um dem Verdauungssystem die benötigte Ruhe zu gönnen. Es hilft auch, die natürliche Intelligenz der Zellen zu aktivieren, ihr eigenes eingebautes Feuerelement (Agni), das sie anregt, Giftstoffe zu verbrennen, oxidative Schäden zu reparieren, beschädigte Zellen zu eliminieren und Krankheitserreger zu zerstören.

Häufiges und spätes Essen führt zu Inflammation

Zu spätes oder häufiges Essen stört diese angeborene Fähigkeit zur Regeneration und (epi-)genetischen Optimierung. Ohne eine ausreichend lange Ruhephase kann die Nahrung nicht vollständig verdaut werden und unverdaute Abfallstoffe (Ama) bahnen sich ihren Weg in und um die Zellen, wo sie die Zellfunktionen, die Kommunikation und die Sauerstoffversorgung stören. Statt Energie zu gewinnen und Abfallstoffe abzutransportieren, wird die Energie nun in die Reparatur der Zellen gesteckt. Die Folge ist eine entzündliche Immunreaktion. Es ist ein harter Kampf, und irgendwann wird der Körper von Müdigkeit, Dysbiose, Infektionen, Autoimmunerkrankungen und chronisch degenerativen Erkrankungen heimgesucht.

Warum man das intermittierende Fasten falsch machen kann

Viele intermittierende Faster sind »Morgenfaster«, das heißt, ihr 16-stündiges Fastenfenster liegt zwischen 20 oder 21 Uhr für die letzte (und oft reichhaltigste) Mahlzeit und 12 oder 13 Uhr für die erste Mahlzeit des Tages. Ich bevorzuge den ayurvedischen Weg eines kürzeren Fastenfensters von 12 bis 15 Stunden, basierend auf einem frühen Abendessen zwischen 18 und 19 Uhr und einem Frühstück gegen 9 oder 10 Uhr (vor allem, wenn man vor Sonnenaufgang um 6 Uhr aufsteht). So hast du genügend Zeit, deine Morgenroutine auf leeren Magen zu erledigen, aber du stellst auch sicher, dass dein Körper den nötigen Treibstoff und die Erdung für den Start in den Tag erhält. Insbesondere für Vata- und Pitta-Typen ist ein Frühstück besser als Kaffee auf nüchternen Magen, denn am Morgen ist der Cortisolspiegel bereits von Natur aus hoch. Wir müssen unser Fastenprogramm immer auf unsere individuellen Bedürfnisse abstimmen, basierend auf unserer Konstitution, Körperverfassung und unserem aktuellen Gesundheitszustand.

Tipps

- Vata-Typen mit Luftdominanz, die zu unregelmäßiger Verdauung, Gewichtsabnahme und Erschöpfung neigen, kommen mit kürzeren Fastenperioden von 12 bis 14 Stunden viel besser zurecht. Auf ein frühes Abendessen um 18 oder 19 Uhr folgt am nächsten Tag ein Frühstück zwischen 8 und 9 Uhr. Längeres Fasten von 24 bis 48 Stunden ist nur als Mono-Diät mit Suppe oder Kitchari (dem ayurvedischen Reis-Mungobohnen-Eintopf, siehe Seite 239) empfohlen.

- Pitta-Personen, bei denen das Feuerelement dominiert, können länger fasten als Menschen mit Vata-Konstitution. Eine Fastenperiode von 14 bis 16 Stunden – mit einem frühen Abendessen gegen 18 Uhr und einem Frühstück zwischen 8 und 10 Uhr – ist ideal. Einmal im Monat können sie auch eine 24-Stunden-Fastenkur mit Saft oder Wasser machen, um ihre Neigung zu Übersäuerung und Entzündungen entgegenzuwirken.
- Erddominante Kapha-Typen fühlen sich beim Fasten meist sehr wohl. Sie kommen mit nur ein oder zwei Mahlzeiten pro Tag und einem längeren Fastenfenster von 16 bis 18 Stunden gut aus. Ein frühes Abendessen gegen 18 Uhr und ein spätes Frühstück oder ein Brunch gegen 11 Uhr helfen ihnen, Trägheit, einen langsamen Stoffwechsel und ein melancholisches Gemüt auszugleichen. Auch eine wöchentliche 24-Stunden-Wasserfastenkur ist für Kapha-Konstitutionen gut geeignet.

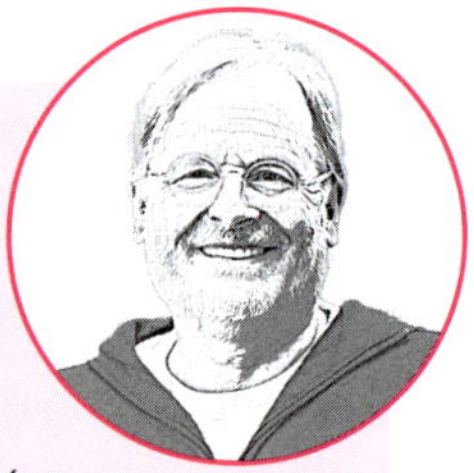

Fasten – zu Hause in allen Kulturen, Religionen und Medizinsystemen

Fasten ist in der Regel ein freiwilliger Entzug der festen Nahrung. In allen Kulturen ist es Teil der Heilsysteme und ureigenen Geschichte, auch in den Weltreligionen. Die Überwindung des Appetits und der Verzicht auf körperliche und mentale Genüsse soll vor allem den Geist heilen, den wesentlichen Gehalt der einzelnen Religion besser erfassbar und die spirituelle Dimension des Menschseins besser greifbar machen. Aus sumerischer und altägyptischer Zeit existieren bereits schriftliche Hinweise auf das ärztlich verordnete Fasten. Übermäßiges Essen würde der Gesundheit schaden und die Ärzte ernähren, so die Überlieferung. Neben griechischen, römischen und persischen Ärzten wie Hippokrates, Galen oder Avicenna waren es auch deutsche Heilkundige wie Paracelsus oder Hildegard von Bingen, die das Fasten als therapeutisches Element gegen viele Beschwerden und Erkrankungen einsetzten. Ebenso wird es seit Tausenden von Jahren in der traditionellen indischen Medizin, dem Ayurveda, angewandt. Seit dieser Zeit bildet das Fasten einen wesentlichen Stützpfeiler in der Prävention, den therapeutischen Interventionen sowie der gesunden Lebensführung. Leider wird das Fasten, ob nach F. X. Mayr, Buchinger oder Panchakarma des Ayurveda, zunehmend nur noch zur körperlichen Selbstoptimierung eingesetzt. Als psychosomatisch-medizinische Heilweise ist es in den Hintergrund gedrängt worden, obwohl die Geschichte und moderne wissenschaftliche Studien auf die Wirksamkeit in diesem Bereich hinweisen. Wegen individuellen Risiken und möglichen Kontraindikationen sollte längeres Fasten unbedingt ärztlich begleitet werden.

Tiefschlaf-Hack 2: GEHE VOR 22 UHR INS BETT

»Unzeitiger, übermäßiger oder ungenügender Schlaf wird das Glück und das Leben selbst zerstören wie die legendäre Dämonin der Nacht, Kālarātrī.«

–

Charaka Samhita: Sutrasthana, Kapitel 21, Verse 36–38

Der Schlaf *(nidra)*, der lange Zeit als trivial und Zeitverschwendung angesehen wurde, ist zweifellos einer der oder vielleicht der grundlegendste Faktor für die Gesundheit.[2] Laut Ayurveda ist der Schlaf neben der Nahrung *(ahara)* und einer ausgewogenen Sexualität *(brahmacharya)* ein grundlegender menschlicher Antrieb, und für die meisten physiologischen und kognitiven Funktionen ist er unerlässlich. Während des Schlafs können sich Körper und Geist reinigen, ausruhen und neu kalibrieren. Aus ayurvedischer Sicht kann Schlaf entstehen, weil in der Dunkelheit und Stille der Nacht die *tamas*-Qualität vorherrscht und der Körper sowie die Sinnesorgane und der Geist schwer und dumpf werden – wir werden schläfrig. Am Morgen, wenn die Morgendämmerung und der Sonnenaufgang *sattvische* Qualitäten mit sich bringen, werden die Sinne aktiviert und wir wachen auf.

Schlaf ist mehr als nur eine Pausentaste

Während der Schlaf von außen betrachtet nichts weiter als eine Pausentaste für Körper und Geist zu sein scheint, findet im Innern eine geschäftige Nachtschicht statt. Stoffwechselabfälle werden beseitigt, Gewebe repariert, Organe regeneriert, Proteine synthetisiert und Hormone freigesetzt. Gleichzeitig werden im Gehirn neue Nervenbahnen gebildet, das Gedächtnis gefestigt und die Synapsensignale neu gestartet. Neuere Forschungen haben auch ergeben, dass das Gehirn nachts entgiftet. Das glymphatische System, ein Netz von Kapillaren, das das hirneigene Abfallentsorgungssystem darstellt, ist während des Schlafs aktiver.

2 Für Interessierte empfehle ich Das große Buch vom Schlaf des Neurowissenschaftlers Matthew Walker, das neue Erkenntnisse darüber liefert, warum wir der Dauer und Qualität unseres Schlafs viel mehr Aufmerksamkeit schenken sollten.

Vor allem während des Tiefschlafs fließt mehr Flüssigkeit durch das glymphatische System, wodurch Abfallprodukte ausgeschwemmt werden und das Gehirn die angesammelten Giftstoffe ausscheiden kann.[3] Damit all diese wunderbaren Prozesse effizient ablaufen können, empfiehlt Ayurveda, spätestens um 22 Uhr im Bett zu sein, wenn die Pitta-Zeit beginnt, in der das körpereigene Stoffwechselfeuer die Entgiftung, den Abtransport von Abfallstoffen und die Verjüngung unterstützt. Während dieser Zeit ist laut der Organuhr unser Hauptentgiftungsorgan, die Leber, am aktivsten. Schauen wir uns zunächst deine konstitutionelle Veranlagung in Bezug auf den Schlaf an; im nächsten Unterkapitel erfährst du dann konkrete Handlungsschritte, wie du deinen (Tief-)Schlaf verbesserst.

Welcher Schlaftyp bist du?

Der Vata-Schlaftyp

Der Schlafrhythmus von Menschen mit Vata-Konstitution ist in der Regel unregelmäßig und leicht, und selbst mit wenig Schlaf wachen sie energiegeladen und munter auf. Vata-Typen schlafen oft zu wenig für das, was ihr Nervensystem zur Erholung braucht, nämlich mindestens acht Stunden. Sie haben Schwierigkeiten einzuschlafen, wenn sie ängstlich oder geistig zu aktiv sind, oder sie wachen während der Vata-Zeit (von 2 bis 6 Uhr) auf, drehen sich hin und her und können nicht wieder einschlafen.

Der Pitta-Schlaftyp

Menschen mit Pitta-Konstitution schlafen im Allgemeinen gut und wachen leicht und munter auf. Wenn sie jedoch unter Termindruck stehen oder von einem Projekt begeistert sind, können sie nach 22 Uhr (Pitta-Zeit) ihren zweiten Wind bekommen, fühlen sich in dieser Zeit superproduktiv und konzentriert und können bis weit nach Mitternacht an Projekten arbeiten. Dies kann jedoch, insbesondere wenn es zur Gewohnheit wird, zu einer Beeinträchtigung des nährenden Schlafs vor Mitternacht führen, wodurch ihr Körper übersäuert und chronische Entzündungen entstehen und ihr Geist am nächsten Tag unausgeglichen und reizbar ist.

---

3 Es wird angenommen, dass das glymphatische System besonders wichtig für die Beseitigung von Beta-Amyloid ist, einem Protein, das sich im Gehirn von Menschen mit Alzheimerkrankheit ansammelt. Einige Studien belegen, dass ein gestörter Schlaf die Funktion des glymphatischen Systems beeinträchtigen und somit zur Entwicklung von Demenz und Alzheimer beitragen kann.

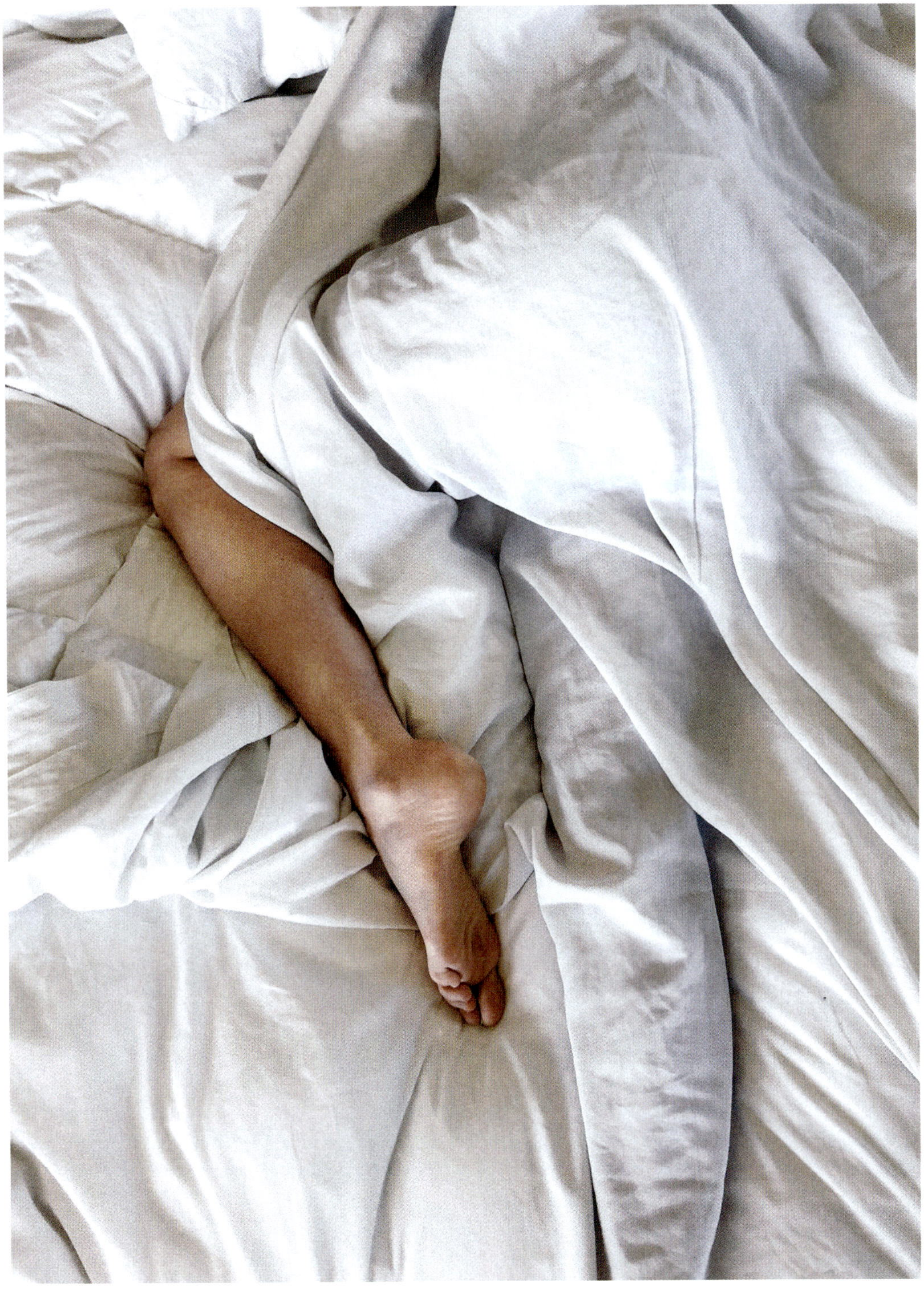

Der Kapha-Schlaftyp

Menschen mit Kapha-Konstitution sind Vielschläfer und können überall und jederzeit tief schlafen. Sie lieben es zu schlafen, aber eigentlich brauchen sie von allen Typen die wenigste Menge Schlaf. Normalerweise sind fünf bis sechs Stunden für sie ausreichend. Je länger Kapha-Typen schlafen und je später sie aufwachen (vor allem nach Sonnenaufgang, wenn die schwere und erdende Kapha-Zeit beginnt), desto schwerer und träger fühlen sie sich und desto schwieriger ist es für sie, in Gang zu kommen.

Was sagt Ayurveda über Nickerchen?

Dem Ayurveda zufolge sollte man vermeiden, tagsüber zu schlafen – die Ausnahme sind Schichtarbeiter und Kinder, oder nach großer körperlicher Anstrengung, bei Krankheit, Schwäche und Erschöpfung. Menschen mit Kapha-Konstitution oder -Ungleichgewicht sollten den Tagesschlaf gänzlich vermeiden, da er zu Trägheit, Verdauungsstörungen, Schweregefühl, Wassereinlagerungen und Kopfschmerzen führen kann. Menschen mit Vata- und Pitta-Konstitutionen können nach dem Mittagessen, besonders in der Sommerhitze, ein kurzes, 10-minütiges Nickerchen machen, vorzugsweise auf der linken Seite liegend, um den Magen zu entlasten und die rechte Nasenlochatmung (Solaratmung) zu aktivieren, die die Verdauung und den Stoffwechsel unterstützt.

Tiefschlaf-Hack 3:
FAHRE DEIN NERVENSYSTEM SCHRITT FÜR SCHRITT RUNTER

Der Schlaf wird im Ayurveda als so grundlegend für Gesundheit und Langlebigkeit angesehen, dass er eine eigene Liste von Abendritualen empfiehlt, um unser Nervensystem auf die Nachtruhe vorzubereiten und optimale Voraussetzungen für einen tiefen, ununterbrochenen und erholsamen Schlaf zu schaffen.

1. Zieh den Stecker raus.

Die übermäßige Nutzung von Bildschirmen und elektronischen Geräten am Abend stört nachweislich unseren zirkadianen Rhythmus (den natürlichen Schlaf-wach-Rhythmus) und wirkt sich negativ auf die Qualität unseres Schlafes aus. Das liegt daran, dass die von diesen Geräten ausgestrahlte blaue Lichtfrequenz die Produktion des schlaffördernden Hormons Melatonin unterdrücken kann, wodurch es schwieriger wird, ein- oder durchzuschlafen. In meiner Praxis sehe ich viele Klienten mit Schlafstörungen, die oft auf ein hyperstimuliertes Nervensystem zurückzuführen sind, dem es an der natürlichen Schwere und Erdung für eine richtige Tiefenentspannung und Schlaf fehlt. Ich empfehle, mindestens eine, idealerweise aber zwei Stunden vor dem Schlafengehen alle elektronischen Geräte auszuschalten. Nimm dir stattdessen ein Buch und lies, entspanne dich, höre Musik oder bereite dich auf den nächsten Tag vor. Wenn du unbedingt einen Bildschirm benutzen musst, dann trage eine Blaulichtbrille oder schalte dein Gerät in den Nachtmodus, der das Licht auf die weniger störenden roten und orangefarbenen Farbfrequenzen umstellt.

2. Massiere dir die Füße.

Als ich vor ein paar Jahren zur Panchakarma-Entgiftungskur in Indien war und dort unter Schlaflosigkeit litt, schickten die Ärzte mir jede Nacht zwei Therapeuten auf mein Zimmer, die mir vor dem Schlafengehen eine Fußmassage mit warmem Sesamöl gaben. Das war so einfach, dauerte knapp 5 Minuten und wirkte wahre Wunder. Zu Hause hatte ich zwar nicht immer zwei Therapeuten zur Hand, aber eine einfache 5-minütige Selbst-Fußmassage oder *padabhyanga* (*pada* = Fuß; *abhyanga* = Massage) wurde zu einem festen Bestandteil meiner Abendroutine. Du kannst dir das wie eine Mini-Reflexzonenbehandlung vorstellen, bei der du Druckpunkte an deinen Füßen stimulierst, die distal mit deinen Organen verbunden sind. Indem du deine Füße mit warmem Sesamöl einreibst – was erdend, wärmend und nährend ist –, hilfst du, überaktive nervöse Energie vom Kopf nach unten in deine Füße zu leiten und dich ins Tamas der Nacht zu begeben.

Welches ist das beste Öl für die Fußmassage?

Im Sommer oder wenn du ein Typ bist, der nachts oft schwitzt, empfehle ich dir, Kokosnussöl zu verwenden. Als Vata-Typ, wenn du leicht frierst, oder für alle in der kälteren Jahreszeit, verwende lieber wärmendes Sesamöl. Du kannst auch 1 bis 2 Tropfen ätherisches Lavendel- oder Jatamansiöl (indischer Baldrian oder Spikenard) zur zusätzlichen Entspannung hinzufügen.

So geht's

- Erwärme das Öl, indem du eine kleine Squeeze- oder Glasflasche mit 10 Milliliter Öl deiner Wahl einige Minuten lang in eine Schüssel mit heißem Wasser stellst.
- Wenn du auf dem Sofa oder Bett sitzt, lege ein kleines Handtuch unter deine Füße, um zu verhindern, dass das Öl auf Laken oder Kissen gelangt. Reibe deine Füße mit einem in heißes Wasser getränkten Waschlappen ab und massiere dann Öl ein, bis beide Füße gleichmäßig bedeckt sind.
- Dann kannst du jeden Fuß individuell massieren: zuerst den Knöchel in kreisenden Bewegungen; dann von den Zehen bis zum Knöchel vor und zurück. Vergiss nicht, deine Zehen in die Massage einzubeziehen, indem du jeden Zeh einzeln drückst und massierst.
- Schließlich kannst du mit festerem Druck die Fußsohle einschließlich der Ferse massieren. Finde die Stellen, die sich besonders empfindlich anfühlen, und verweile dort etwas länger. Wechsle dann zum anderen Fuß und beginne mit der gleichen Abfolge.
- Zum Schluss kannst du deine Füße entweder noch einmal mit einem warmen Waschlappen abreiben oder direkt ein Paar alte Socken anziehen, damit die Wirkung des Öls über Nacht an deinen Füßen bleibt.

3. Das ayurvedische »Betthupferl«

Für besseren Schlaf und Entspannung empfehle ich dir als Abendtrunk eine Tasse warme Mohnmilch. Milch, die mit Mohnsamen und Muskatnuss aufgekocht wird, ist ein traditionelles Hausmittel, das indische Großmütter ihren Enkeln oft als Betthupferl verabreichen. Die Kombination von Muskatnuss und Mohn ist besonders wirkungsvoll, da beide Heilpflanzen für sich genommen starke Beruhigungsmittel sind, aber unterschiedliche Wirkzeiten haben. Muskat braucht ein paar Stunden, bis er seine Wirkung entfaltet, und ist daher ein geeignetes Mittel, wenn du schnell einschläfst, aber in der Nacht öfters aufwachst. Mohn hingegen wirkt schnell, aber die Wirkung lässt nach einigen Stunden nach, weshalb er vor allem bei Einschlafproblemen eingesetzt wird. Wenn du beide zusammen verwendest, hast du eine Knock-out-Kombi. Das Rezept für mein TIEFSCHLAF-TONIKUM findest du im Rezeptteil des Buches auf Seite 231.

RITUCHARYA:
Tipps, wie du gesund und vital durchs Jahr kommst

Da sich die Erde um die Sonne dreht, bestimmt unsere räumliche Beziehung zu ihr, wie viel Sonnenlicht wir erhalten, und auf diese Weise entstehen die Jahreszeiten und die Veränderungen in der Natur. Jede Jahreszeit bringt ihre eigene Energie und ihren eigenen Charakter mit sich, und je besser wir uns an den Rhythmus und die Qualitäten der Jahreszeiten anpassen, desto geringer ist die Wahrscheinlichkeit, dass wir aus dem Gleichgewicht geraten. So wie sich die Jahreszeiten und die sie beherrschenden Elemente im Laufe des Jahres verändern, so verändert sich auch unser Körper. Im Herbst und Frühwinter (Oktober bis Januar) dominiert die Vata-Energie und mit ihr die trockenen, kalten und leichten Qualitäten; im Spätwinter und Frühling (Februar bis Mai) dominiert die Kapha-Energie und mit ihr die kühlen, schweren und feuchten Qualitäten; und im Sommer (Juni bis September) dominiert die Pitta-Energie und mit ihr die heißen, leichten und scharfen Qualitäten. Um im Gleichgewicht zu bleiben, müssen wir unsere Ernährung und unseren Lebensstil an jede Jahreszeit anpassen – egal, welcher Konstitutionstyp wir sind –, um eine optimale Gesundheit zu fördern und ein Ungleichgewicht zu vermeiden.

Die Natur weiß es am besten

Wenn wir die Natur betrachten, sehen wir, dass jede Jahreszeit uns die Ernte bringt, die unseren Körper in dieser Jahreszeit ins Gleichgewicht bringt. Im Herbst und Winter (Vata) finden wir zum Beispiel reichhaltigere Nahrungsmittel wie Wurzelgemüse und kräftiges Wintergrün, mehr Bohnen und Linsen, Nüsse, Fleischgerichte und Eintöpfe. Im Frühling (Kapha) sind es Artischocken, zartes Gemüse wie Brennnesseln, säuerliche Beeren und bittere Wurzeln, die aus der Erde sprießen und Leber und Galle entgiften. Und im Sommer (Pitta) bietet die Natur eine Fülle von saftigen Sommerfrüchten, erfrischenden Gurken und jede Menge frischer aromatischer Kräuter und Salatblätter.

Das Problem mit Mangos aus Mexiko und Erdbeeren im Winter

Seit wir keine Bauern mehr sind und von der Landwirtschaft leben, haben wir leider verlernt, saisonal zu leben, denn im Supermarkt kannst du das ganze Jahr über alles kaufen. Selbst im Winter gibt es Erdbeeren, Tomaten und Gurken aus dem Treibhaus oder tropische Früchte wie Mangos und Ananas, die nicht einmal in unserer Klimazone heimisch sind, sondern aus Hawaii oder Mexiko importiert werden. Außerdem leben wir in temperaturkontrollierten Räumen – im Winter in beheizten Wohnungen, im Sommer unter Klimaanlagen –, abgeschottet von den tatsächlichen Temperaturen draußen. Ein Landwirt vor 150 Jahren hingegen war das ganze Jahr über zwangsläufig mit dem Wetter und den Jahreszeiten verbunden und so automatisch durch die Ernte, Temperatur und Aktivitäten der jeweiligen Jahreszeiten in Balance gehalten.

Wie du dich wieder an die Jahreszeiten anpassen kannst

Im folgenden Kapitel zeige ich dir, wie du die Elemente, Eigenschaften und das Potenzial der einzelnen Jahreszeiten nutzen kannst, um dich besser auszurichten. Ganz bestimmt machst du ja schon intuitiv etwas davon. Im Frühling, wenn die Sonne nach den langen, dunklen Wintermonaten wieder scheint, stimmen wir uns auf die Energie des Neubeginns und des Wachstums ein. Im Sommer schöpfen wir ganz selbstverständlich aus der Energie der Fülle, der Leidenschaft und der Freude. Im Herbst begrüßen wir die Energie des Wandels, des Loslassens und der Transformation. Und im Winter stimmen wir uns auf die Energie der Ruhe und Besinnung ein.

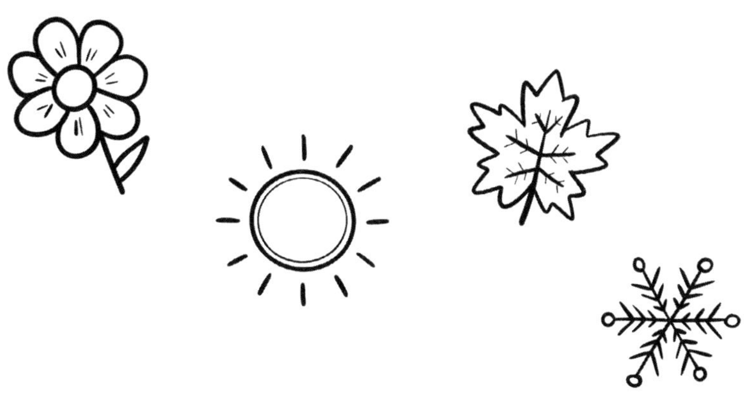

Herbst und Winteranfang – die Vata-Zeit

Gemäß den ayurvedischen Elementarzyklen dominieren im Herbst die Elemente Äther und Luft und mit ihnen die kalten, trockenen, rauen und leichten Qualitäten des Vata-Dosha. Die Bäume beginnen ihre Blätter abzuwerfen, die Tage werden kürzer und die Nächte kühler, Schals ersetzen die Sonnenbrillen und wärmende Wintertees den sommerlichen Eisgenuss. Wir nehmen Abschied von scheinbar endlosen Sommertagen und lauen Nächten und kehren zurück zur Arbeit, in die Schule und in den Alltag.

Sommer, Sonne und Spaß weichen Kälte und Trockenheit

Der Übergang vom Sommer zum Herbst fällt mir körperlich und seelisch immer schon schwer. Ich sehne mich danach, morgens im klaren blauen Wasser zu schwimmen, am späten Nachmittag sonnengebräunt vom Strand zurückzukehren und die warmen Abende unter dem Sternenhimmel zu genießen. Mein Körper hat Mühe, sich an die Kälte zu gewöhnen, die Trockenheit schleicht sich ein und in meinem Herzen macht sich eine leichte Melancholie breit, wenn ich sehe, wie um mich herum die Natur zu verwelken beginnt. In dieser Zeit wende ich mich mehr denn je der alten östlichen Weisheit der Elemente zu – den Lehren und Praktiken des Ayurveda und der chinesischen Medizin –, um mich zu orientieren und meinen Körper, meinen Geist und meine Seele bei der Transformation zu unterstützen, die mit dem Wechsel der Jahreszeiten einhergeht.

Mach es wie die Natur – bereite dich auf den Winterschlaf vor

Wenn wir die Natur beobachten, hat der Herbst ein klares Thema. So wie die Bäume ihre Blätter fallen lassen und ihre Essenz tief in die Wurzeln ziehen, um in der Stille des Winters zu überwintern und Energie zu sammeln, sind auch wir eingeladen, uns nach innen zu wenden. Im Herbst und Winter lernen wir, zu entschleunigen und loszulassen, was uns nicht mehr dient – sei es ein Kleidungsstück, eine Gewohnheit oder eine Beziehung. In der chinesischen Kosmologie wird der Herbst vom Metallelement beherrscht, was die Lunge und den Dickdarm regiert. In beiden Organen geht es darum, loszulassen, was nicht mehr nützlich ist (Stuhl und CO_2), damit wir wieder aufnehmen können, was uns nährt (Nahrung und

Sauerstoff). Wenn wir uns dem Fluss des Herbstes widersetzen, können wir Anzeichen eines Vata- oder Metall-Ungleichgewichts entwickeln, mit Symptomen wie Verstopfung, Asthma, geschwächter Immunität und Anfälligkeit für Erkältungen, Husten und Entzündungen der Bronchien oder der Nasennebenhöhlen. In der chinesischen Medizin gibt es das Sprichwort »Wind ist die Ursache von 1000 Krankheiten«, was direkt mit der Lehre des Ayurveda übereinstimmt, dass Vata für fast alle Ungleichgewichte verantwortlich ist. Wind kann sich mehr als jedes andere Element bewegen, schnell in den Körper eindringen und Organe und Kanäle direkt beeinflussen.

So reduzierst du Vata-Energie im Herbst

1. Suppe statt Smoothies und Salate

Um sich optimal an die Kälte und Trockenheit des Herbstes anzupassen, ist es ratsam, die Ernährung auf warme, gekochte und feuchte Lebensmittel umzustellen. Beginne langsam im September schon damit, Eiskaffee, Rohkost, Salate und Smoothies zu reduzieren, und vermeide besonders im Herbst das Fasten oder Mahlzeiten auszulassen.

2. Routine

Da die Vata-Energie unregelmäßig und unbeständig ist, solltest du auf Regelmäßigkeit achten, vor allem regelmäßige Essens- und Schlafenszeiten und eine feste Morgenroutine. Ziehe dich warm an, gehe regelmäßig ins Dampfbad und ruhe dich aus. Wenn du ausgelaugt und erschöpft bist, kannst du sogar ein 15-minütiges Nickerchen machen, und zwar während der Vata-Zeit zwischen 14 und 16 Uhr.

Da die Tage kürzer werden, iss früher zu Abend (spätestens um 19 Uhr) und gehe früh zu Bett, am besten gegen 22 Uhr. Trinke vor dem Schlafengehen eine Tasse warme (Mandel-)Milch mit Mohn und einer Prise Muskat. Das beruhigt den unruhigen Geist und fördert einen gesunden Schlaf.

3. Stärke die Lungen!

In dieser Jahreszeit kannst du damit beginnen, deine Atemwege auf einen gesunden Winter vorzubereiten, indem du regelmäßig Atemübungen wie die wärmende Sonnenatmung *(surya bhedana)* oder die beruhigende Wechselatmung *(nadi shodhana)* praktizierst. Eine Meditationspraxis zur Beruhigung des mobilen Vata-Geistes, auch wenn sie nur 10 bis 15 Minuten dauert, kann einen großen Unterschied machen.

4. Abhyanga

Massiere dich täglich selbst mit warmem Sesamöl (Abhyanga) und einigen Tropfen ätherischer Öle aus Lavendel, Rosmarin und Ingwer. Noch besser ist es, wenn du einmal pro Woche eine Massagebehandlung einplanen kannst. Nichts beruhigt Vata besser als Berührung und warmes Öl. Auch regelmäßige entspannende Spaziergänge in der Natur erden den unruhigen Vata-Körper und -Geist.

5. Wärme dich auf!

Trage wärmende Farben wie Gelb, Orange und Rot oder Schwarz; vermeide kühlende Farben wie Grau, Weiß, Blau und Grün. Konzentriere dich beim Yoga auch auf Bewegungen wie den Sonnengruß *(surya namaskar)*, Vorwärtsbeugen und passive Umkehrhaltungen wie das Hochlegen der Beine an der Wand *(viparita karani)*. Achte darauf, dass du dich nach anstrengenderem Sport ausreichend ausruhst. Um den Kreislauf und die Verdauung anzuregen und das Immunsystem zu stärken, trinke einen wärmenden Tee aus frischem Ingwer und Gojibeeren.

Spätwinter und Frühling – die Kapha-Zeit

Die Wintermonate, in denen sich die Natur in den Winterschlaf begibt, sind eine Einladung, sich auf die energetische Qualität des Ausruhens einzustimmen – das heißt aufzutanken und die im Laufe des Jahres verbrauchten Ressourcen wieder aufzufüllen. Die Kraft des Winters ist tief und stark. Während die Erde und die Bäume unfruchtbar und tot erscheinen – und es scheint, dass Frühling und neues Leben nie wiederkommen werden –, weiß ich, dass unter der eisigen Oberfläche, der Ruhe und der Stille eine enorme Arbeit geschieht. Nur durch die Energie, die sich sammelt, und die Ressourcen, die sich im Inneren aufbauen, kann der Frühling und mit ihm neues Wachstum, Wiedergeburt und Neuanfang geschehen. Im großen Kreislauf von Leben und Tod kann nur durch den ständigen Kreislauf von Sterben und Zerfall neues Leben genährt und geboren werden.

Im Winter wird gespeichert und aufgetankt

Im Ayurveda ist der Winter die Zeit von Vata (Frühwinter) und Kapha (Spätwinter). Im Winter neigen wir von Natur aus dazu, weniger aktiv zu sein, Wärme und Fett zu speichern und vielleicht somit auch ein paar Kilo zuzulegen. Die äußere Kälte treibt unser Verdauungsfeuer (Agni) in den Körperkern, wo es sich verstärkt und intensiviert und uns hilft, verbrauchte Energie wieder aufzufüllen, Gewebe aufzubauen und eine Fettschicht zu bilden, die uns gegen die Kälte isoliert. Daher verspüren wir im Winter ein natürliches Verlangen nach schwereren und deftigeren Speisen wie beispielsweise warmen Suppen, Bohnen- oder Fleischeintöpfen und Wurzelgemüse.

So vermeidest du Frühjahrsmüdigkeit und Allergien

Gegen Ende des Winters, im Februar und März, gewinnt die Sonne wieder an Kraft und es wird wärmer. So wie der Schnee in den Bergen zu schmelzen beginnt, beginnt sich auch das Kapha, das uns im Winter so gut geschützt, aber auch zu übermäßiger Stagnation und Schleimbildung geführt hat, zu verflüssigen. Dies kann zu Stagnation, Allergien, Frühjahrsmüdigkeit und Depressionen führen. Daher ist es am besten, im Frühling kalte und schleimbildende Nahrungsmittel wie Milchprodukte, Zucker und raffinierte Kohlenhydrate (Brot, Pasta und

Gebäck) zu meiden. Unterstütze stattdessen den natürlichen Reinigungsprozess des Körpers mit einer vorwiegend pflanzlichen Ernährung und leichten, warmen und anregenden Speisen wie würzigen Suppen und Brühen sowie viel frischem Blattgrün, Brennnesseln und anderen leberreinigenden Lebensmitteln wie Artischocken, Spargel, Radieschen und Zitronen. Du kannst auch versuchen, ein oder zwei Tage Saft- oder Wasserfasten zu machen, was oft Wunder wirkt, um Energie und Vitalität zurückzugewinnen.

Warum wir im Frühling oft Lethargie und Stimmungsschwankungen erleben

In der chinesischen Medizin kommt nach der Dunkelheit und Stille des Winters der Frühling mit der Energie des Holzes und dem Thema des neuen Wachstums und der Wiedergeburt. Stelle dir die Energie eines Samens vor, der im Frühling gepflanzt wird. Er versucht aufzusteigen, sich durchzusetzen und sich nach der Sonne auszurichten, um Nahrung zu finden und zu wachsen. Oft wird diese aufsteigende Energie jedoch durch überschüssiges Kapha, Stagnation oder Schleim blockiert und behindert. Dies wird in der chinesischen Medizin als Qi-Stauung bezeichnet und kann sich emotional in Form von Ärger, Reizbarkeit, Stimmungsschwankungen oder Depressionen äußern, körperlich in Form von Migräne, Schmerzen, Lethargie, Müdigkeit sowie Nacken- und Schulterverspannungen; bei Frauen können sich auch PMS-Symptome verstärken und Menstruationsbeschwerden verschlimmern.

So reduzierst du Kapha-Energie im Frühjahr

1. Ab ins Fitnessstudio!

Anregung und Aktivität sind im Frühling von enormer Wichtigkeit, um Stagnation und Trägheit zu überwinden. Stehe also früh auf (idealerweise vor Sonnenaufgang) und plane Aktivitäten und Ausflüge, die dich auf Trab halten, anstatt auf dem Sofa zu faulenzen. Im Frühling hilft Kardio- wie Joggen, Spinning oder HIIT-Training, Blockaden und Stagnation zu überwinden. Stelle deine Yogapraxis auf eine kraftvollere Routine wie zum Beispiel Ashtanga- und Vinyasa-Yoga um. Dehne vor allem die Seiten deines Körpers (Rippen und Iliotibialband, kurz IT-Band, an den Oberschenkelaußenseiten), wo dein Gallenblasen-Meridian verläuft. Dreieckshaltungen und seitliche Dehnungen sind gute Yogaposen für den Frühling. Trainiere auch die Brustmuskulatur und Rückbeugen, um überschüssiges Gewicht aus Lunge und Brust zu entfernen.

2. Raus ins Grüne!

Sich im Frühling etwas Gutes zu tun, kann so einfach sein wie ein Spaziergang in der Natur, um das leuchtende Grün zu genießen, das zu dieser Jahreszeit frisch austreibt. Die Farbe Grün nährt sowohl die Leber als auch das Holzelement. Deshalb sind all die schönen, bitteren Grünpflanzen (Löwenzahn, Brennnessel, Rucola, Mangold und Spinat) besonders reinigend für Leber und Galle und fördern eine bessere Verdauung. Wenn du spazieren gehst, atme tief, um blockierte Energie zu lösen, denn sowohl Leberenergie als auch Kapha neigen dazu, sich im Zwerchfell und in den Lungen zu stauen. Wenn du eine etablierte Atempraxis hast, kannst du deine morgendliche Atemarbeit auf ein aktives, wärmendes und anregendes Pranayama wie die Schädelatmung *(kapalabhati)* oder die Blasebalgatmung *(bhastrika)* umstellen.

3. Lymph-Boost

Im Frühling bürste ich mich morgens vor dem Abhyanga immer mit einer Trockenbürste, um den Lymphfluss anzuregen und Stagnation aufzubrechen. Ich versuche auch, regelmäßig in die Sauna zu gehen, um zu schwitzen und den Stoffwechsel, den Lymphfluss und das Immunsystem anzuregen. Auch wenn du unter Allergien leidest, hilft im Frühling Tulsi- oder Brennnesseltee, welche Lunge, Lymphe und Leber unterstützen.

Sommer – die Pitta-Zeit

Am 21. Juni findet die Sommersonnenwende statt – der längste Tag und die kürzeste Nacht des Jahres. Es ist der Beginn der Sommersaison, der heißen Tage und lauen Nächte, der Zeit am Strand, der Freude, der Verspieltheit und des Feierns. Im Ayurveda ist es die Jahreszeit des Pitta; in der chinesischen Medizin die des Feuers.

Im Sommer sind Spiel und Spaß angesagt

In dieser Zeit ist die Feuerenergie auf ihrem Höhepunkt und mit ihr Licht, Wärme und Weite. Der Sommer badet uns in der körperlichen und seelischen Wärme, die mit Sonne und Feuer einhergeht. Wir genießen lange Tage, sonnengeküsste Wangen, nasse Bikinis und Abende im Freien unter dem Sternenhimmel mit unseren Lieben. Sommerzeit ist Spaß pur und das Leben fließt leicht und feiert sich selbst. Feuer und Pitta sind die Verkörperung des Sonnenprinzips: Feuer spendet Leben, Energie, Leidenschaft und Begeisterung. Die Natur und das Leben erreichen im Sommer ihren Höhepunkt und erblühen in einer Fülle von Farben, Blumen, süßen Sommerfrüchten und saftigem Gemüse.

So reduzierst du Pitta-Energie im Sommer

1. Leichte und kühlende Kost

Wenn sich das Wetter deutlich erwärmt, passen wir unsere Ernährung dem Sommer an, indem wir scharfe und frittierte Speisen, Fleisch sowie fermentierte Lebensmittel wie Essiggurken und Sauerkraut meiden. Stattdessen bevorzugen wir kühlende Öle wie Ghee oder Kokosnussöl, frisches Gemüse wie Gurken, Zucchini und Tomaten, und saftige Früchte wie Pfirsiche und Wassermelone. Der Sommer ist die Zeit für knackige Salate mit viel frischem Grün und nahrhaften Avocados. Mit zunehmender Hitze verflüchtigt sich unser Agni und ist sogar schwächer als im Winter. Wir haben ein natürliches Verlangen nach leichteren Nahrungsmitteln, besonders wenn es heiß ist.

In Sommermonaten versuche ich auch, meinen Sport frühmorgens vor Sonnenaufgang zu machen, wenn die Luft noch kühl und frisch ist. Mein Yoga ist im

Sommer langsamer und sanfter; ich mache kühlende Vorwärtsbeugen, Drehungen und aufbauende Umkehrhaltungen wie den Schulterstand *(sarvangasana)*. Da ich in der Türkei lebe und im Sommer am Meer bin, ist Schwimmen meine Hauptsportart. Wenn auch du das Glück hast, in der Nähe eines Sees oder des Meeres zu wohnen, dann nutze die kühlende und beruhigende Wirkung von Wasser. Ich passe auch meine tägliche Atempraxis dem Sommer an und bevorzuge kühlende und sanftere Pranayama-Übungen wie die Wechselatmung *(nadi shodhana)* und Mondatmung *(chandra bhedana)*, besonders wenn ich überhitzt bin.

2. Mondbaden

Ich vermeide es, mich in der größten Hitze des Tages, zwischen 11 und 16 Uhr, am Strand von der Sonne brutzeln zu lassen. Hingegen nutze ich gerne die frühen Morgen- und Abendstunden, um mich im Freien und im Wasser zu vergnügen. Nachts, besonders bei Vollmond, kannst du auch ein »Mondbad« nehmen. Die kühlenden, nährenden und ausgleichenden Eigenschaften des Mondlichts sind besonders in den heißen Sommermonaten nützlich, wenn Körper und Geist zur Überhitzung neigen und wir uns unruhig und gereizt fühlen. Mondbäder können zu jeder Mondphase durchgeführt werden, die beste Heilwirkung haben sie jedoch bei Voll- und Neumond. Der Vollmond hat mehr nährende und stärkende Eigenschaften, während der Neumond mehr reinigende und entgiftende Eigenschaften hat. Bei Voll- und Neumond setze oder lege ich mich in meinem Sommerhaus an der ägäischen Küste einfach 30 Minuten aufs Dach und lasse die Mondstrahlung auf mich wirken. Du kannst natürlich auch am Fenster sitzen oder einen Spaziergang im Mondlicht machen.

3. Keep cool!

Trage im Sommer kühle Farben wie Weiß, Grau, Blau und Grün und vermeide warme Farben wie Rot, Orange, Dunkelgelb und Schwarz. Trinke viel (Mineral-) Wasser oder auch Kokosnusswasser, ein leckeres kühlendes und natürlich isotonisches Getränk. Für die tägliche Abhyanga-Routine empfehle ich kühlendes Kokosnussöl mit ein paar Tropfen ätherischem Sandelholz- und Rosenöl. Einer meiner Lieblingstees im Sommer ist ein kalter Aufguss aus Rosenblüten, Minze und Süßholz, der über Nacht zieht. Da Ayurveda keine eisgekühlten Getränke empfiehlt, die deine Verdauung (Agni) beeinträchtigen, kannst du diesen Tee bei Zimmertemperatur oder nur leicht gekühlt trinken.

SCHLÜSSEL 2: TRANSFORMATION

Steigere deine körperliche und geistige Gesundheit, indem du die Verdauung und den Stoffwechsel optimierst.

So wie es ohne die Sonne kein Leben auf der Erde gäbe, so gäbe es ohne Agni, das Sanskrit-Wort für »Feuer«, kein Leben im Körper. In den Veden, den ältesten heiligen Schriften des Hinduismus, wird Agni als Gott des Feuers und als Bote zwischen den Göttern und den Menschen beschrieben. Agni ist es, der die Opfergaben der Menschen zu den Göttern bringt und dessen Flammen diese Opfergaben reinigen und für die Götter genießbar machen. Für uns ist Agni in zwei Formen sichtbar: einer himmlischen Form, die am Himmel durch Blitz und Sonne verkörpert ist; und einer irdischen Form, die in unseren Öfen, Kaminen und in Indien als Ghee-Lampe auf vielen Altären brennt.

»Ich preise Agni, den Hohepriester und göttlichen Diener des Opfers, der uns mit den Schätzen des Lebens beschenkt.«

–

Rigveda, Mandala I, Sukta 1

Von allen Elementen ist das Feuer das einzige, das alles, womit es in Berührung kommt, verwandelt, während es selbst seine Form nicht verändert. Daher wird Feuer in Indien traditionell mit Reinheit und Transformation in Verbindung gebracht. Hindu-Priester und Sadhus (Asketen, die der Welt entsagt und ihr Leben spirituellen Bestrebungen gewidmet haben) tragen orangefarbene Gewänder, um das Element Feuer und seine Verbindung zu Bewusstsein, Reinheit und Entsagung zu symbolisieren. Nach dem Tod verbrennen die Hindus ihren Körper. Indem sie ihn zu Asche verbrennen, vernichten sie alle verbliebenen Unreinheiten *(samskaras)* und befreien die Seele vom physischen Körper.

Gesundheit ist immer eine Frage des Agni oder Feuers

Gesundheit ist auch im Ayurveda direkt mit dem Feuerelement (Agni) verbunden. Wenn das innere Feuer stark brennt und Verdauung und Stoffwechsel optimal funktionieren, dann bist du auf Langlebigkeit gepolt. Ein bekanntes ayurvedisches Sprichwort lautet: »Du bist so alt wie dein Agni«, was bedeutet, dass sich dein Alter direkt in der Stärke und Vitalität deiner Verdauungs-, Stoffwechsel- und Mitochondrienkraft widerspiegelt. Nicht das chronologische Alter, sondern das biologische Alter, gemessen an bestimmten Biomarkern, bestimmt die Langlebigkeit. Die alten indischen Ärzte wussten also, was die moderne Wissenschaft erst jetzt in vollem Umfang zu entdecken beginnt: Einer der wichtigsten Faktoren für Gesundheit und Langlebigkeit ist deine Verdauungs- und Stoffwechselkraft – dein Agni.

Die Verdauung aus ayurvedischer Sicht

Wie gut wir nicht nur Nahrung, sondern auch Informationen, Gedanken, Emotionen und Erfahrungen verdauen, absorbieren und verstoffwechseln, hängt von der Stärke unseres inneren Feuers ab. Es gibt unzählige Agnis im Körper, da alle Stoffwechselfunktionen vom Feuerelement gesteuert werden. Das wichtigste Agni jedoch ist das *jathara agni*, das Verdauungsfeuer, das sich im Magen und Dünndarm befindet. Jathara Agni ist die Hauptschleuse, durch die Nährstoffe in das Gewebe gelangen und dann zu den Zellen weitergeleitet werden. Es umfasst die Magensäfte, die Magen- und Darmenzyme, die Hungerregulation im Gehirn und die Peristaltik. Nachdem Jathara Agni die Nahrung im Magen aufgespalten hat, gelangt sie in den Dünndarm, wo sie von den Darmzotten in den Leberkreislauf aufgenommen wird. In der Leber werden die aufgespaltenen Nahrungsmoleküle von den *bhuta agnis* verarbeitet, die die fünf Elemente der Nahrung (Raum, Luft, Feuer, Wasser, Erde) in fünf biologisch verfügbare Substanzen umwandeln, und sie zirkulieren dann weiter zu den einzelnen Geweben, um sie zu nähren.

AGNI:

Ermittle deinen Verdauungstyp und deine individuellen Verdauungs-Hacks

Jeder kennt das Sprichwort »Du bist, was du isst«. Ayurveda geht hier sogar noch einen Schritt weiter. Du bist nicht, was du isst, sondern vielmehr eigentlich nur »das, was du verdaust«. Gesundheit basiert auf einer guten Verdauung, und Krankheit beginnt mit einer gestörten Verdauung. Warum? Weil eine schwache Verdauung zur Ansammlung von Giftstoffen (Ama) führt, die die Kanäle verstopfen und zu chronischer Entzündung führen. Wir werden gleich über Ama sprechen, aber schon vorab: Eine gestörte Verdauung ist die Vorstufe für fast jede chronische Krankheit.

Wenn wir uns die verschiedenen Ernährungsrichtlinien des Ayurveda anschauen, ist es hilfreich, sich an die enge Verbindung zwischen dem Makro- und dem Mikrokosmos zu erinnern. Ich finde es sehr hilfreich, unsere innere Verdauung mit der äußeren Zubereitung oder dem Kochen von Nahrung zu vergleichen.

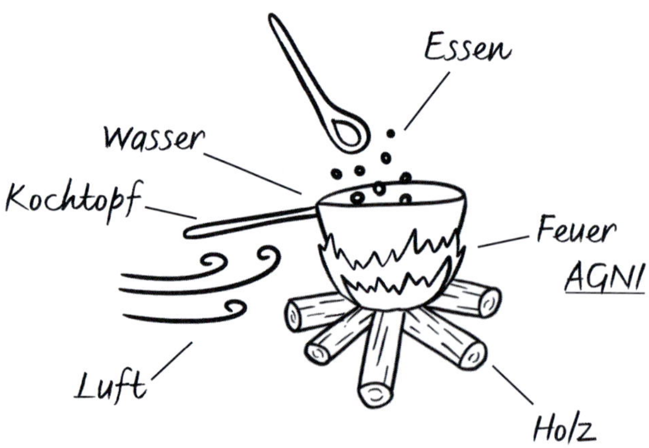

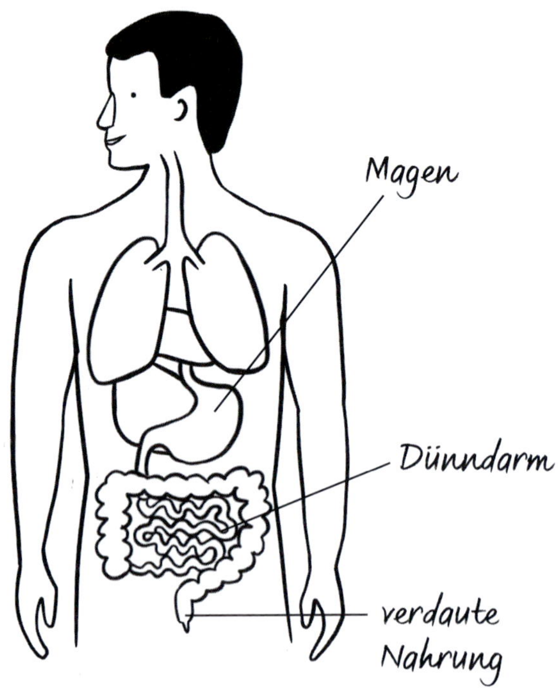

GRAFISCHE VERDAUUNGSANALOGIE

Kochtopf	= Magen
Essen	= heutige Mahlzeit
Wasser	= Kapha oder Magenschleimsekrete
Agni	= Pitta oder Magensäure und Verdauungsenzyme
Feuerstelle	= Dünndarm
Luft	= Vata oder Nervenübertragung und Peristaltik
Brennstoff/Holz	= verdaute Nahrung von gestern

Nach dieser Analogie ist es nur logisch, dass Ayurveda bestimmte Ernährungspraktiken empfiehlt, um eine optimale Verdauung zu unterstützen. Ich werde darauf später noch näher eingehen, möchte aber zunächst nur einige Beispiele nennen.

Dein Agni funktioniert genauso wie ein Herd

Wie die Flamme auf dem Herd oder der Feuerstelle ist Agni, das Verdauungsfeuer, heiß, hell, scharf, durchdringend, stechend und klar. Aus diesem Grund werden kalte Speisen im Ayurveda generell nicht empfohlen: Unser Agni braucht Wärme für die biologische Umwandlung; kalte und rohe Speise benötigen mehr Feuer beziehungsweise Hitze und Brennstoff. Ebenso wird im Ayurveda nicht empfohlen, zu den Mahlzeiten viel Wasser zu trinken. Genauso wenig, wie man Reis kocht, indem man immer mehr Wasser hinzufügt, kann man richtig verdauen, wenn man die Verdauungsenzyme verdünnt, indem man zu den Mahlzeiten zu viel Flüssigkeit trinkt. Ayurveda empfiehlt auch nicht, häufig zu naschen oder zu essen, bevor die vorherige Mahlzeit verdaut ist. Wir alle benötigen mindestens vier Stunden zwischen den Mahlzeiten, um richtig zu verdauen. Du kochst ja auch nicht Reis und wirfst alle 10 Minuten neuen Reis rein. Dadurch wird ein Teil verkocht, während ein anderer Teil nur halb gekocht ist. Ähnlich verhält es sich mit unserem Verdauungssystem. Naschen oder essen, bevor die vorherige Mahlzeit verdaut ist, führt zu Verdauungsstörungen, Blähungen, Völlegefühl und Ama oder Endotoxinen.

SAMA AGNI: Die perfekte Verdauung

Wenn Agni ausgewogen ist, sind Verdauung, Aufnahme und Ausscheidung normal. Man kann jede Art von Nahrung zu jeder Jahreszeit verdauen, ohne dass negative Symptome auftreten. Wir nennen dies im Ayurveda *sama agni* oder ausgeglichenes Agni. Sama Agni bedeutet ausgezeichnete Gesundheit, ein starkes Immunsystem und langes Leben. Es fördert auch positive emotionale Zustände wie Mut, Optimismus und Freude. Unsere Konstitution prädisponiert uns oft (aber nicht immer) für bestimmte Ungleichgewichte im Verdauungstrakt, wir können dies als unser »Verdauungs- oder Agni Dosha« bezeichnen, das sich natürlich auch je nach Jahreszeit oder Ernährungsgewohnheiten ändern kann.

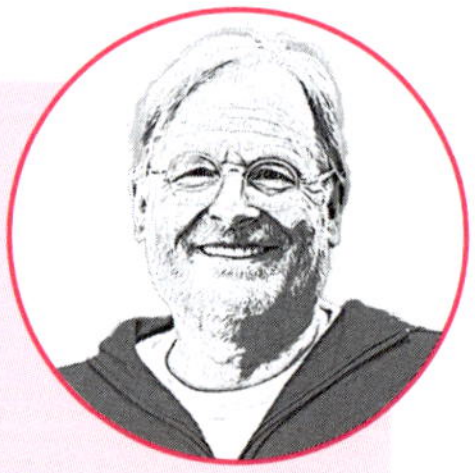

Eine gesunde Verdauung verhindert viel Leid

80 Prozent aller Abwehrreaktionen spielen sich im Dünn- und Dickdarm ab. Es ist also vor allem von unserem Darm abhängig, wie gut wir vor Infektionen geschützt sind. Ein funktionierender Darm beeinflusst somit ganz entscheidend unser Leben und Wohlbefinden. Das haben alte indische Heiler bereits vor Tausenden Jahren erfahrungsheilkundlich begriffen und spezielle Ernährungsprinzipien entwickelt. Sie kannten weder Zellen, Viren, Bakterien noch ein Leaky Gut, die moderne Definition für die schnelle Darmdurchlässigkeit von entzündlichen oder anderen pathologischen Nahrungsbestandteilen. Sie nannten sie »Schlacken«. Die moderne Wissenschaft hat in den letzten Jahren die Wichtigkeit des Darms auf unsere Gesundheit erkannt und den Magen-Darm-Trakt mit seinen zig Billionen von Bakterien als Mikrobiom im Körper definiert, das gesund gehalten werden muss, um das Immunsystem zu stärken und Krankheiten, Entzündungsprozesse und Immunschwäche zu verhindern. Nach heutigen Erkenntnissen sollten bei einem schwächelnden Magen-Darm-Trakt neben speziell abgestimmter Ernährung wie beispielsweise der ayurvedischen zusätzlich noch fermentierte Nahrungsmittel, bestimmte Heilpflanzen und genauer definierte Milchsäurebakterien probiotisch ergänzt werden.

Verdauungsschonende Rezepte ab Seite 214

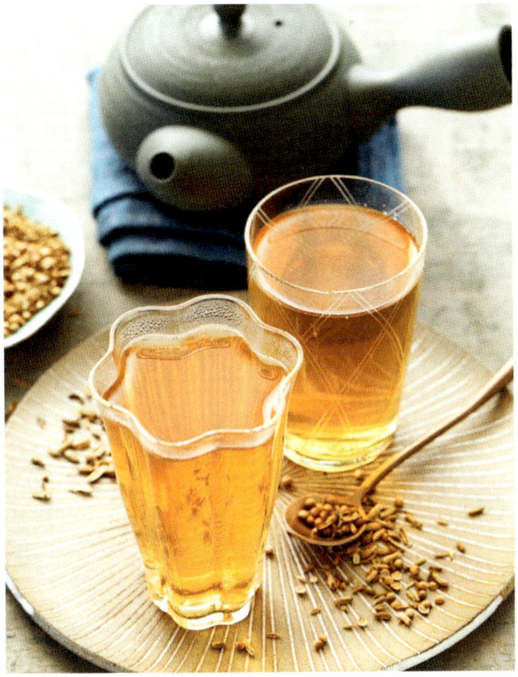

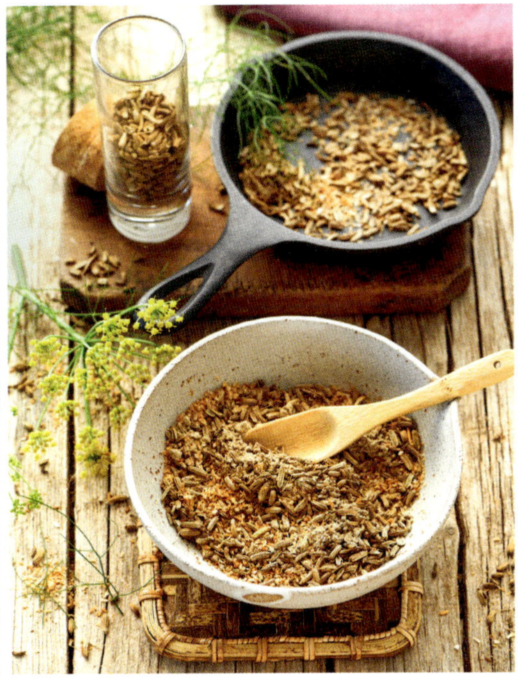

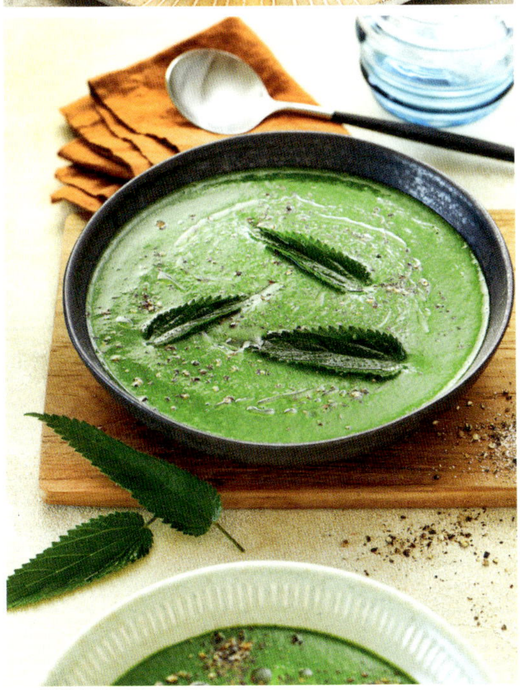

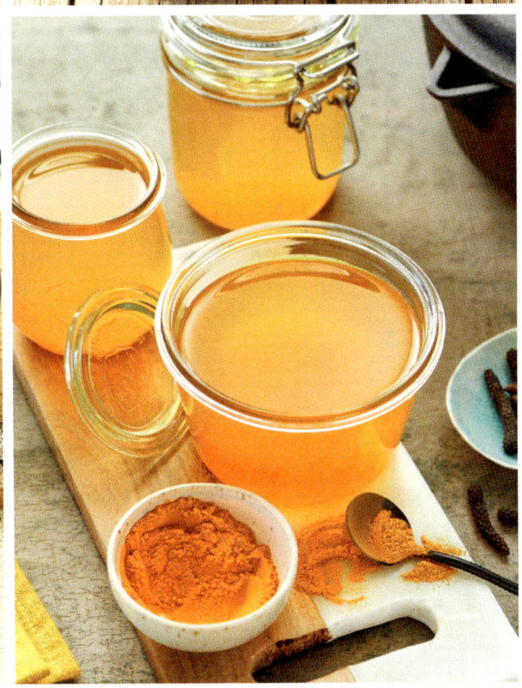

AGNI-TEST

Dies ist ein einfacher Test, um deine allgemeine Verdauungs- und Stoffwechselneigung, dein Agni Dosha, zu bestimmen. Bitte antworte zunächst nur auf deine **generellen** Tendenzen, wenn du auf dein Leben als Ganzes blickst. Später, wenn wir dein Ungleichgewicht ermitteln, bevor du den AYURVEDA RESET beginnst, kannst du entsprechend deiner **aktuellen** Verdauungssymptome antworten.

♦ Wie fühlst du dich normalerweise nach dem Essen?

a. Ich fühle mich satt und voller Energie.
b. Ich bekomme oft Blähungen.
c. Normalerweise geht es mir gut, aber wenn ich zu scharf oder fettig esse, bekomme ich Sodbrennen, Übersäuerung oder Reflux.
d. Nach dem Essen fühle ich mich oft schwer, träge und schläfrig. Meine Energie lässt nach.

♦ Wie sind dein Appetit und dein Hunger?

a. Ich habe regelmäßigen Appetit und gesunden Hunger zu den Mahlzeiten.
b. Mein Appetit schwankt von Tag zu Tag. Wenn ich viel zu tun habe oder aufgeregt bin, vergesse ich zu essen. Meine Augen sind oft größer als mein Magen.
c. Ich habe einen starken Appetit. Ich habe fast immer Hunger und kann große Portionen essen.
d. Ich habe wenig Appetit und fühle mich nach dem Essen lange satt. Ich esse mehr zum Vergnügen und auch aus Frust als aus echtem Hunger.

♦ Was passiert, wenn du eine Mahlzeit auslässt?

a. Ich kann leicht eine Mahlzeit auslassen und fühle mich trotzdem gut.
b. Ich muss öfter essen. Wenn ich vergesse zu essen, kann mir leicht schwindelig werden und ich komme in den Unterzucker.
c. Ich hasse es, Mahlzeiten auszulassen. Ich werde launisch, reizbar und *hangry – hungry* (hungrig) und *angry* (gereizt).
d. Es fällt mir nicht schwer, Mahlzeiten auszulassen. Ich fühle mich leichter und besser, wenn ich weniger esse.

♦ **Welche Nahrungsmittel machen dir am meisten zu schaffen?**

a. Im Allgemeinen kann ich alles essen und gut verdauen.
b. Rohe Salate, Hülsenfrüchte sowie Kreuzblütler wie Brokkoli, Kohl und Blumenkohl verursachen bei mir meist Blähungen und Krämpfe.
c. Wenn ich frittierte oder scharfe Speisen esse, kann ich Sodbrennen und sauren Reflux bekommen.
d. Nach dem Verzehr von Süßigkeiten, Teigwaren und Milchprodukten wie Käse, Joghurt oder Eis neige ich zu Trägheit und/oder Verschleimung.

♦ **Wie ist dein Stuhlgang?**

a. Normal. Ich habe jeden Morgen einen gut geformten Stuhl.
b. Unregelmäßig. Ich habe häufig Verstopfung mit trockenem, kleinkörnigem Stuhl.
c. Häufig. Ich habe zwei- bis dreimal täglich Stuhlgang, der oft weich oder flüssig sein kann.
d. Regelmäßig. Mein Stuhl ist meistens schwer und voluminös.

Zähle nun, wie viele Antworten du mit a, b, c und d erhalten hast. Wahrscheinlich hast du in einer oder zwei Kategorien eine höhere Punktzahl erreicht. Das ist dein Agni Dosha, das deine allgemeine Verdauungskapazität und deine Ungleichgewichtstendenz anzeigt.

a = SAMA (ausgeglichen)
b = VISHAMA (unregelmäßig)
c = TIKSHNA (scharf und sauer)
d = MANDA (dumpf und langsam)

Im Idealfall wollen wir so nahe wie möglich am Sama Agni sein, da dies der einzige wirklich gesunde Zustand von Agni oder einer ausgeglichenen Verdauung ist. Aber oft neigen wir konstitutionell zu einem der unausgeglichenen Agni-Zustände.

SAMA AGNI: Ausgeglichene Verdauung

Glückwunsch! Wenn du hier die meisten Antworten erhalten hast, dann hast du ein Sama Agni beziehungsweise ein ausgeglichenes Verdauungssystem. Deine Verdauung, Absorption und Ausscheidung sind perfekt und du kannst jede Art von Nahrung zu jeder Jahreszeit ohne negative Auswirkungen oder Symptome verdauen.

VISHAMA AGNI: Unregelmäßige Verdauung

Wenn du hier die meisten Antworten erhalten hast, dann hast du ein Vishama Agni, also ein Vata-Verdauungssystem. Menschen mit Vata-Konstitution neigen zu schwacher und wechselhafter Verdauung und unregelmäßigem Stuhlgang. Das Agni kann schwanken, was zu wechselndem Appetit, Blähungen, Verstopfung und Bauchkrämpfen führt. Wenn dies nicht korrigiert wird, kann es mit der Zeit zu degenerativen Vata-Erkrankungen wie Arthritis, Osteoporose, Schlaflosigkeit und sogar Parkinson und MS führen.

VISHAMA-AGNI-TIPP: Iss regelmäßige und kleinere Mahlzeiten.

Menschen mit Vishama Agni brauchen regelmäßige Essenszeiten, um ihr unbeständiges und wechselhaftes Agni zu stabilisieren. Sie sollten besser kleinere Mahlzeiten zu sich nehmen, die immer komplexe Kohlenhydrate wie Süßkartoffeln oder Quinoa, ausreichend (tierisches) Eiweiß und gesunde Fette enthalten sollten, um die leichte Qualität von Vata zu mindern. Dies stabilisiert den Blutzuckerspiegel und verhindert Energieabfälle und Hypoglykämie.

TIKSHNA AGNI: Überaktive Verdauung

Wenn du überwiegend mit c geantwortet hast, dann hast du tendenziell ein Tikshna Agni oder ein Pitta-Verdauungssystem. Menschen mit Pitta-Verdauung neigen zu Reizung und Übersäuerung. Das Agni kann zu intensiv werden und Heißhunger verursachen. Nach dem Essen wird der Mund trocken, Sodbrennen tritt auf oder es kommt zu Durchfall. Mit der Zeit können sich entzündliche Pitta-Störungen wie Gastritis, Akne oder Schuppenflechte, Dickdarmentzündung oder Autoimmunerkrankungen entwickeln.

TIKSHNA-AGNI-TIPP: Vermeide frittierte, saure und scharfe Speisen.

Menschen mit Tikshna Agni verbrennen Nahrung schneller als andere. Sie brauchen pünktliche und regelmäßige Mahlzeiten, um Übersäuerung zu vermeiden. In der Regel kommen sie mit zwei bis drei festen Mahlzeiten pro Tag aus. Der Verzicht auf scharfes und frittiertes Essen sowie auf zu viel Kaffee und Alkohol hilft, Tikshna-Agni-Störungen wie Sodbrennen oder später chronisch entzündliche Darmerkrankungen wie Colitis ulcerosa zu vermeiden.

MANDA AGNI: Träge Verdauung

Wenn du hier die meisten Antworten erhalten hast, dann hast du ein Manda Agni beziehungsweise ein Kapha-Verdauungssystem. Menschen mit Kapha-Konstitution neigen zu einer langsamen Verdauung und einem trägen Stoffwechsel. Selbst während des Wasserfastens kann eine Person mit Manda Agni an Gewicht zunehmen. Nach den Mahlzeiten hast du oft ein Völlegefühl und du fühlst dich träge und schläfrig. Im Laufe der Zeit können sich Kapha-Störungen wie Allergien, Ödeme, Zysten und Tumore entwickeln.

MANDA-AGNI-TIPP: Probiere das intermittierende Fasten (IF) aus.

Menschen mit Manda Agni verdauen die Nahrung am langsamsten und eignen sich hervorragend für das intermittierende Fasten (IF) mit einem Fastenfenster von mindestens 16 Stunden. Sie fühlen sich am wohlsten mit einer oder zwei Mahlzeiten am Tag. Wenn sie zu viel essen oder naschen, kann es zu Völlegefühl, Gehirnnebel, Verdauungsstörungen und Gewichtszunahme kommen.

Meine Top-Agni-Tipps für alle Doshas

Vor den Mahlzeiten

- Iss ein Stück AYURVEDISCHEN INGWER-PICKLE (siehe Seite 220). Dies stimuliert die Verdauungsenzyme und fördert eine adäquate Magensäureproduktion.
- Trinke ein halbes Glas warmes Wasser, in das du einen Esslöffel Apfelessig mischst. Dies unterstützt die Magensäureproduktion und gleicht den Blutzuckerspiegel nach den Mahlzeiten aus.
- Atme vor dem Essen ein paarmal tief durch, um dich vollkommen aufs Essen einzustimmen. Verbinde dich mit der Nahrung auf deinem Teller durch Dankbarkeit dafür, dass es dir Kraft spendet und dich nährt.

Während der Mahlzeiten

- Vermeide, während der Mahlzeiten große Mengen an (kaltem) Wasser zu trinken.
- Iss langsam, bewusst und mit Genuss und Freude.
- Vermeide Multitasking, Arbeiten und hitzige Diskussionen während des Essens.

Nach den Mahlzeiten

- Mache einen kleinen etwa 10-minütigen Spaziergang. Dies fördert eine gute Verdauung und senkt den Blutzuckerspiegel.
- Kaue einen halben Teelöffel voll BAUCHWOHL-DIGESTIV (geröstete Fenchelsamen, siehe Seite 226), um Blähungen nach dem Essen vorzubeugen.
- Trinke eine Tasse HARMONIE-TEE (siehe Seite 219), ein wunderbarer Verdauungstee, der Blähungen vorbeugt und der Absorption hilft.

Ayurvedische Trennkost für eine optimale Verdauung

Es ist zwar richtig, dass dein Agni weitgehend bestimmt, wie gut du dein Essen verdaust, aber auch die Kombination von verschiedenen Nahrungsmitteln hat einen großen Einfluss auf deine Verdauung und den Stoffwechsel. Wenn zwei oder mehr Nahrungsmittel mit unterschiedlichem Geschmack, unterschiedlicher Verstoffwechselung oder unterschiedlichen Verdauungsanforderungen kombiniert werden *(viruddha ahara)*, kann Agni überlastet werden. Als Folge treten Fermentation und Endotoxizität (Ama) auf und mit ihnen Symptome wie Blähungen, Völlegefühl, Dysbiose und chronische Entzündungen. Kein Wunder also, dass die meisten rezeptfreien Arzneimittel heute Tabletten gegen Magenschmerzen, Sodbrennen, Blähungen und Verstopfung sind.

Langfristig kann eine falsche Essenskombination zu einem Dosha-Ungleichgewicht, Endotoxizität und Krankheit führen. Ein klassisches Beispiel für eine falsche Kombination ist Müsli mit Joghurt und Obst, was die meisten von uns für ein gesundes Frühstück halten. Diese Kombination ist unvereinbar, denn während Obst sehr schnell verdaut wird, ist Joghurt schwer und kalt und hat aufgrund seines Fett- und Eiweißgehalts eine viel längere Verdauungszeit. Weil das Obst so lange im Verdauungstrakt bleiben muss, bis der Joghurt verdaut ist, beginnt es zu gären. Dadurch wird Agni stark reduziert, die Darmflora verändert und es werden Endotoxine produziert. Dies kann zu Blähungen, Verdauungsstörungen, Dysbiose, Verschleimung, Allergien sowie Zysten und Myomen führen. Gleiches gilt für die beliebten Smoothies und Smoothie-Bowls, in denen oft frisches Obst mit fetthaltigen und schwer verdaulichen Nüssen, Samen und (pflanzlicher) Milch oder Joghurt kombiniert wird.

Unverträgliche Lebensmittelkombinationen

NICHT ESSEN ...	MIT ...
Früchte	allem
Milch	allem (insbesondere zu Mahlzeiten, Obst, Fisch, Fleisch, Joghurt und Käse)
Fleisch/Fisch	Milch (Milch, Käse, Joghurt)
Joghurt	Obst, Fleisch, Fisch, Eier, Milchprodukte, heiße Getränke, Nachtschattengewächse

Wenn du dich mit diesen Regeln etwas überfordert fühlst, empfehle ich dir, dich an die zwei wichtigsten Regeln der ayurvedischen Trennkost zu halten:

1. Iss Obst stets gesondert

Kombiniere Obst insbesondere nicht mit Mahlzeiten, Joghurt oder Milch. Die Faustregel ist, Obst allein und mindestens 30 Minuten vor oder zwei bis drei Stunden nach den Mahlzeiten zu essen. Während im Westen die Kombination von Obst mit Käse oder Nüssen zur Stabilisierung des Blutzuckerspiegels empfohlen wird, steht im Ayurveda die Förderung der Verdauung und die Erhaltung des energetischen Gleichgewichts im Vordergrund. Es ist wichtig zu beachten, dass die Ernährung im Ayurveda auf einer umfassenden Betrachtung beruht, bei der nicht nur der Blutzuckerspiegel, sondern auch Verdauungsfunktionen und die individuelle Konstitution berücksichtigt werden.

2. Kombiniere Milchprodukte nicht mit Fleisch oder Fisch

Vermeide es, Fleisch in Sahnesauce zu kochen oder Fisch mit Käse oder Joghurtdips wie Zaziki zu kombinieren. Zwei unterschiedliche tierische Eiweißquellen zu dir zu nehmen, ist eine zu große Belastung für dein Agni. Auch sind Fleisch und Fisch oft erhitzend, während Milchprodukte schwer und kühlend sind. Werden zwei relativ schwer verdauliche Lebensmittel mit gegensätzlichen Eigenschaften kombiniert, dann schwächt das die Verdauungskraft und führt zu Endotoxizität.

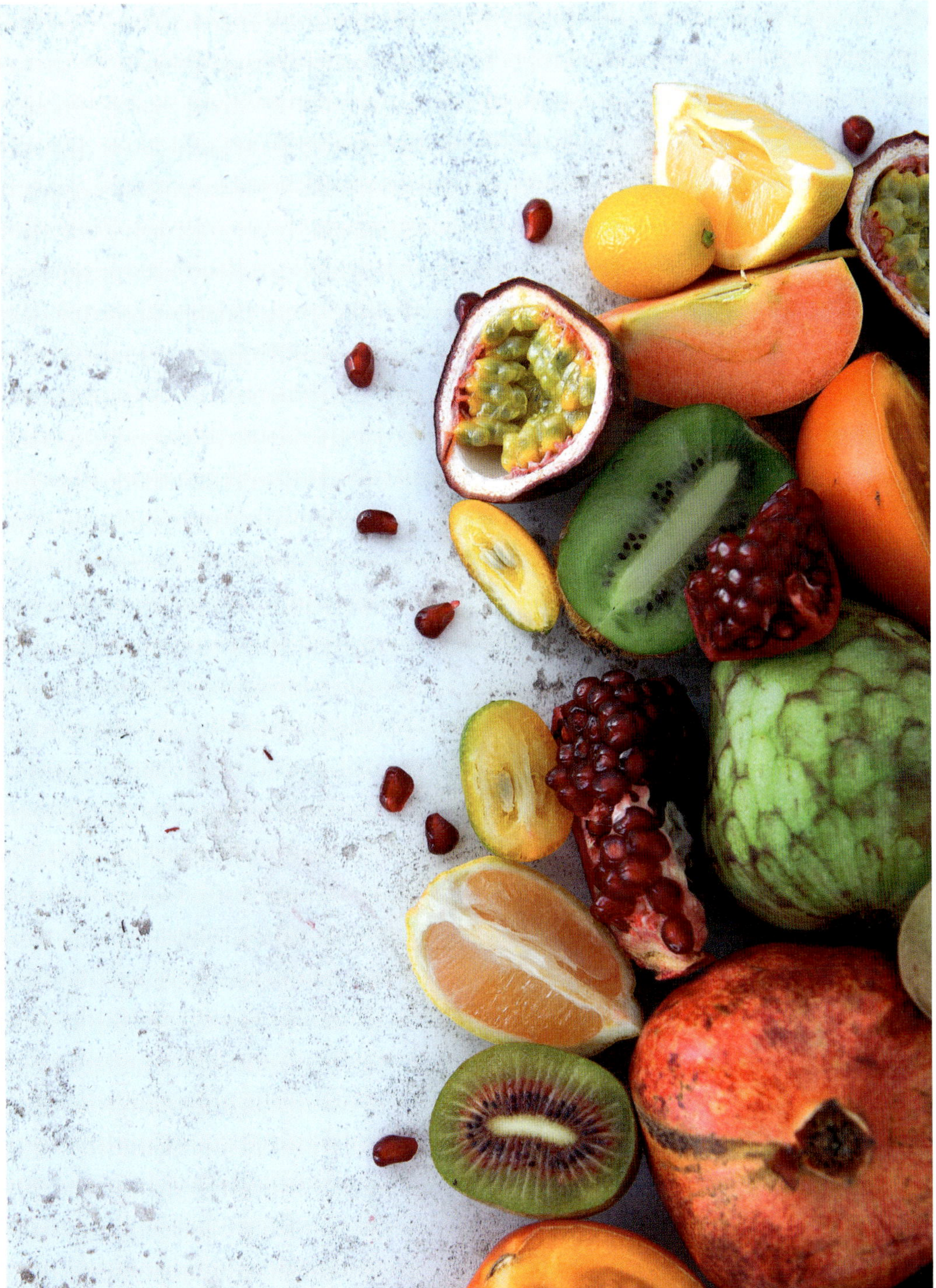

AMA:
Teste, ob du Giftstoffe im Darm hast, und beseitige diese effizient

Wenn Agni der Held unserer Verdauungsgeschichte ist, dann ist Ama der Bösewicht. Wenn wir unser Agni durch Auslassen von Mahlzeiten, Naschen, Überessen, Stress oder unterdrückte Emotionen schwächen, dann wird die Nahrung, die wir zu uns nehmen, nicht vollständig verdaut. Es entstehen giftige Rückstände (Ama), auch Endotoxine genannt.

Ama ist die Wurzel aller Krankheiten

Ama bedeutet wörtlich übersetzt »unreif« oder »ungekocht« und bezieht sich auf körpereigene Stoffwechselabfälle (Endotoxine). Bis zu einem gewissen Grad ist die Bildung kleiner Mengen von Ama ein normaler Teil des Verdauungsprozesses, denn bis die Nahrung vollständig verdaut ist, was zwischen drei und sechs Stunden dauert, ist sie »ungekocht« oder Ama. Wenn sich jedoch aufgrund falscher Ernährungsgewohnheiten und chronischer Verdauungsstörungen Ama im Verdauungstrakt ansammelt, führt dies zu Entzündungen und Mikrorissen in der empfindlichen Dünndarmschleimhaut. Ist die Darmschleimhaut erst einmal geschädigt, wird sie durchlässig und Nahrungspartikel gelangen aus dem Verdauungstrakt in den Blutkreislauf, wo sie das Immunsystem triggern und Entzündungen im ganzen Körper auslösen. Dies wird oft als *leaky-gut*-Syndrom (»durchlässiger Darm«) bezeichnet. Die Folgen sind chronische Müdigkeit, Gewichtszunahme, Gehirnnebel, Stimmungsschwankungen und oft auch Autoimmunerkrankungen.

Zu viel Ama resultiert in zellulärer Dysfunktion

Wenn Ama in großen Mengen entsteht, wird die toxische Belastung für den Körper zu groß und kann nicht mehr richtig abgebaut und ausgeschieden werden. Sobald Ama in den Blutkreislauf gelangt, sich dort ansammelt und schließlich in den tieferen Geweben abgelagert wird, beginnt es, die Kanäle zu verstopfen, die Ernährung des Gewebes und den Abtransport von Abfallprodukten zu stören und die einzelnen Zellmembranen zu überziehen. Dies führt schließlich zu einem Verlust der zellulären Intelligenz und zu einer Beeinträchtigung der zellulären Funktion und Signalübertragung. Der Ayurveda sieht daher in Ama die Wurzel der meisten Krankheiten und hat ausgeklügelte Entgiftungstherapien entwickelt, die tief im Körpergewebe sitzendes Ama systematisch ausleiten, besonders die dreiwöchige Panchakarma-Tiefenreinigung.

Was verursacht Ama?

- Übermäßiges Essen oder häufiges Naschen, bevor die vorherige Mahlzeit verdaut ist.
- Schweres, fettes oder frittiertes Essen.
- Verzehr von Essensresten (zubereitete Speisen, die länger als sechs Stunden aufbewahrt und dann verzehrt werden).
- Kalte und schwer verdauliche Speisen wie Eis, Käse oder Frappuccino.
- Zu spät zu Abend essen oder naschen nach dem Abendessen, vor dem Schlafengehen oder spät in der Nacht.
- Unregelmäßige Essgewohnheiten.
- Ernährung mit einem hohen Anteil an abgepackten Lebensmitteln oder Tiefkühlkost.
- Häufiges Essen außer Haus, insbesondere Fast Food.
- Falsche Kombination von Lebensmitteln.
- Emotionales (Über-)Essen oder Frustessen.

Ayurveda, Resteessen und Ama

Einer der wichtigsten Grundsätze der ayurvedischen Ernährung – und einer, der nicht immer leicht zu befolgen ist – besteht darin, nur frisch zubereitete Speisen zu essen. Das bedeutet, dass man Essensreste vermeiden sollte, also streng genommen alles, was gekocht und länger als vier bis sechs Stunden aufbewahrt wurde. Resteessen, tiefgekühltes oder aufgewärmtes Essen hat wenig Prana oder Lebenskraft. Wenn Essen mehrere Tage lang im Kühlschrank aufbewahrt wird, beginnt es, sich zu zersetzen, Bakterien sammeln sich an und das Essen wird verstopfend für die feinstofflichen Energiekanäle *(srotamsi)* des Körpers, was wiederum Agni reduziert und Ama produziert. Als ich 2010 meine Ayurveda-

Praxis in der Türkei begann, war die Sicht des Ayurveda auf Resteessen einer der weniger Ratschläge, den viele Türken lange nicht umsetzen konnten. Denn in der türkischen Küche werden traditionell große Töpfe mit *zeytinyağlılar* (traditionelle Gemüsegerichte in Olivenöl) zubereitet, im Kühlschrank aufbewahrt und mehrere Tage lang gegessen. Ich habe viele türkische Freunde, die sagen, dass das Essen am zweiten oder dritten Tag sogar noch besser schmeckt. Und meine Ex-Schwiegermutter verkündete oft, dass das Olivenöl selber als Wundermittel magischerweise alle Inhaltsstoffe präserviert. Mittlerweile haben sich viele meiner Patienten angewöhnt, kleinere Mengen und möglichst frisch zu kochen. Aber natürlich ist dies oft dreimal am Tag nicht möglich. Für die meisten von uns, die Arbeit, Familie und soziale Verpflichtungen unter einen Hut bringen müssen, mag es unmöglich erscheinen, jede Mahlzeit frisch zuzubereiten. Doch ich wage es zu behaupten, dass es oft nur eine Frage der richtigen Planung und Prioritätensetzung ist, die es uns ermöglicht, frisch und in kleineren Mengen zu kochen.

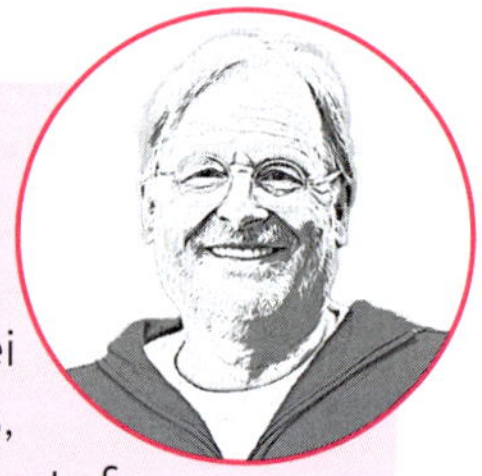

Gesundes Essen muss lecker sein!

Menschen in der Welt kasteien sich mit Diäten und Abnehmprogrammen, um kalorienbewusst ihr »Idealgewicht« zu erreichen. Dabei geht es doch um viel mehr: um Lebensfreude, Genuss und gesundes, inhaltsreiches Essen. Mit den wichtigen und gesund machenden Nährstoffen aus Beeren, Birnen oder sonstigem Obst, Gemüse, Vollkorn, Tofu oder auch Fisch oder Fleisch, das Flexitarier mögen. Am besten regional und saisonal erzeugt und in guter Bioqualität. Jeder Mensch sollte dabei seinen Weg finden und seine Ernährung undogmatisch an seine Konstitution anpassen. Aber: Alles sollte weitgehend LECKER schmecken!!! Und, wenn möglich, einfach zubereitet werden können. Das ist mein ganzheitlicher Ansatz. Ayurveda kann dabei ein guter Gehilfe sein. Essen und Kochen sollen Spaß machen. Davon bin ich zutiefst überzeugt. Das ist meine Grönemeyer-Formel. Wenn alle Sinne – auf der Zunge, im Mund, Augen, Ohren, Hände, Kopf – befriedigt sind, dann kommt Lebensfreude auf, die uns genüsslich in jeder Lebensphase bis ins hohe Alter jung sein lässt.

AMA-TEST

Um herauszufinden, ob du aufgrund falscher Essgewohnheiten oder einer »komprimierten« Verdauung unter Ama leidest, überprüfe bitte die folgende Liste und kreuze alle Symptome an, die auf dich zutreffen.

- O Kein Appetit
- O Geschmacksverlust
- O Mundgeruch
- O Dicker Zungenbelag
- O Blähungen
- O Verdauungsstörungen
- O Übel riechender Stuhl
- O Klebriger Stuhl, der die Toilette verunreinigt
- O Chronische Verstopfung
- O Schweregefühl und Lethargie
- O Gehirnnebel
- O Stark riechender Schweiß und/oder Urin
- O Gelenkentzündungen und Gelenkschmerzen
- O Dumpfe Schmerzen (besonders am ganzen Körper und an den Haarwurzeln)
- O Hautprobleme wie Akne, Pickel und Hautausschläge

Summe: _______________

< 2 Kreuze: Bravo. Du hast keine oder nur sehr wenige Giftstoffe im Körper, und diese hauptsächlich auf den Magen-Darm-Trakt beschränkt.

2–3 Kreuze: Es gibt eine gewisse Menge Ama in deinem Darm und möglicherweise auch im Blutkreislauf.

> 3 Kreuze: Du hast Ama in im Magen-Darm-Trakt, im Kreislauf und möglicherweise auch in tieferen Geweben angesammelt.

Wenn du mehr als ein Symptom in der obigen Liste angekreuzt hast, hast du wahrscheinlich etwas Ama in deinem Körper. Mehr als drei Kreuze bedeutet, dass dein Körper eine Entgiftung und Darmsanierung benötigt.

Dein Stoffwechseltyp (Dosha) und Ama

Wie und wo Giftstoffe im Körper abgelagert werden, hängt zum größten Teil von deinem Körpertyp und deiner konstitutionellen Verdauungskraft ab. Schauen wir uns kurz an, was passiert, wenn sich Ama mit den Doshas vermischt oder verschmilzt.

Vata-Konstitution:
Toxine sammeln sich im Dickdarm, in den Gelenken und Knochen an.

Bei einer Vata-Konstitution neigt Ama dazu, sich im Unterbauch und Beckenbereich anzusammeln und Blähungen, Verstopfung, und Krämpfe zu verursachen. Wenn wir nicht gezielt entgiften, dann lagert sich Ama meist in den Körperteilen ab, in denen Vata dominiert, wie zum Beispiel im Dickdarm, im Gehirn und in den Knochen. Dies kann zu ernsthaften Erkrankungen wie Divertikulitis, Arthritis und neurodegenerativen Störungen (Multiple Sklerose, Parkinson) führen.

Pitta-Konstitution:
Toxine sammeln sich im Dünndarm, im Blut und in der Haut an.

Bei einer Pitta-Konstitution sammelt sich Ama in der Körpermitte um den Bauchnabel an und verursacht Entzündungen im Dünndarm, in der Leber oder Gallenblase sowie im Blut. Es kommt zu bitterem oder metallischem Geschmack im Mund, Sodbrennen, Durchfall und Hautkrankheiten wie Akne, Rosazea oder Dermatitis. Wenn wir nicht gezielt entgiften, dann können auch Geschwüre oder entzündliche Darmerkrankungen (Morbus Crohn, Colitis), sowie Entzündungen und Autoimmunerkrankungen die Folge sein.

Kapha-Konstitution:
Toxine sammeln sich in Brust und im Lymphsystem an.

Bei einer Kapha-Konstitution sammelt sich Ama im Magen und in den Atemwegen an, wo es Appetitlosigkeit, Lethargie, Schleim und Stauung verursacht. Wenn wir auch hier nicht gezielt entschlacken, dann kommt es zu Lymphstau, Stoffwechselstörungen, Fettleibigkeit, Tumorbildung, Diabetes und einem hohen Cholesterinspiegel.

So entgiftest du Ama effektiv

Es mag unglaublich klingen, aber die zwei effektivsten Mittel gegen Ama sind sowohl täuschend einfach als auch spottbillig. Du brauchst weder teure Pillen, Superfoods oder Nahrungsergänzungsmittel noch hochtechnologische Biohacking-Geräte. Im Ayurveda ist die wichtigste Anti-Ama-Waffe das Fasten. Fasten gibt deinem Agni die Möglichkeit, Ama zu »verdauen« und zu entsorgen, anstatt an deiner Pizza oder deinem Burger zu knabbern. Die zweite hochwirksame Methode gegen Ama ist das Trinken von heißem Wasser, was in Indien auch *garam pani* genannt wird. Heißes Wasser ist wirklich ein Superfood. Es reinigt und befeuchtet den Verdauungstrakt, regt das Lymphsystem an und stärkt die Verdauung und Ausscheidung. Es erweitert die Blutgefäße und Kanäle, fördert die Durchblutung und unterstützt die Ausscheidung von Schlacken und zellulären Giftstoffen. Genauso wie wir schmutziges Geschirr oder ein fleckiges Kleidungsstück viel effizienter mit heißem statt kaltem Wasser waschen, wirkt heißes Wasser viel reinigender und heilsamer auf den Körper als kaltes Wasser.

1. Fasten

Welche Art des Fastens für dich am besten geeignet ist, kannst du im nachfolgenden Kapitel über Lymphe und Fasten nachlesen. Fasten muss nicht immer kompliziert oder extrem sein. Fasten kann auch einfach bedeuten, nach einem späten oder reichhaltigen Abendessen das Frühstück oder nach einem schweren Mittagessen das Abendessen auszulassen. Das gibt Agni die Möglichkeit, die angesammelten Nahrungsreste zu verarbeiten, bevor Nachschub kommt.

2. Garam Pani – die Heißwasser-Therapie

Für Garam Pani kochst du Wasser in einem Glas- oder Edelstahltopf mindestens 10 Minuten ohne Deckel. Dadurch verändern sich die Eigenschaften und Moleküle des Wassers auf subtile Weise: Es kann leichter aufgenommen, absorbiert und verstoffwechselt werden. Wenn dies nicht möglich oder praktisch ist, kannst du natürlich auch heißes Wasser aus dem Wasserkocher nehmen. In beiden Fällen trinkst du zwischen den Mahlzeiten alle Stunde eine Tasse heißes Wasser in kleinen Schlucken.

3. Die Tiefenreinigung mit Kräutern und Gewürzen

Wenn sich sehr viel Ama abgelagert hat, dann kannst du zusätzlich scharfe und bittere Kräuter und Gewürze benutzen, die du leicht in deiner Küche findest. Gewürze wie Ingwer, Kreuzkümmel, schwarzer Pfeffer, Hing und Zimt sind fantastische »Ama-Verbrenner« für Menschen mit Vata- und/oder Kapha-Konstitution, während neutralere und leicht bittere Gewürze wie Kreuzkümmel, Koriander und Fenchelsamen besser für Menschen mit Pitta-Konstitution geeignet sind. Bittere Heilkräuter wie Enzian, Neem und Guggulu sind ebenfalls sehr nützlich für Ama, besonders für Menschen mit einer Pitta- oder Kapha-Konstitution.

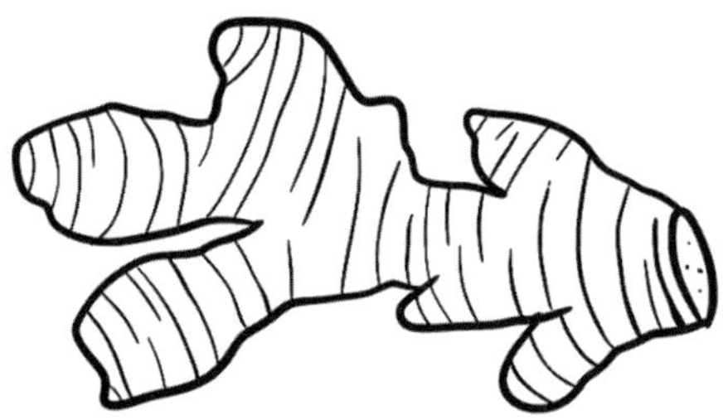

Für alle Konstitutionen kann und muss zum Auflösen von Ama unbedingt die Kurkumawurzel verwendet werden, da sie ein hervorragendes entgiftendes und entzündungshemmendes Gewürz ist, das die Leber reinigt, Ama reduziert und die Darmflora wiederherstellt. Bei erhöhtem Ama fasten wir am besten oder nehmen nur leicht verdauliche und warme Brühen oder Suppen zu uns, um der Verdauung Zeit zu geben, sich zu erholen und die angesammelten Giftstoffe zu verbrennen.

Vata-Ama ausgleichen

Da sich Vata-Ama vor allem im Dickdarm ansammelt, können Ballaststoffe und milde Abführmittel oder Darmgleitmittel sehr hilfreich sein. Flohsamenschalen, Triphala-Pulver, Aloe-vera-Gel und gelegentlich ein Löffel Rizinusöl vor dem Schlafengehen helfen, Vata-Ama aus dem Dickdarm zu entfernen. Eine ausgezeichnete ayurvedische Gewürzmischung namens *hingvasthak churna* (im Rezeptteil als HARMONIE-GEWÜRZMISCHUNG aufgelistet, siehe Seite 225) ist ebenfalls hilfreich, wenn sie in einer Dosis von einem halben Teelöffel auf der Zunge oder mit etwas Ghee nach den Mahlzeiten eingenommen wird.

Pitta-Ama ausgleichen

Pitta-Ama reagiert gut auf starke Reinigungsmittel und bittere Kräuter. Traditionelle indische Rezepturen sind *avipatti churna* als Pulver oder *trivrit leham* als Paste, die vor dem Schlafengehen mit warmem Wasser eingenommen werden. Auch die Rhabarberwurzel kann als gelegentliches Abführmittel verwendet werden. Weitere heilsame bittere Kräuter sind Koriandersamen und -blätter, Neem-Blätter und die Kurkumawurzel.

Kapha-Ama ausgleichen

Da sich Kapha-Ama in Magen, Lunge und Lymphe konzentriert, spricht es gut auf Kräuter und Gewürze an, die scharf, bitter und adstringierend sind. Besonders *trikatu churna,* eine scharfe Mischung aus getrocknetem Ingwer, schwarzem Pfeffer und indischem Langpfeffer (im Rezeptteil als FEUERZAUBER-Gewürzmischung aufgelistet, siehe Seite 222), regt Agni an und beseitigt sowohl Ama als auch übermäßigen Schleim. Es kann vor den Mahlzeiten in Mengen von einem Viertel Teelöffel auf die Zunge genommen werden. Bei Erkältungen, Stauungen oder Schleim wird das Pulver mit Honig vermischt und alle drei bis vier Stunden ein halber Teelöffel davon eingenommen, gefolgt von einer Tasse heißem Wasser.

Die östliche Ernährungslehre: Elemente, Eigenschaften und Geschmäcker statt Fett, Kohlenhydrate und Eiweiß

Im Ayurveda gilt eine der Konstitution und der Jahreszeit angepasste Ernährung in Verbindung mit einer verdauungsfördernden Routine als die beste Medizin und äußerst förderlich für Agni. Anstatt sich auf Makronährstoffe wie Eiweiß, Kohlenhydrate und Fette zu konzentrieren, betrachtet Ayurveda die Nahrung energetisch und berücksichtigt ihre elementare Zusammensetzung *(bhuta)*, ihre Qualitäten *(guna)* und ihren Geschmack *(rasa)*.

Elemente (Bhuta) und Nahrungsmittel

Eine Möglichkeit, Lebensmittel im Ayurveda zu klassifizieren, ist die Einteilung nach Elementen. Die Elemente sind keine abstrakten Begriffe, sondern funktionelle Aspekte aller Substanzen. Das Rahmenkonzept der Elemente ist sehr nützlich, wenn du weißt, dass dein spezieller Stoffwechseltyp einen Mangel oder eine Erhöhung eines Elementes aufweist, oder wenn du in einer Klimazone lebst, in der ein bestimmtes Element stark dominiert. Ein Beispiel wäre ein dominantes Wasserelement in den Tropen (Hawaii, Bali) oder an kalten und feuchten Orten wie London oder Seattle; oder ein Überschuss am Luft- und am Raumelement in einem Hochwüstenklima wie New Mexico in den USA.

ERDE

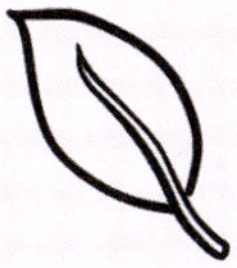

Lebensmittel, in denen das Erdelement vorherrscht, sind im Allgemeinen erdend, nährend und aufbauend. Dazu gehören Nüsse und Samen, Bohnen, Getreide, Pilze, Wurzelgemüse und tierisches Eiweiß wie Eier, Fisch und Fleisch.

WASSER

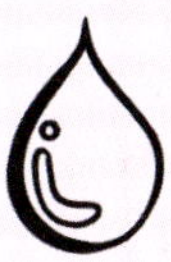

Lebensmittel, in denen das Element Wasser vorherrscht, sind nahrhaft und erfrischend und helfen, Gewebe zu befeuchten und die Körperflüssigkeiten wieder aufzufüllen. Dazu gehören Milch und Milchprodukte, saftiges Obst wie Melonen, Trauben und Pfirsiche sowie saftiges Gemüse wie Gurken, Tomaten und Zucchini.

FEUER

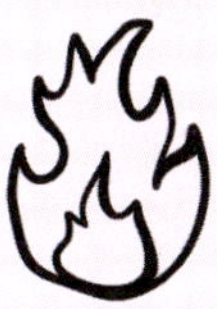

Nahrungsmittel, in denen das Feuerelement dominiert, helfen im Allgemeinen, Agni zu erhöhen, den Körper zu erwärmen und Giftstoffe zu beseitigen. Dazu gehören die meisten (scharfen) Gewürze wie Chili, schwarzer Pfeffer, Ingwer, Zimt und Gewürznelken, aber auch saure Früchte wie Zitronen, Ananas und Grapefruit. Feuerdominant und deswegen oft entzündungsfördernd sind auch Alkohol, Kaffee und Zigaretten.

LUFT

Lebensmittel, in denen das Luftelement vorherrscht, können bei übermäßigem Verzehr oder falscher Zubereitung Blähungen und Verstopfung verursachen. Dazu gehören alle Trockenfrüchte, Rohkost, Sprossen und Salate, Kreuzblütler wie Brokkoli, Blumenkohl und Kohl sowie Hülsenfrüchte wie Bohnen und Linsen.

RAUM

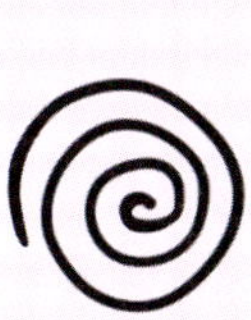

Diese Kategorie ist nicht leicht zu verstehen. Die vorherrschenden Qualitäten des Äther- oder Raumelements sind subtil und klar, daher sind ätherdominante Lebensmittel für ihre stark reinigende Wirkung bekannt, wie zum Beispiel Weizengras oder frische (grüne) Gemüsesäfte sowie Mikroalgen wie Chlorella und Spirulina. Auch Drogen, Zigaretten, Kaffee und Alkohol haben eine ätherische Komponente, da sie aufgrund ihrer subtilen Qualität eine starke, schnelle und unmittelbare Wirkung auf den Geist haben.

Die Eigenschaften (Gunas) von Lebensmitteln

Eines der wichtigsten Merkmale des ayurvedischen Ernährungsmodells ist das Konzept der Gunas (Qualitäten) von Lebensmitteln. Im Ayurveda ist die Qualität eines Lebensmittels wichtiger als sein Nährstoffgehalt, denn die Gunas[4] haben einen direkten Einfluss auf die Doshas in Körper und Geist. Du wirst in Teil IV des Buches noch mehr über Gunas erfahren, aber hier, in der ayurvedischen Ernährungslehre, konzentrieren wir uns erst einmal auf die drei wichtigsten Paare:

heiß ⇔ kalt

schwer ⇔ leicht

trocken ⇔ feucht/ölig

Erhitzende Nahrungsmittel:	Gewürze, saure Früchte, scharfes Gemüse (Rettich, Knoblauch, Zwiebeln), Fleisch (Lamm, Rind) und Alkohol.
Kühlende Nahrungsmittel:	Melonen, saftige Sommerfrüchte wie Pfirsiche, Milch, Kokosnüsse und Gurken.
Trockene Nahrungsmittel:	Trockenfrüchte, Kräcker, Brot, Hülsenfrüchte und trockene Getreidesorten wie Buchweizen oder Maismehl (Polenta).
Feuchte und/oder ölige Nahrungsmittel:	Milchprodukte, Ghee, Öle, Nüsse, saftiges Gemüse und saftiges Obst.
Leichte Nahrungsmittel:	Popcorn, Sprossen, Kräcker, Beeren und Blattgrün.
Schwere Nahrungsmittel:	Fleisch, Bohnen, Nüsse und Getreide, insbesondere Weizen.

4 Dem Ayurveda zufolge hat alles, was existiert, bestimmte Eigenschaften oder Gunas (*gun* = zählen, vermehren). Luft zum Beispiel ist leicht, kühl und trocken, während Wasser schwer, kalt, weich und flüssig ist. Die Gunas ermöglichen uns, das Wesen eines jeden Stoffes und die damit verknüpfte Wirkung zu beschreiben. Dies ist keine abstrakte Theorie, sondern sehr praktisch und wird in der ayurvedischen Medizin sowohl zur Diagnostik als auch zur Behandlung benutzt. Die Gunas können dir ganz konkret zeigen, wie sich bestimmte Nahrungsmittel oder Lebensgewohnheiten auf deinen Körper und Geist auswirken.

Diese sechs Gunas können wir gezielt einsetzen, um Ungleichgewichte auszubalancieren. Wenn dir zum Beispiel kalt ist, verwendest du einfach wärmende Lebensmittel wie Ingwer, Rettich oder Fleisch. Wenn du dich schwer und lethargisch fühlst, bevorzugst du besser leichte Nahrung wie Sprossen, Salate oder Beeren. Wenn du zu Trockenheit im Körper neigst, kannst du zum Ausgleich feuchte oder ölige Lebensmittel wie Milchprodukte und Ghee oder saftiges Obst verwenden.

Schwere und nahrhafte Nahrungsmittel für Vata

Da Vata kalt, trocken und leicht ist, sind Nahrungsmittel, die wärmend, feucht oder ölig und schwer sind (dominant im Erd- und Wasserelement), wunderbar ausgleichend. Das können ölhaltige Nüsse und Samen, erdige Wurzelgemüse wie Karotten, Pilze, schwere und feuchte Getreidesorten wie Weizen oder Hafer, süße Früchte wie Pfirsiche, Trauben oder Feigen und wärmende Gewürze wie Ingwer oder Zimt sein.

Kühlende Nahrungsmittel für Pitta

Pitta ist heiß, ölig und leicht, sodass Nahrungsmittel, die kühlend, trocken oder schwer sind, ausgleichend wirken. Blattgrün (Koriander, Mangold und Minze) und Sprossen, Gurken, saftige Sommerfrüchte wie Pfirsiche und Aprikosen, Getreide wie Hirse und Basmatireis und kühlende oder neutrale Gewürze wie Fenchel und Koriandersamen wirken ausgleichend.

Leichte und anregende Nahrungsmittel für Kapha

Da Kapha kalt, schwer und feucht oder ölig ist, gleichen wir es durch wärmende, leichte und trockene Nahrungsmittel aus. Wir können Gemüse mit einem hohen Anteil am Luftelement wie zum Beispiel Brokkoli, Blumenkohl und Kohl wählen. Oder wärmendes, trockenes Getreide wie Buchweizen und Mais, adstringierende Früchte wie Beeren und Granatäpfel, außerdem scharfe Gewürze, die den Stoffwechsel anregen, wie getrockneten Ingwer, schwarzen Pfeffer, Nelken und Chili.

Die sechs Geschmäcker (Rasa)

Im Ayurveda sind die Geschmacksrichtungen ebenso wichtig wie die Eigenschaften eines Lebensmittels. Während wir im Westen traditionell nur fünf Geschmacksrichtungen kennen (süß, sauer, salzig, bitter und umami), gibt es im Ayurveda sechs Geschmacksrichtungen:

1. süß *(madhura)*,
2. sauer *(amla)*,
3. salzig *(lavana)*,
4. scharf/würzig *(katu)*,
5. bitter *(tikta)*,
6. adstringent oder herb *(kashaya)*.

Die sechs Geschmacksrichtungen *(shad rasa)* sind für die Verdauung von grundlegender Bedeutung. Erstens, weil jeder Geschmack eine bestimmte elementare Zusammensetzung hat, die sich direkt auf den Körper, die Organe und die Doshas auswirkt. Zweitens, weil die Verdauung in dem Moment beginnt, in dem man die Nahrung in den Mund nimmt und die Zunge die Geschmacksstoffe der Nahrung entdeckt. Auf der Zunge befinden sich Tausende von Geschmacksknospen, von denen jede zwischen 50 und 100 Geschmacksrezeptorzellen enthält. Diese sind für die Geschmackswahrnehmung zuständig und senden Signale an das Gehirn, damit der Darm die richtigen Enzyme zur Verdauung und Assimilation der aufgenommenen Nahrung ausschüttet. Allein durch das Schmecken einer Speise weiß der Körper also, wie er damit umgehen soll. Aus diesem Grund werden im Ayurveda Kräutermischungen in flüssiger oder pulverisierter Form bevorzugt und nicht in Kapseln verabreicht. Auf diese Weise wird ihr Geschmack direkt auf den Körper übertragen und sie werden besser aufgenommen und verarbeitet, wodurch sie stärker und wirksamer werden.

Eine ausgewogene Mahlzeit sollte immer alle Geschmäcker enthalten

Laut Ayurveda sollte eine ausgewogene Ernährung immer alle sechs Geschmacksrichtungen enthalten. Jeder Geschmack hat eine einzigartige energetische Qualität und wirkt auf die Doshas auf verschiedene Weisen. Indem man alle sechs Geschmacksrichtungen – süß, sauer, salzig, bitter, scharf und herb – in einer Mahlzeit integriert, erhält der Körper eine umfassende Palette an Nährstoffen und energetischen Eigenschaften. Das hilft, den individuellen Bedürfnissen verschiedener Körperbereiche gerecht zu werden. Zum Beispiel kann der süße Geschmack beruhigend und regenerierend sein, während der bittere Geschmack entgiftende Eigenschaften hat und der scharfe Geschmack die Verdauung anregt. Im Westen heutzutage verwenden die meisten verarbeiteten Lebensmittel jedoch die süchtig machenden Geschmacksrichtungen süß und salzig und lassen die anderen Geschmacksrichtungen weitgehend vermissen.

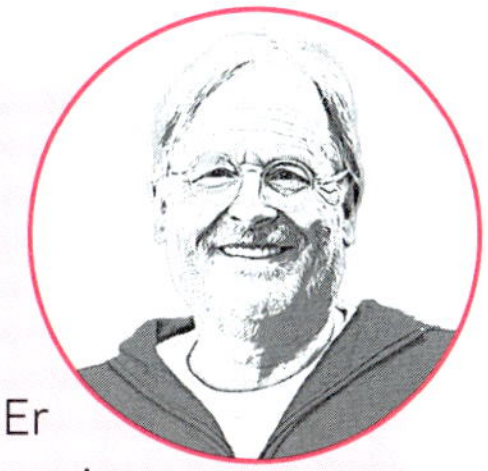

Gesund essen

Quasi über Nacht bin ich vor vielen Jahren zu einem Fan des Ayurveda geworden. Überzeugt hat mich ehemals während einer Ayurveda-Kur in Traben-Trabach der ayurvedische Koch Eckhard Fischer. Er machte mir erstmals bewusst, dass ayurvedisches Essen nicht indisch sein müsse, sondern die ayurvedischen Prinzipien in der »Hausmannskost« aller Kulturen zu finden seien. Ob in italienischer Pizza oder Pasta, spanischen Tortillas, deutschem Sauerkraut oder Erbsensuppe mit Kartoffeln und sonstiger Beilage oder im japanischen Sushi, überall sind die sechs Geschmacksrichtungen süß, sauer, salzig, bitter, scharf und zusammenziehend (umami) wenn möglich in einer Mahlzeit – oder zumindest über den Tag verteilt – enthalten. Sie führen nicht nur zu genussvollen Geschmackserlebnissen im Mund, sondern haben auch positive Auswirkungen auf das Wohlbefinden und die Gesundheit jedes Einzelnen. Jede spezielle Geschmacksrichtung weist auf die lebenswichtigen Inhaltsstoffe der zugeführten Nahrung hin und alle Geschmacksrichtungen zusammen wirken satt machend. Einen besseren Ansatz, um Gesundheit zu genießen oder abzunehmen, gibt es nicht. Die Kichererbsen zum Beispiel im Hummus sind süß, die Rote Bete wirkt zusammenziehend, Ingwer oder Wasabi sind scharf und Kurkuma bitter. Pfeffer oder andere scharfe Gewürze wie Chili oder Wasabi dazu verbessern die Wirkung einzelner Nahrungsbestandteile wie die des Curcumin im Gelbwurz (Kurkuma). Vermutlich wird durch die Erhöhung des Blutdurchflusses des Darmes durch die Schärfe der Transports optimiert. Wer bei der Ernährung das Wissen um die Geschmacksrichtungen und die Zusammenwirkung von Lebensmitteln berücksichtigt, kann beispielsweise Heißhungerattacken zwischen den Mahlzeiten vermeiden. Ein Jo-Jo-Effekt nach einer Abnehmdiät ist dann ebenso passė.

Bitte darauf achten: Die Lebensmittel, auch den Hummus und die Gewürze am besten in Bio-Qualität und mit Clean Label kaufen und verwenden!

Die sechs Geschmäcker

1. MADHURA (süß): Aufbauend und nährend

Der süße Geschmack setzt sich aus den Elementen Erde und Wasser zusammen, und seine Eigenschaften sind aufbauend, kühlend und schwer. Der größte Teil unserer Nahrung fällt in diese Kategorie, da es sich um den grundlegendsten und nährendsten Geschmack handelt. Beispiele sind natürlich Süßungsmittel wie Zucker oder Honig und Früchte. Aber auch Getreide, Wurzelgemüse, Milchprodukte sowie Fleisch gelten aufgrund ihrer elementaren Zusammensetzung als süß.

Süß ist für Gesundheit, bitter für Krankheit

Im Ayurveda sagen wir, dass der beste Geschmacksstoff für jemanden, der gesund ist, der süße Geschmacksstoff ist, während bitter der beste Geschmack für jemanden ist, der krank ist. Warum? Weil der (natürlich) süße Geschmack aufbauend ist und sowohl das gesunde Wachstum aller Körpergewebe fördert als auch Kraft und Vitalität spendet. Er gleicht Vata und Pitta aus und gilt als nahrhaft und regenerierend. Tatsächlich ist der größte Teil unserer Nahrung (Früchte, Getreide, Wurzelgemüse, Fleisch, Milch, Nüsse) von Natur aus neutral süß, denn er ist der wichtigste Geschmack für die Homöostase und auch die Verjüngung. Raffinierter Zucker und einfache Kohlenhydrate sowie der übermäßige Verzehr von Süßigkeiten erhöhen jedoch Kapha und schaden der Lunge, der Schilddrüse und der Bauchspeicheldrüse. Dies kann auf kurze Sicht zu Erkältungen, Verschleimung und Trägheit führen, auf lange Sicht zu Dysbiose, Pilzinfektionen, Fettleibigkeit und Diabetes mellitus.

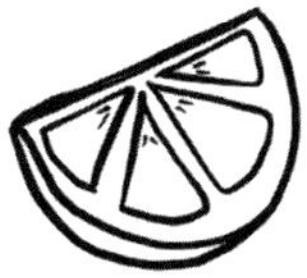

2. AMLA (sauer): Erfrischend und verdauungsanregend

Der saure Geschmack setzt sich aus den Elementen Erde und Feuer zusammen und ist flüssig, leicht und wärmend. Beispiele sind Zitrusfrüchte, Essig und Tomaten sowie alle fermentierten Lebensmittel wie Sauerkraut, Kimchi, Joghurt und Kefir. In Maßen erfrischt der saure Geschmack, regt den Appetit an, verbessert die Verdauung und belebt Geist und Körper. Er gleich Vata aus. Bei übermäßigem Genuss verstärkt er jedoch Pitta und Kapha und verursacht Entzündungen, Übersäuerung, Sodbrennen, Verschleimung und Geschwüre.

3. LAVANA (salzig): Verbessert den Geschmack und unterstützt die Nebennieren

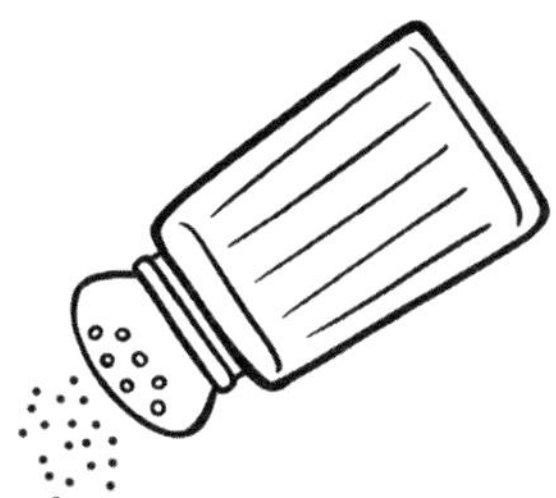

Der salzige Geschmack setzt sich aus den Elementen Wasser und Feuer zusammen und seine Eigenschaften sind erhitzend, schwer, ölig und hydrophil (wasseranziehend). Die Organe, die direkt vom salzigen Geschmack betroffen sind, sind die Nieren und Nebennieren, weshalb wir oft Heißhunger auf Salziges (Chips, salzige Pommes oder Nüsse) haben, wenn wir gestresst oder unsere Nebennieren erschöpft sind. Beispiele für den salzigen Geschmack sind Meer- und Steinsalz, Algen und (Salzwasser-)Fisch. In Maßen genossen, beruhigt der salzige Geschmack Vata. Wie der süße und der saure Geschmack ist er anabol (aufbauend), verbessert den Geschmack der Nahrung und fördert die Verdauung und die Ausscheidung von Schlacken. Ein übermäßiger Salzkonsum kann jedoch Pitta und Kapha erhöhen und zu Bluthochdruck, Ödemen, Hautkrankheiten und Haarausfall führen.

4. KATU (scharf): Regt die Verdauung an

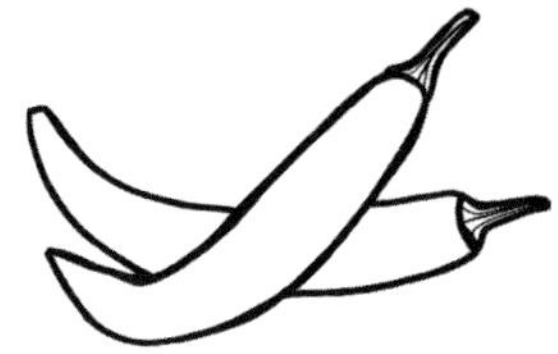

Der wahrscheinlich potenteste Geschmack von allen, der scharfe Geschmack, setzt sich aus den Elementen Feuer und Luft zusammen und hat reinigende, austrocknende und wärmende Eigenschaften. Er wirkt direkt auf den Magen, den Darm und den Kreislauf. Beispiele für den scharfen Geschmack sind Chili, Zwiebel, Knoblauch, Senf und Ingwer. In Maßen kann Schärfe Agni anregen, die Verdauung fördern, Nebenhöhlen von Schleim reinigen, den Kreislauf anregen und Lymphstau auflösen. Der scharfe Geschmack wirkt ausgleichend auf Kapha (und in geringen Mengen auch auf Vata), führt aber im Übermaß sowohl zu einem Pitta- als auch einem Vata-Ungleichgewicht, was sich in Entzündung, übermäßigem Schwitzen, Trockenheit, Hautausschlägen, Geschwüren, Bluthochdruck und Impotenz äußern kann.

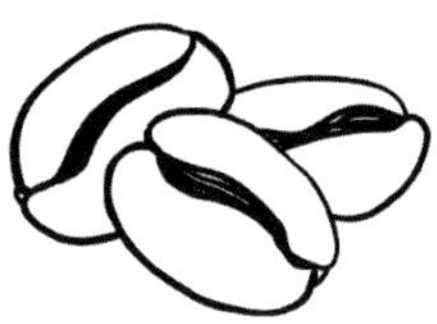

5. TIKTA (bitter): Entgiftend und entzündungshemmend

Der bittere Geschmack setzt sich aus den Elementen Luft und Raum zusammen und wirkt kühl, leicht und austrocknend. Er wirkt direkt auf die Bauchspeicheldrüse, die Milz, die Leber und die Gallenblase. Beispiele für den bitteren Geschmack sind Kurkuma, Neem, Bockshornklee, Rucola und Löwenzahn. Wie bereits erwähnt, gilt der süße Geschmack als der beste für gesunde Menschen, während bei Krankheiten der bittere Geschmack bevorzugt wird, da er stark entgiftend, antibakteriell, antimykotisch und entzündungshemmend wirkt. In der Tat sind viele pflanzliche Heilmittel bitter, wie zum Beispiel Kurkuma, Neem, Brennnessel, Artischockenblätter, Löwenzahn und Enzian. Der bittere Geschmack beruhigt Pitta und Kapha, senkt Fieber und fördert die Festigkeit von Haut und Muskeln. Außerdem wirkt er antitoxisch und keimtötend. Da er den Organismus stark austrocknet, kann ein chronischer Überkonsum Vata erhöhen und zu extremer Trockenheit, Gewichtsverlust, Muskel- und Knochenschwund und Schwäche führen.

6. KASHAYA (herb): Reduziert Ödeme und strafft das Gewebe

Der herbe Geschmack setzt sich aus den Elementen Luft und Erde zusammen und hat kühlende und austrocknende Eigenschaften. Das Organ, auf das er direkt wirkt, ist der Dickdarm. Beispiele sind unreife oder grüne Bananen, Granatäpfel, Hülsenfrüchte und Kurkuma. In Maßen gleicht er Pitta und Kapha aus, reduziert Ödeme und Wassereinlagerungen und strafft Haut und Muskeln. Übermäßiger Gebrauch erhöht Vata und führt zu Verstopfung, einer Stagnation des Kreislaufs und Krämpfen; langfristiger Missbrauch kann zu Auszehrung und neuromuskulären Vata-Störungen wie Parkinson und Multiple Sklerose (MS) führen.

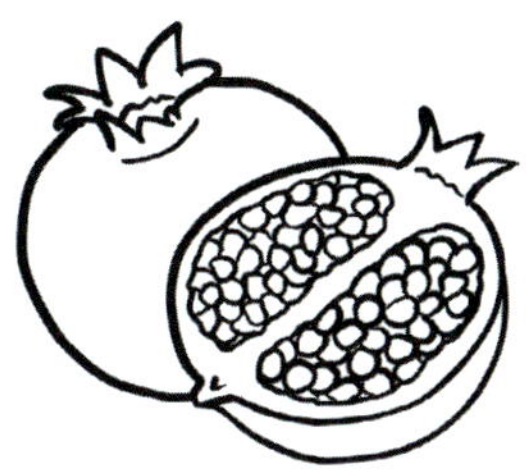

Vata-, Pitta- und Kapha-Konstitutionen werden durch unterschiedliche Geschmacksrichtungen ausgeglichen oder ins Ungleichgewicht gebracht.

	Ausgleichende Geschmacksrichtungen	Ungleichgewicht
VATA	süß, sauer und salzig	scharf, bitter und adstringierend
PITTA	süß, bitter und adstringierend	scharf, sauer und salzig
KAPHA	bitter, scharf und herb	süß, sauer und salzig

Nie wieder ein Jo-Jo-Effekt: Maßgeschneiderte Ernährungskonzepte für Vata-, Pitta- und Kapha-Konstitutionen

Im Ayurveda ist kein Mensch wie der andere, und was für mich passt, tut dir vielleicht überhaupt nicht gut. Deshalb gibt es auch nicht eine Art der Ernährung, die für alle geeignet ist. Uns wird in den Medien oft vorgegaukelt, dass jeder neue Trend – sei es Low Fat, Keto, Paläo,, vegan oder Rohkost – die Lösung für all unsere Verdauungs- und Gewichtsprobleme sei. Die Wahrheit ist jedoch, dass eine bestimmte Ernährungsweise für manche Menschen super funktioniert, für andere aber eben nicht.

Undiet – weil wir alle verschieden sind

Anstatt mich im Medien-Hype zu verlieren, besinne ich mich gerne auf bewährte und lang etablierte Ernährungsmodelle, die auf Konzepten wie Bioindividualität und Saisonalität basieren. Wie der amerikanische Ayurveda-Arzt John Douillard in seinem wunderbaren Buch *The 3-Season Diet* erklärt, passen wir unsere Ernährung ganz natürlich den Jahreszeiten an. Im Winter zum Beispiel ist unser Körper darauf programmiert, Energie zu speichern. Die Ernte im Herbst und Frühwinter ist schwerer und nahrhafter – Wurzelgemüse, Nüsse und Samen. Im Frühjahr, wenn die Wintervorräte aufgebraucht sind und die Natur noch wenig hervorbringt, fasten wir traditionell und ernähren uns Kapha-reduzierend, fettarm und pflanzlich. Die Natur liefert uns reinigendes, bitteres Gemüse wie Brennnesseln, Löwenzahn und Artischocken, um Leber und Galle von der gehaltvollen Winterkost zu entschlacken. In vielen kulturellen und religiösen Traditionen ist der Lenz sogar die Zeit des Fastens. Der Sommer hingegen bietet eine Fülle an saftigem, reifem Obst und Gemüse, und wir ernähren uns von Natur aus eher kühlend und energiereich mit vielen Kohlenhydraten. Du siehst also, dass sich unsere Ernährung im Laufe des Jahres von eiweiß- und fettreich im Winter über vegan und fettarm im Frühling bis hin zu mehr Rohkost und Kohlenhydraten im Sommer dem natürlichen Rhythmus der Jahreszeiten anpasst.

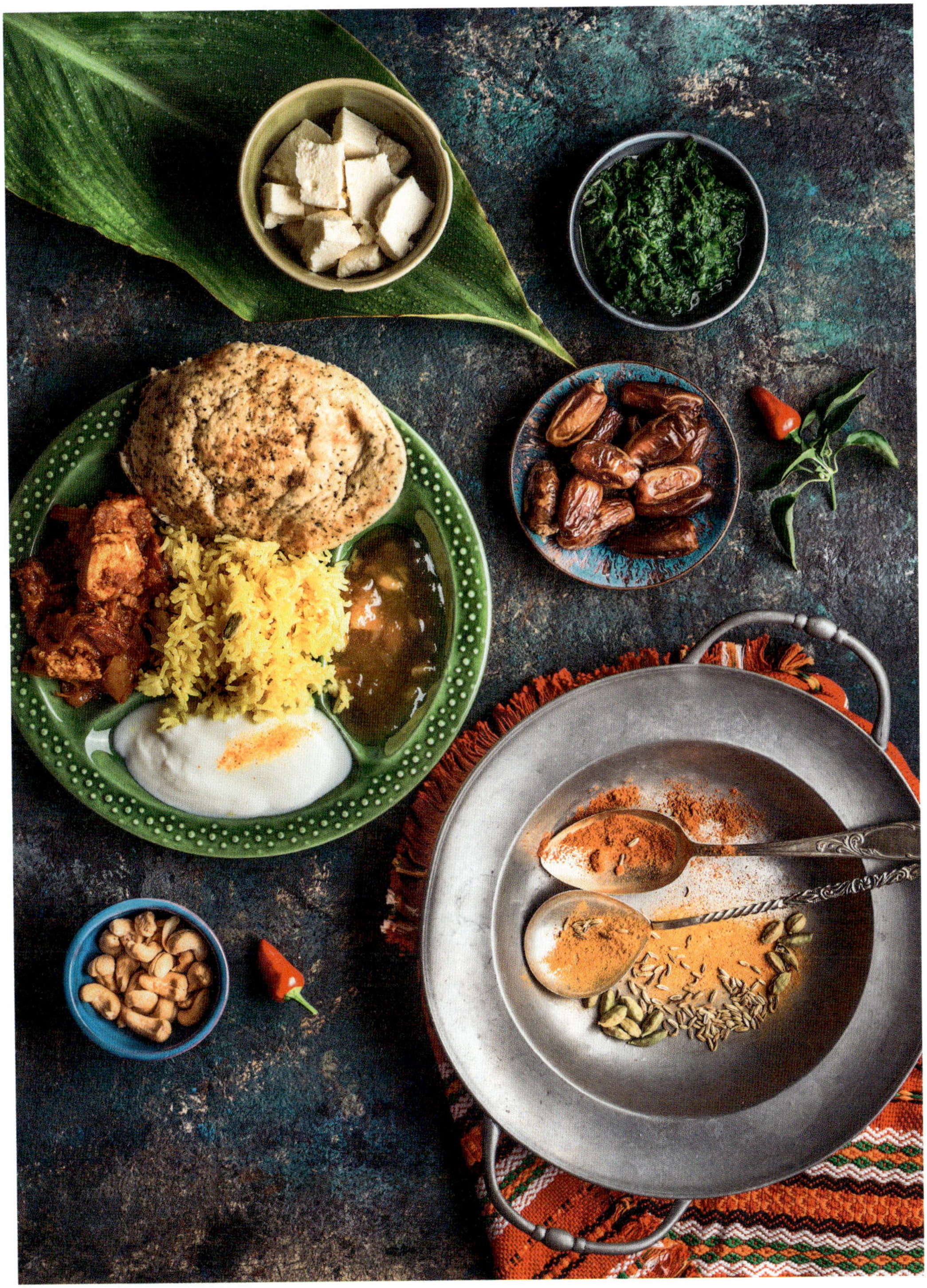

Die passende Ernährung für Vata-Typen

Wir haben festgestellt, dass die Verdauung bei Menschen mit Vata-Konstitution zu unregelmäßigem Appetit und Stuhlgang, Blähungen und Verstopfung neigt. Normalerweise sind der Herbst und der frühe Winter (Oktober bis Januar) die Vata-Zeit. Deshalb treten zu dieser Jahreszeit oft Blähungen, Schmerzen im unteren Rückenbereich, Trockenheit und unregelmäßiger Appetit mit Verstopfung auf. Da das Vata Dosha kalt, leicht und trocken ist, vertragen wir alle im Herbst eher warme, gehaltvollere und nahrhafte Speisen mit vorwiegend süßen, sauren und salzigen Geschmacksrichtungen.

Warme und nahrhafte Speisen

Im Allgemeinen sollten Vata-Typen – oder alle während der Vata-Jahreszeit im Herbst – gekochte und warme Mahlzeiten wie Suppen gegenüber kalten Smoothies und rohen Salaten bevorzugen. Energie- und wärmespendende Getreidesorten wie Quinoa, Amaranth und Hafer sowie erdendes Wurzelgemüse wie Karotten, Rote Bete, Süßkartoffeln und Kürbis helfen Vata-Typen, ihren unruhigen Körper und Geist zu nähren und zu erden. Kleinere Bohnen wie die Mungobohnen oder Linsen (mindestens zwölf Stunden eingeweicht) sind für Vata-Typen, besonders im Herbst, leichter verdaulich als größere weiße Bohnen und Kichererbsen. Milchprodukte sind in der Regel gut verträglich, vor allem heiße Milch mit verdauungsfördernden Gewürzen wie Zimt oder Kardamom, oder Kefir und Frischkäse oder Ziegenkäse. Süße, saftige Früchte wie Feigen, Trauben und Orangen sind besser als herbe Früchte wie Äpfel und Granatäpfel. Von allen Konstitutionen vertragen Vata-Typen am besten tierische Eiweiße wie Eier, Fleisch- oder Knochenbrühe und ölhaltige Fische wie Sardinen, Makrelen und Wildlachs. Dunkles, fetthaltiges Fleisch wie Hähnchenschenkel, Lamm, Rind und Leber sind empfehlenswert, sollten jedoch immer in kleinen Mengen, langsam gegart und gut gewürzt verzehrt werden, um sie optimal verdauen zu können.

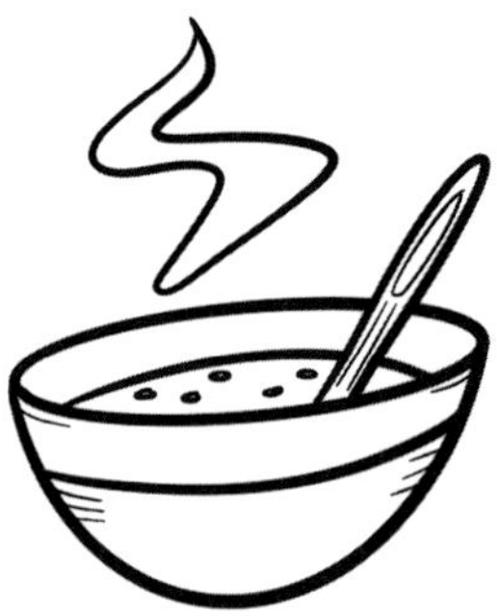

VATA- ODER HERBST- UND WINTER-LISTE

Früchte	Aprikosen, Avocados, Bananen, Beeren, Kirschen, Datteln, Feigen, Grapefruit, Trauben, Kiwis, Zitronen, Melonen, Orangen, Pfirsiche, Pflaumen, Erdbeeren. Süße und saure Früchte wirken ausgleichend.
Gemüse	Spargel, Rote Bete, Karotten, Gurken, Fenchel, grüne Bohnen, Lauch, Okra, Oliven, Zwiebeln, Pastinaken, Erbsen, Süßkartoffeln, Kürbis, Portulak, Spinat, Brunnenkresse, Zucchini. Gekochtes Gemüse ist am ausgewogensten. Vermeide rohes Gemüse, besonders im Herbst und Winter.
Getreide	Hafer, Quinoa, (Basmati-)Reis, alte Weizensorten wie Emmer, Einkorn oder Dinkel.
Hülsenfrüchte	Mungobohnen, rote, gelbe und grüne Linsen, Tempeh und Tofu.
Milchprodukte	Butter, Ghee, Milch und Frischkäse (Ricotta, Mozzarella), Joghurt, Kefir.
Nüsse und Samen	Mandeln, Paranüsse, Cashewnüsse, Chiasamen, Leinsamen, Haselnüsse, Hanfsamen, Pekannüsse, Pinienkerne, Pistazien, Kürbiskerne, Macadamianüsse, Sesamsamen, Sonnenblumenkerne, Walnüsse.
Öle	Butter, Ghee, Kokosöl, Hanföl, Olivenöl, Kürbiskernöl (immer unraffiniert und kalt gepresst).
Tierische Produkte	Eier, Rind, Lamm, Huhn, Pute (dunkles Fleisch), Ente, fetter Fisch (Sardellen, Sardinen, Bonito, Wildlachs).
Süßungsmittel	Kokoszucker, Honig, Melasse, Ahorn- oder Dattelsirup.
Gewürze	Basilikum, Lorbeer, Kardamom, Zimt, Nelken, Koriander, Kümmel, Dill, Fenchel, Ingwer, Muskatnuss, Oregano, Petersilie, Rosmarin, Thymian.
Getränke	Mandel-, Hanf-, Hafer- oder Reismilch (immer warm und gut gewürzt); Chai, Getreidekaffee; Kräutertees (Kamille, Fenchel, Ingwer, Honigbusch, Zitronenmelisse, grüner Hafer, Rooibos, Tulsi); (kräftiger und vollmundiger) Rotwein.

Die passende Ernährung für Pitta-Typen

Menschen mit Pitta-Konstitution haben in der Regel eine kräftige Verdauung und einen großen Appetit, können aber zu Übersäuerung, Sodbrennen, Verdauungsstörungen und Durchfall neigen. Besonders in den Sommermonaten (Juni bis September) kann es aber auch bei anderen Konstitutionstypen zu einem Übermaß an Feuer im Körper kommen. Da die Qualitäten von Pitta heiß, leicht und ölig sind, sind im Sommer eher kühlende und fettarme Nahrungsmittel sowie süße, bittere und herbe Geschmäcker zu empfehlen.

Eine basische Ernährung

Generell sollten sich Menschen mi Pitta-Konstitution basisch ernähren, da sie konstitutionell schnell zu Übersäuerung neigen. Alkalische Getreidesorten wie Basmatireis und Hirse sowie entzündungshemmendes und blutreinigendes grünes Blattgemüse wie Löwenzahn, Rucola, Mangold, Grünkohl und Brennnesseln helfen, Hitze auszuleiten. Süße, saftige Früchte wie Pfirsiche, Nektarinen und Melonen sowie kühlende Öle wie Ghee oder Kokosnussöl und frische Milchprodukte wie Ricotta oder Mozzarella sind ebenfalls gut für die Pitta-Konstitution. Bei tierischem Eiweiß sind weißes Fleisch wie Hühner- oder Putenbrust und Süßwasserfische wie Forelle, die eher kühlend wirken, besser geeignet.

PITTA- ODER SOMMER-LISTE

Früchte	Äpfel, Aprikosen, Avocados, Beeren, Kirschen, Datteln, Feigen, Trauben, Melonen, Birnen, Pflaumen, Granatäpfel, Wassermelonen. Süße Früchte wirken ausgleichend, saure Früchte wirken Pitta erhöhend.
Gemüse	Artischocken, Spargel, Rüben, Brokkoli, Rosenkohl, Blumenkohl, Gurken, Sellerie, grüne Bohnen, Topinambur, grüner Salat, Pilze, Okra, Petersilie, Erbsen, (Süß-)Kartoffeln, Kürbis, Portulak, Zucchini. Süße und bittere Gemüsesorten wirken ausgleichend.
Getreide	Hirse, Hafer, (Basmati-)Reis, Quinoa, Urweizen wie Emmer, Einkorn oder Dinkel.
Hülsenfrüchte	Alle Hülsenfrüchte wirken ausgleichend, zum Beispiel grüne, gelbe und rote Linsen, Kichererbsen, Saubohnen, Kidneybohnen, Mungobohnen, weiße Bohnen, Spalterbsen und Tofu.
Milchprodukte	Butter (ungesalzen), Ghee, Frischkäse (Mozzarella, Ricotta, Frischkäse), Kuh- oder Ziegenmilch.
Nüsse und Samen	Kokosnuss, Chiasamen, Hanfsamen, Kürbiskerne, Sesamsamen, Sonnenblumenkerne.
Öle	(ungesalzene) Butter, Ghee, Kokosnuss- und Olivenöl (kalt gepresst und unraffiniert).
Tierische Produkte	Eier, Huhn und Pute (Brust), Süßwasser- oder weißfleischiger Fisch.
Süßungsmittel	Ahornsirup, Dattelsirup, Kokosblütenzucker.
Gewürze	Koriander, Kümmel, Dill, Fenchel, Minze, Safran, Kurkuma.
Getränke	Reis-, Hafer- oder Kokosmilch; Granatapfel- oder grüne Säfte; Getreidekaffee; grüner oder weißer Tee; Kräutertees (Kamille, Löwenzahn, Fenchel, Honigbusch, Jasmin, Süßholz, Zitronenmelisse, Brennnessel, grüner Hafer, Pfefferminze, Rose, Rooibos); Bier, trockener Weißwein.

Die passende Ernährung für Kapha-Typen

Der Kapha-Typ hat im Allgemeinen eine träge Verdauung und neigt zu Wassereinlagerungen, Verschleimung und Übergewicht. Im Spätwinter und Frühling (Februar bis Mai) ist bei uns allen das Kapha etwas erhöht, was mit Schlappheit, Depression und Frühjahrsallergien einhergeht. Da Kapha schwer, kalt und ölig bzw. feucht ist, sind leichte, trockene und warme Nahrungsmittel sowie bittere, scharfe und herbe Geschmacksrichtungen für uns im Frühling am besten geeignet.

Im Frühling am besten kohlenhydratarm und pflanzlich essen

Generell gilt, dass Kapha-Typen – oder alle während der Frühlingszeit – sich am besten eher kohlenhydratarm ernähren und vor allem Teigwaren wie Brot und Kuchen meiden. Stattdessen sollten sie den größten Teil ihrer Kohlenhydratzufuhr aus Gemüse beziehen, vor allem aus Blattgemüse, Artischocken und Kreuzblütlern wie Brokkoli, Blumenkohl und Kohl. Herbes Obst wie Beeren oder Granatäpfel ist besser geeignet als zu süßes und saftiges Obst wie Melonen oder Trauben. Pflanzliches Eiweiß wie Linsen und Bohnen sind in der Regel besser geeignet als das gehaltvollere tierische Eiweiß. Vor allem kalte Milchprodukte (Milch, Käse, Joghurt, Eis) sollten vermieden werden. Gelegentlich sind ein wenig Ziegenkäse oder Ziegenkefir mit einer großzügigen Prise schwarzem Pfeffer auch erlaubt.

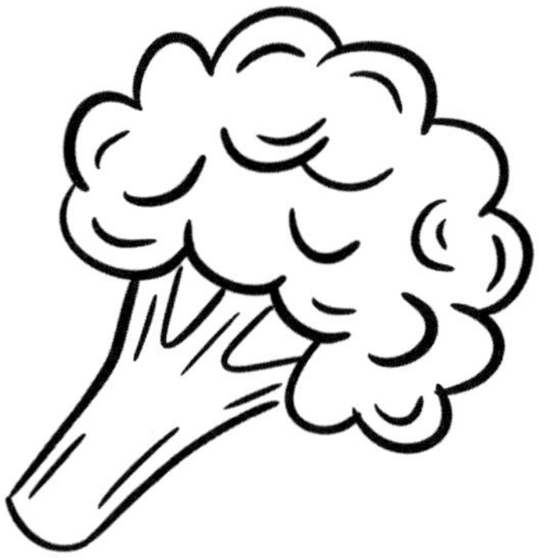

KAPHA- ODER FRÜHJAHRS-LISTE

Früchte	Äpfel, Aprikosen, Beeren, Kirschen, Birnen, Granatäpfel. Süße und saure Früchte wirken erhöhend, herbe Früchte ausgleichend.
Gemüse	Artischocken, Spargel, Rote Bete, Brokkoli, Rosenkohl, Kohl, Karotten, Blumenkohl, Auberginen, grüne Bohnen, Topinambur, Kohl, Lauch, Pilze, Okra, Zwiebeln, Petersilie, Erbsen, Paprika, Kartoffeln, Portulak, Spinat, Sprossen, Rüben. Scharfes und bitteres Gemüse wirkt ausgleichend. Süßes, saftiges Gemüse wirkt Kapha erhöhend.
Getreide	Buchweizen, Hirse, Mais (Polenta), Basmatireis, Roggen.
Hülsenfrüchte	Alle Hülsenfrüchte wie rote, gelbe und grüne Linsen, Kichererbsen, Fava-Bohnen, Mungobohnen, Marine-Bohnen, Pintobohnen und Spalterbsen wirken ausgleichend.
Milchprodukte	Ghee; vermeide die meisten anderen Formen mit Ausnahme von kleinen Mengen Ziegenkäse und Ziegenmilchkefir.
Nüsse und Samen	Chiasamen, Leinsamen, Hanfsamen, Kürbiskerne, Sonnenblumenkerne.
Öle	Ghee, Kokos-, Hanf-, Oliven- und Leinsamenöl (unraffiniert und kalt gepresst).
Tierische Produkte	Eier, Hühner- und Putenbrust, weißfleischige Fische ohne Fett (Seebarsch, Goldbrasse, Kabeljau, Seezunge).
Süßungsmittel	Honig
Gewürze	Basilikum, schwarzer Pfeffer, Kardamom, Chili, Zimt, Nelken, Koriander, Kreuzkümmel, Bockshornklee, Ingwer, Minze, Senfkörner, Muskatnuss, Oregano, Paprika, Petersilie, Rosmarin, Salbei, Thymian, Kurkuma.
Getränke	Reis- oder Hanfmilch; Granatapfel- oder grüne Säfte; weißer, grüner oder schwarzer Tee; Pu-Erh-Tee; würziger Chai; Kaffee; Kräutertees (Kamille, Zimt, Nelke, Ingwer, Linde, Brennnessel, Rooibos, Salbei, Thymian, Tulsi); trockener Weiß- oder Rotwein.

Verkannte Superfoods: Die Wirkungspower von Kräutern und Gewürzen

Wie wir im vorigen Kapitel gesehen haben, können wir Gewürze nicht nur für Geschmack und Aroma, sondern auch für ihre wunderbare Heilkraft einsetzen. Jeder, der schon einmal in Indien war, wird sich an die aromatische Verwendung von Chili, Senfkörnern, Kurkuma und Curryblättern in vielen indischen Gerichten erinnern. Und viele Reisende in Südostasien können nicht genug von den duftenden Currys bekommen, die in Kokosmilch gekocht und mit Ingwer, Kurkuma, Galgant, Limettenblättern und Zitronengras gewürzt werden. Leider verwenden wir in Europa und den USA traditionell oft nur Salz und schwarzen Pfeffer und vielleicht gelegentlich frische Kräuter wie Basilikum oder Thymian. Das ist schade, denn Gewürze werden seit Jahrtausenden für ihr Aroma und ihre Heilwirkung geschätzt. Ich möchte dich jetzt dazu einladen, dir dein ganz individuelles medizinisches und kulinarisches Gewürzkabinett zusammenzustellen. Für mich sind Gewürze Persönlichkeiten, deshalb habe ich sie dir hier einfach – fast wie beim Speed-Dating – in Gruppen mit ähnlichem Charakter und ähnlicher Wirkungskraft kurz vorgestellt.

BELLY BABES

Diese Gruppe von Gewürzen ist fantastisch bei allen Arten von Verdauungsproblemen, insbesondere bei Sodbrennen, Blähungen und Völlegefühl.

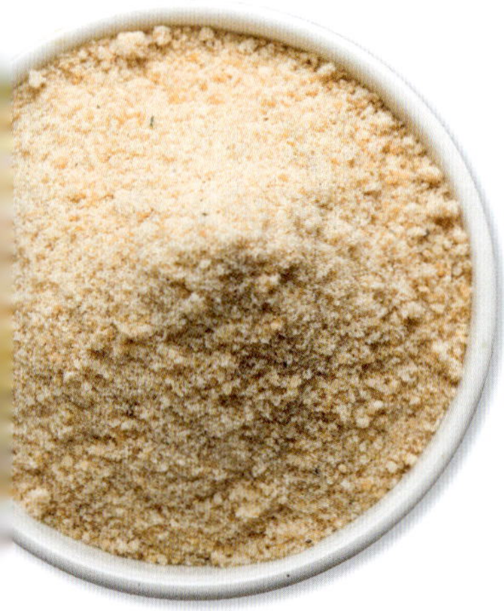

ASAFOETIDA/HING (Ferula asafoetida)

Dieses schwefelhaltige Harz ist im Ayurveda ein beliebtes Verdauungsmittel, da es Agni stärkt, Blähungen und Völlegefühl beseitigt und eine gesunde Darmflora unterstützt. Es verleiht jedem Gericht einen herrlich scharfen, knoblauchartigen Geschmack.

Balanciert: Vata (V) und Kapha (K)
Erhöht: Pitta (P)

FUN FACT

Die Perser nannten das intensive Gewürz »Götterspeise«, die Römer mochten es nicht und nannten es treffend »stinkendes Gummi« *(asa foetida)*.

VERWENDUNG:

Asafoetida ist ein sehr pikantes Gewürz, deshalb reicht eine kleine Menge völlig aus: Ein halber Teelöffel Pulver entspricht zwei Knoblauchzehen oder einer halben Tasse gehackten Zwiebeln. Da es ein hervorragendes Karminativum ist, das Blähungen und Völlegefühl vorbeugt, verwende ich es immer zusammen mit Bohnen- oder Linsengerichten und Kreuzblütlern wie Blumenkohl und Brokkoli.

ZIMT (Cinnamomum verum/zeylanicum/aromaticum)

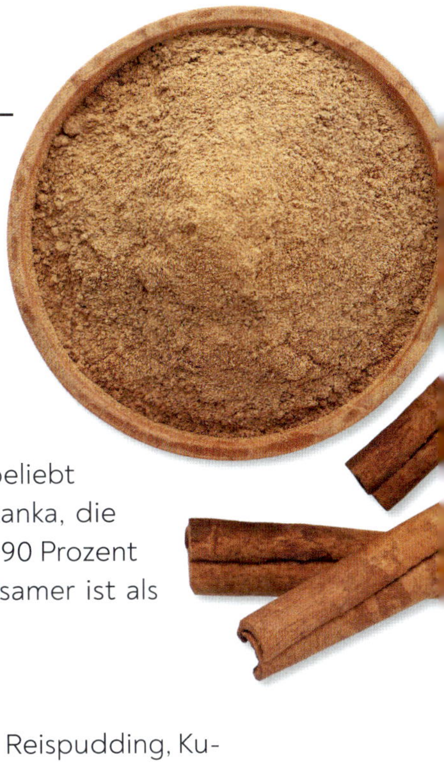

Dieser Allrounder kann zu jeder Tageszeit verwendet werden – im Haferbrei am Morgen, in der Suppe am Mittag, im Apfelkuchen am Nachmittag und im Sonntagsbraten.

Balanciert: Vata (V) und Kapha (K)
Erhöht: Pitta (P)

FUN FACT

Obwohl er weltweit schon seit Langem bekannt und immens beliebt ist, stammt der Ceylon-Zimt von der kleinen Inselnation Sri Lanka, die früher Ceylon hieß. Das Land produziert auch heute noch rund 90 Prozent des weltweit gehandelten Ceylon-Zimts, welcher weitaus heilsamer ist als der verbreitete und billigere Cassia-Zimt.

VERWENDUNG

Zimt schmeckt fantastisch im Porridge oder Müsli, in Apfelmus, Reispudding, Kuchen und in Keksen. Ich verwende ihn auch in vielen herzhaften Gerichten, zum Beispiel mit etwas Kümmel und Muskatnuss bei Ofengemüse, in der Kürbissuppe, im Bohneneintopf oder in einem Linsencurry. Wenn man Zimt auf Apfel- oder Birnenschnitze streut, wird das Obst Vata-freundlicher und verursacht weniger Blähungen.

FENCHEL (Foeniculum vulgare)

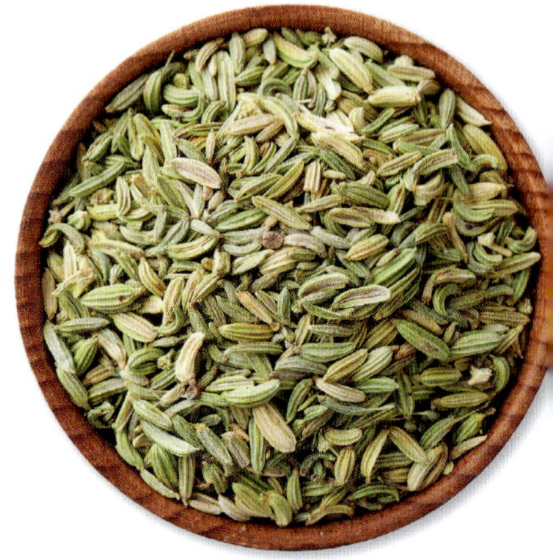

Süß und mit einem Hauch von Lakritze – Fenchel passt hervorragend zu Fleisch- oder Kohlgerichten. Er ist eines der besten Kräuter für die Verdauung, stärkt Agni, ohne Pitta zu erhöhen, löst Krämpfe und vertreibt Blähungen.

Balanciert: Vata (V), Pitta (P) und Kapha (K)

FUN FACT

Fenchelsamen sind dafür bekannt, dass sie den Atem erfrischen und die Verdauung fördern. Daher sind sie in Indien Teil der bunten Verdauungsmischung *mukhwas*, die am Eingang jedes Restaurants angeboten wird, um nach dem Essen für frischen Atem zu sorgen und die Verdauung anzuregen.

ANWENDUNG

Ich röste Fenchelsamen oft, bis sich ihr Aroma entfaltet und sie goldgelb werden. Dann mahle ich sie in einem Mörser mit Stößel oder in einer Gewürzmühle und gebe sie zu Gerichten oder Tees. Besonders gut passt Fenchel zu Kohl. Dafür die ganzen Samen einfach in Ghee anrösten, Zwiebeln und in dünne Scheiben geschnittenen Weißkohl dazugeben und anbraten, bis alles karamellisiert.

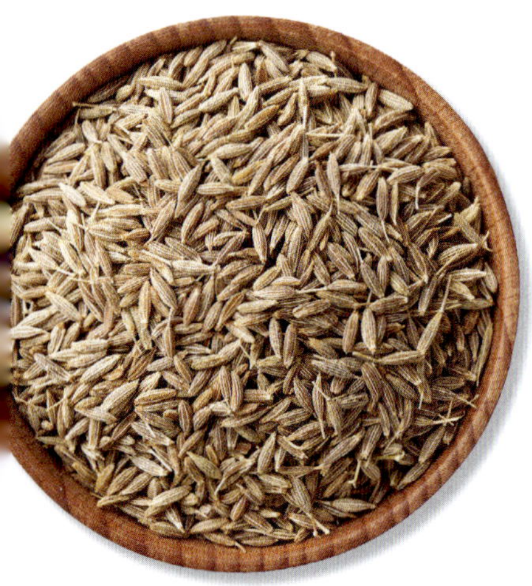

KREUZKÜMMEL (Cuminum cyminum)

Ein weiterer Allrounder. Leicht rauchig und erdig, besonders geröstet, wird Kreuzkümmel in vielen Gerichten des Nahen Ostens, Indiens und Mexikos verwendet. Er passt besonders gut zu Fleisch und Bohnen oder Linsen. Kümmel fördert die Verdauung und die Absorption und wirkt hervorragend bei Blähungen, Völlegefühl, Malabsorption und Durchfall.

Balanciert: Vata (V), Pitta (P) und Kapha (K)
Erhöht: Pitta (P), im Übermaß

FUN FACT

Im Mittelalter glaubte man, dass Kreuzkümmel Hühner und Geliebte davon abhalten würde, davonzulaufen.

VERWENDUNG

Ganze Kreuzkümmelsamen werden zu Beginn des Kochens verwendet, in etwas Ghee geröstet, um ihr Aroma zu entfalten. Auch wenn in einem Rezept Kreuzkümmelpulver verlangt wird, röste ich die Samen zuerst in einer Pfanne ohne Fett und mahle sie dann frisch zu Pulver. Probiere es aus, und du wirst nie wieder zum eher geschmacklosen Kümmelpulver zurückkehren. Kreuzkümmel passt hervorragend zu Gurken, Linsen und Bohnen, zu Kreuzblütlern wie Brokkoli oder Kohl, zu Fleisch und zu mexikanischen oder indischen Gerichten.

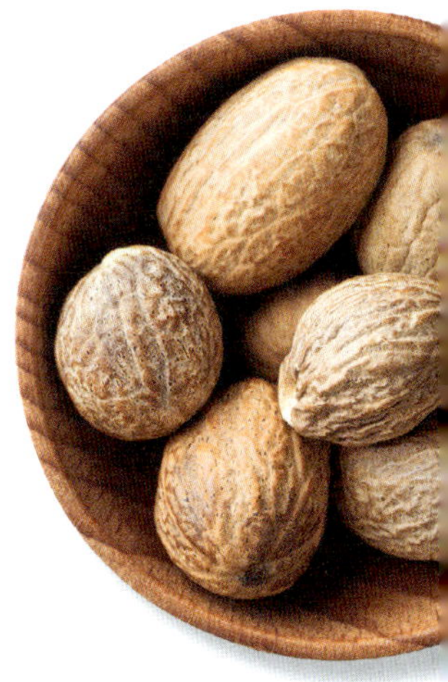

MUSKATNUSS (Myristica fragrans)

Das süßlich-scharfe, nussartige Gewürz wird viel zu wenig verwendet und eignet sich nicht nur hervorragend für Backwaren, sondern auch für Currys und Nudelgerichte. Es passt besonders gut zu Salbei und Kürbis.

Balanciert: Vata (V) und Kapha (K)
Erhöht: Pitta (P)

FUN FACT

Die Frucht des Muskatnussbaumes ähnelt in ihrer Form einem Pfirsich und wird Muskatapfel genannt. Bei Reife spaltet sich die Frucht in zwei Hälften und gibt eine kleine Nuss frei, die von einem Netz roter, wachsartiger Bänder (Muskatblüte) umgeben ist. Die Muskatblüte, die der Muskatnuss geschmacklich sehr ähnlich ist, ist weniger bekannt, wird aber gerne als ein pfeffrigeres Gewürz vor allem in Reisgerichten verwendet.

ANWENDUNG

Muskatnuss wird traditionell in Milch, Kuchen oder in Pudding verwendet, aber ich mag sie ebenso in Dal und in Kürbis- oder Linsensuppe. Ein Viertel Teelöffel voll Nuss gerieben und abends in Milch gekocht, ist ein gutes Mittel gegen

Schlaflosigkeit. Muskat bitte immer als ganze Nuss kaufen und frisch reiben, da sie viele wertvolle ätherische Öle enthält, die sich schnell verflüchtigen.

FIERY FLAMES

Diese Gewürzgruppe regt eine träge Verdauung und einen trägen Stoffwechsel an, sie wirkt gegen Appetitlosigkeit, Verschleimung, Lymphstau sowie Kreislaufschwäche.

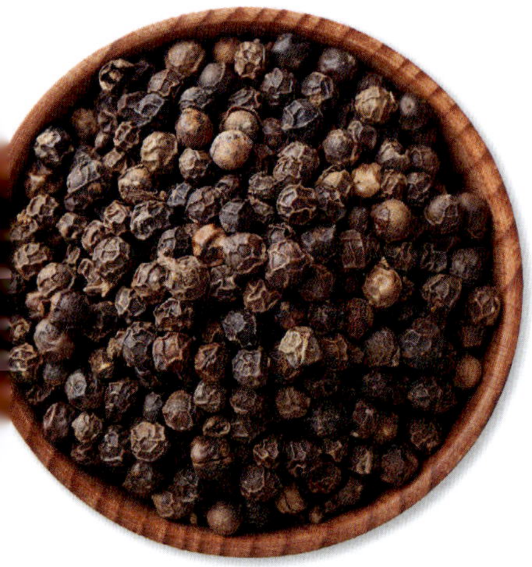

SCHWARZER PFEFFER (Piper nigrum)

Neben Salz ist schwarzer Pfeffer das weltweit beliebteste Gewürz, das jedem Gericht Schärfe und Würze verleiht und die Fettverbrennung anregt.

Balanciert: Vata (V) und Kapha (K)
Erhöht: Pitta (P), und Vata (V) im Übermaß

FUN FACT

Schwarze Pfefferkörner sind bei der Ernte grün und verfärben sich beim Trocknen. Weißer Pfeffer ist schwarzer Pfeffer ohne Schale. Die teuerste Sorte, der rote Pfeffer, entsteht, wenn die Beeren länger als normal an der Pflanze bleiben.

VERWENDUNG

Schwarzer Pfeffer passt eigentlich zu allem, besonders zu Gemüse- und Fleischgerichten, Bohnen, Currys und Nudeln. Mein Lehrer, Dr. Lad, empfiehlt immer, Käse mit ein wenig frisch gemahlenem schwarzem Pfeffer zu essen, da er die schleimbildende Wirkung von Milchprodukten reduziert. Schwarzen Pfeffer solltest du immer frisch mahlen, da sich der scharfe und wirksame Inhaltsstoff *Piperin* mit der Zeit durch Licht und Luft in das geschmacksneutrale und wirkungslose *Isochavicin* umwandelt. Deshalb schmeckt auch das Pfefferpulver aus dem Streuer in den meisten Restaurants oft nur nach Sägemehl.

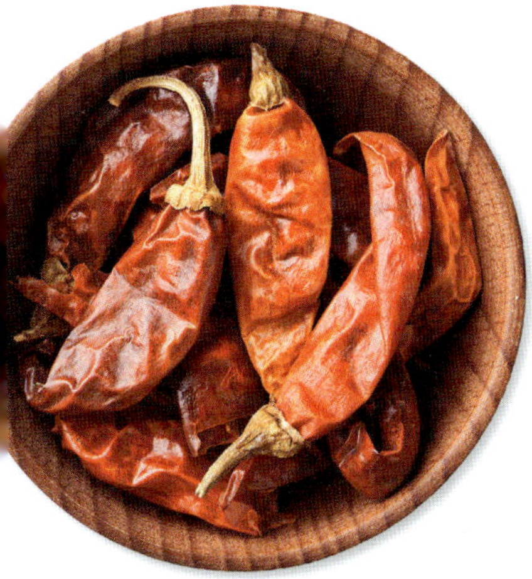

CHILI (Capsicum annuum)

Das schärfste aller Gewürze verleiht fast jedem Gericht Pep und ist ein Muss für Currys, asiatische Pfannengerichte und mexikanische Gerichte. Chili regt den Kreislauf und die Verdauung an, vertreibt innere Kälte und hilft, die Verdauung und den Stoffwechsel anzukurbeln.

Balanciert: Vata (V) und Kapha (K)
Erhöht: Pitta (P), Vata (V) langfristig und im Übermaß

FUN FACT

Die asiatische Küche ist ohne die Schärfe von Chili undenkbar. Chilischoten stammen allerdings nicht aus Indien (oder Südostasien), sondern wurden erst nach der Eroberung durch die Spanier um das Jahr 1500 aus Mittel- und Südamerika in die Welt gebracht.

VERWENDUNG

Chili wird gerne frisch oder als Pulver in Suppen, Currys, mexikanischen, indischen und südostasiatischen Gerichten verwendet. Geheimtipp: Wenn ich nach Indien oder in andere tropische Länder reise, wo Hygiene oft fraglich ist und nicht selten Lebensmittelvergiftungen auftreten, bestelle ich mein Essen immer scharf oder frage nach extra Chili, als Vorbeugung gegen Parasiten, Würmer und Bakterien.

GEWÜRZNELKEN (Syzygium aromaticum)

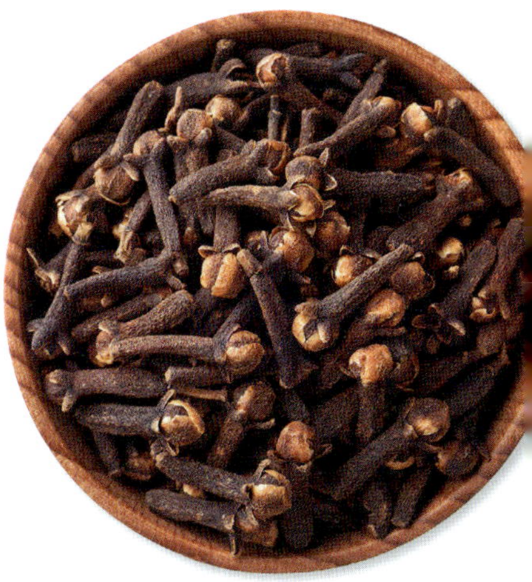

Das süß-scharfe Gewürz ist nicht nur der Star des berühmten indischen Masala-Chai-Tees, sondern wirkt auch stark antibakteriell und antimykotisch.

Balanciert: Vata (V) und Kapha (K)
Erhöht: Pitta (P)

FUN FACT

Heute wird Nelkenöl als Schmerzmittel bei Zahnnotfällen eingesetzt. Wenn du also nichts anderes zur Hand hast, kaue eine Gewürznelke als natürliches antibakterielles Betäubungsmittel, um deine Zahnschmerzen zu lindern.

VERWENDUNG

Gewürznelken werden vor allem in Weihnachtsgebäck, Gewürzkuchen und Kompottgerichten verwendet. Ich kombiniere sie aber auch nicht selten mit Zwiebeln, Sternanis und Pfefferkörnern in herzhaften Bohnen- oder Fleischgerichten.

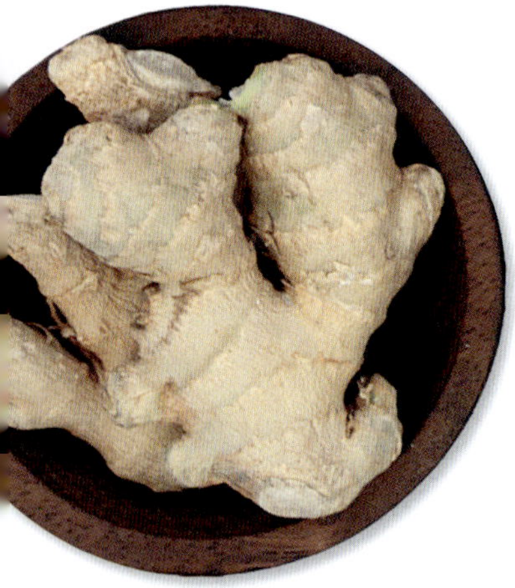

INGWER (Zingiber officinale)

Zusammen mit Zimt ein weiterer Allrounder: fantastisch im Müsli, wunderbar in der Karottensuppe, pikant in asiatischen Pfannengerichten und wohltuend als wärmender Wintertee. Ingwer ist ein ausgezeichnetes wärmendes und entzündungshemmendes Gewürz, das die Verdauung und den Kreislauf anregt, Kopfschmerzen und Arthritis heilt, Blähungen und Bauchkrämpfe lindert. Außerdem ist Ingwer ein ausgezeichnetes Herztonikum.

Balanciert: Vata (V) und Kapha (K)
Erhöht: Pitta (P), in getrockneter Form und/oder im Überschuss

FUN FACT

Das Wort »Ingwer« stammt aus dem Sanskrit *srngaveram* (*srngam* = Horn; *vera* = Körper), was sich wahrscheinlich auf die knarzige Form des Ingwers bezieht.

VERWENDUNG

Frischen Ingwer verwende ich für fast alles, aber besonders gut schmeckt er in Currys, asiatischen Wok-Gerichten, Chutneys und Desserts. Mein Lieblingstee im Winter ist ein abgekochter Sud aus Ingwer und Gojibeeren (im Rezeptanhang als FEUERZAUBER-TEE zu finden, siehe Seite 216).

SOOTHING SQUAD

Diese Gruppe von Gewürzen hilft bei Übersäuerung, Überhitzung und Entzündungen.

KARDAMOM (Elettaria cardamomum)

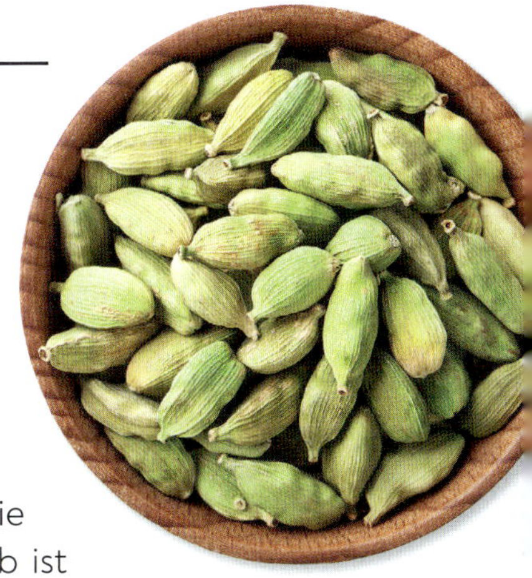

Ein belebendes, exotisches, aromatisches indisches Gewürz, das sich hervorragend für Kaffee, Desserts und Kekse eignet. Kardamom fördert die Verdauung, erhellt die Stimmung und unterstützt das Herz.

Balanciert: Vata (V), Pitta (P) und Kapha (K)

FUN FACT

Im Kaffee hilft Kardamom, den Säuregehalt zu reduzieren und die Wirkung des Koffeins auf die Nebennieren zu mildern. Deshalb ist es im Nahen Osten schon sehr lange Tradition, dem Kaffee Kardamomsamen hinzuzufügen.

VERWENDUNG

Kardamom ist eines meiner Lieblingsgewürze für Kekse, Kuchen und rohe Dattelbällchen, aber ich verwende ihn auch gerne in Currys, Kürbissuppe und im morgendlichen Porridge. Du kaufst Kardamom am besten in den kleinen grünen Schoten und mahlst ihn nach Bedarf frisch, da er sehr schnell an Geschmack und Potenz verliert.

KORIANDER (Coriandrum sativum)

Koriandergrün ist ein in der indischen, asiatischen und mexikanischen Küche weitverbreitetes Kraut, an dem sich die Geister scheiden: Manche lieben den hell-intensiven Geschmack, anderen schmeckt er gar nicht. Koriandergrün und auch Koriandersamen sind von Natur aus leicht und kühlend, gleichen alle drei Doshas aus und helfen, Hitze und Entzündungen zu reduzieren.

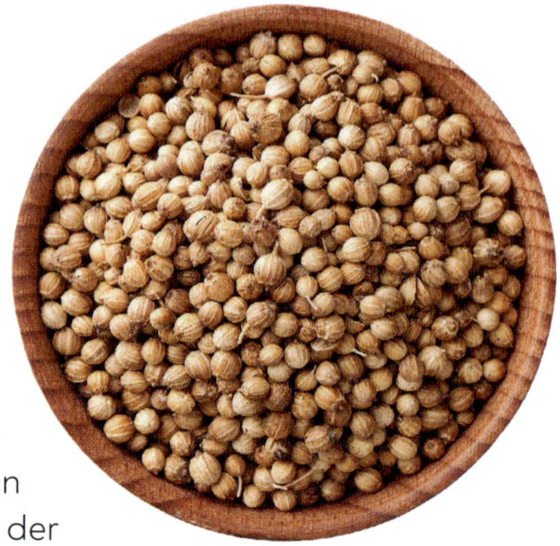

Balanciert: Vata (V), Pitta (P) und Kapha (K)

FUN FACT

Die meisten Menschen empfinden den Geschmack von Korianderblättern als pikant und zitronig, aber eine kleine Gruppe (etwa 10 Prozent der Bevölkerung) nimmt den Geschmack von Koriander als seifig wahr. Dies hängt mit einem Gen zusammen, das den Wirkstoff Aldehyd erkennt, der zufällig auch in Seife vorkommt.

VERWENDUNG

Die frischen Blätter werden in vielen südasiatischen Gerichten wie Currys, Chutneys und Salaten, in der chinesischen und thailändischen Küche sowie in der mexikanischen Küche, insbesondere in Salsa und Guacamole, verwendet. Korianderblätter binden zusammen mit Knoblauch, Chlorella und Bärlauch nachweislich Schwermetalle, besonders Quecksilber. Deshalb nehme ich immer etwas davon ein, wenn ich Fisch oder Meeresfrüchte esse.

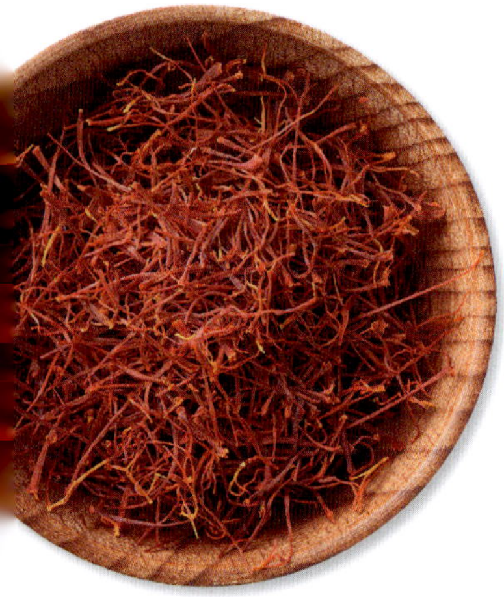

SAFRAN (Crocus sativus)

Das teuerste Gewürz der Welt hat einen milden, aber einzigartigen Geschmack und verleiht Gerichten eine tiefgelbe Farbe. Es wird in Süßspeisen, Tees und vor allem in internationalen Reisgerichten wie der spanischen Paella, dem italienischen Risotto und dem iranischen Juwelenreis verwendet. Aus ayurvedischer Sicht ist Safran ein wichtiges Tonikum für das weibliche Fortpflanzungssystem, da er eine besondere Affinität zu Blut und zur Leber hat und auch die Gebärmutter nährt.

Balanciert: Vata (V), Pitta (P) und Kapha (K)

FUN FACT

Die tiefrote Farbe weist auf die besondere Qualität des Safrans hin, denn sie bedeutet eine höhere Konzentration des Wirkstoffs *crocin*, der für die tiefrote Farbe verantwortlich ist. Gefälschter Safran wird oft aus ähnlich aussehenden Stoffen wie Färberdistel, Kurkuma und gefärbter Maisseide hergestellt. Gefälschten Safran erkennt man mit einem einfachen Wassertest. Gibt man einige Fäden in ein Glas Wasser, gibt echter Safran seine Farbe langsam ab und färbt das Wasser leuchtend gelb, während die Fäden rot bleiben. Gefälschter Safran gibt seine Farbe entweder zu schnell oder gar nicht ab, und die Fäden können ihre Farbe vollständig verlieren.

VERWENDUNG

Echter Safran braucht etwa 10 bis 15 Minuten, um die Farbe des Wassers zu verändern, und die feinen Safranfäden können ihr Aroma bis zu zwölf Stunden weiterentfalten, nachdem sie mit heißer Flüssigkeit vermischt werden. Safran schmeckt besonders gut in Reisgerichten, Süßspeisen und in Milch.

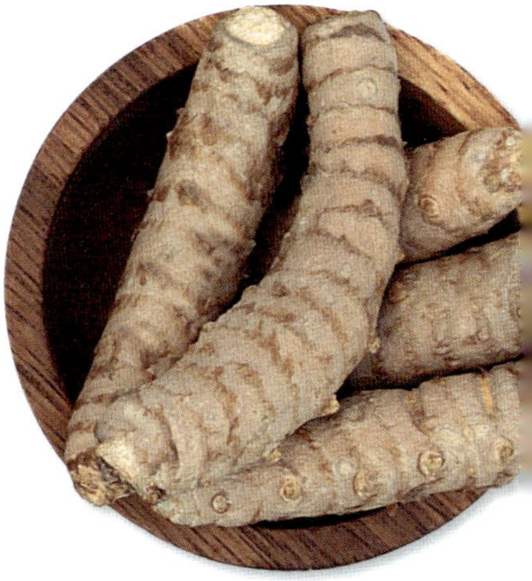

KURKUMA (Curcuma longa)

Kurkuma hat einen neutralen Geschmack, aber eine wunderschöne, sattgelbe Farbe, die Currys und vielen Reisgerichten ihren charakteristischen Look verleiht. Es ist zweifellos mit Abstand eines der wirksamsten Heilmittel in unserem Gewürzschrank: entzündungshemmend, antibakteriell, karminativ, und antibiotisch – ein Allrounder!

Balanciert: Vata (V), Pitta (P) und Kapha (K)
Erhöht: Vata (V) und Pitta (P), langfristig und im Übermaß

FUN FACT

Neben dem Polyphenol Curcumin – dem aktiven Wirkstoff, der Kurkuma so wirksam macht – enthält die Gelbwurz über 300 weitere natürlich vorkommende Inhaltsstoffe, darunter Betacarotin, Ascorbinsäure, Kalzium, Flavonoide, Ballaststoffe, Eisen, Niacin, Kalium, Zink und andere Nährstoffe. Deshalb bevorzugen wir im Ayurveda gerne die ganze Wurzel (frisch oder pulverisiert) anstatt eines Extraktes, der auf den Inhaltsstoff Curcumin reduziert ist.

VERWENDUNG

Ich verwende Kurkuma für ALLES! Besonders gut macht sich Kurkuma in Suppen, Currys und Reisgerichten. Da Curcumin fettlöslich ist, solltest du Kurkuma am besten immer mit etwas Öl und einer Prise schwarzem Pfeffer kombinieren, um die Aufnahme und Verstoffwechselung zu optimieren. Ein wahres Superfood ist KURKUMA-GHEE (siehe Seite 234). Dies kann täglich als Butterersatz zum Backen und zum Kochen verwendet werden.

ZESTY ZING

Diese Gewürzgruppe ist bekannt für ihre aromatischen Öle, die die Atemwege öffnen, die Stimmung heben, die Verdauung fördern und den Kreislauf anregen.

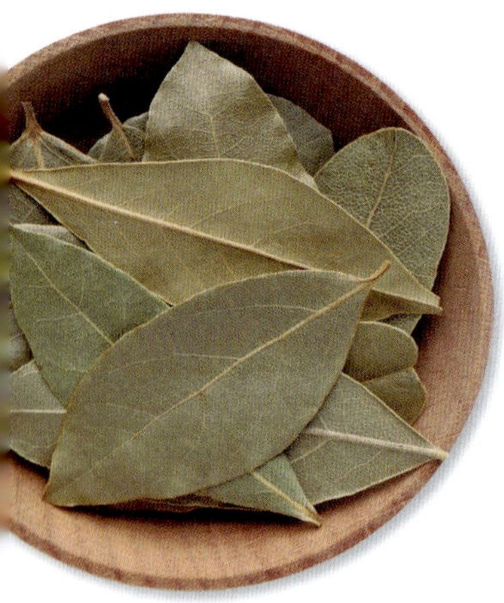

LORBEERBLÄTTER (Laurus nobilis)

Dieses bescheidene Blatt, dessen Erfolgsgeschichte bis in die griechische Antike zurückreicht, verleiht Suppen, Eintöpfen, Fisch- und Nudelsaucen einen wunderbar würzigen und hellen Geschmack. Lorbeerblätter wirken appetitanregend und verdauungsfördernd und stärken den Kreislauf.

Balanciert: Vata (V) und Kapha (K)
Erhöht: Pitta (P)

FUN FACT

Historisch gesehen war die medizinische Verwendung des Lorbeers schon immer wichtig. Bei den Römern wurde er als Tee getrunken und in Bädern als Rheumamittel verwendet; die Blätter und die Beeren wurden sogar zur Behandlung von Lebererkrankungen verwendet. Im Mittelalter, zusammen mit Knoblauch, wurde er zum Schutz vor Seuchen benutzt.

VERWENDUNG

Ich gebe fast immer ein oder zwei Lorbeerblätter zu allen Linseneintöpfen und auch zur Knochenbrühe, um sie bekömmlicher zu machen. Für einen klassischen indischen Pilau-Reis lassen sich Lorbeerblätter wunderbar mit schwarzem Pfeffer, Zimt, Kardamom und Gewürznelken kombinieren.

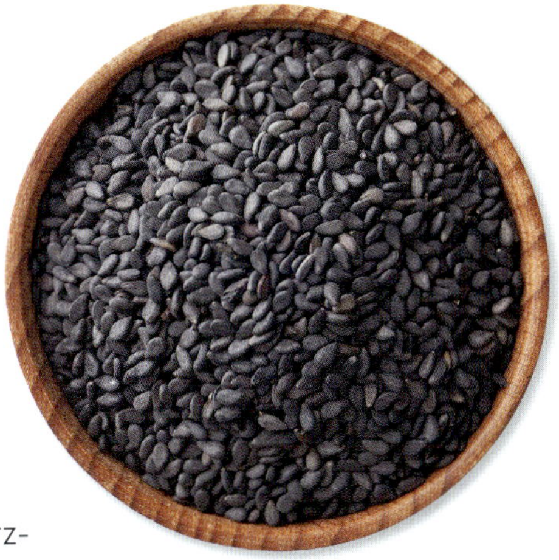

SCHWARZKÜMMEL (Nigella sativa)

Die kleinen schwarzen Samen aus dem Nahen Osten sind ein traditionelles Kraftpaket mit einem würzigen und nussigen Geschmack, der Brot, Börek und Gebäck Aroma und eine knusprige Qualität verleiht. In der (islamischen) Unani-Medizin wird Schwarzkümmel seit Jahrhunderten zur Behandlung von Asthma, Bronchitis, Husten, Rheuma und anderen entzündlichen Erkrankungen eingesetzt. Aus ayurvedischer Sicht hat Schwarzkümmel eine stärkende Wirkung und fördert die Verdauung.

Balanciert: Vata (V) und Kapha (K)
Erhöht: Pitta (P)

FUN FACT

Das *Tibb-e-Nabavi* (Medizinbuch des Propheten Mohammed) besagt, dass die einzige Krankheit, die Schwarzkümmel nicht heilen kann, der Tod ist. Wegen seiner unzähligen Verwendungsmöglichkeiten wird er auch als »Samen des Segens« bezeichnet.

VERWENDUNG

Im Nahen Osten werden die Samen traditionell auf Brot und Gebäck gestreut. Ich verwende die Powersamen gerne in Salaten, Gemüse- oder Fleischgerichten oder in Currys. Ein traditionelles chinesisches Heilmittel gegen Erschöpfung und Nebennierenschwäche besteht darin, einen halben Teelöffel Schwarzkümmelsamen mit Honig zu mischen und morgens auf nüchternen Magen einen halben Teelöffel davon zu essen.

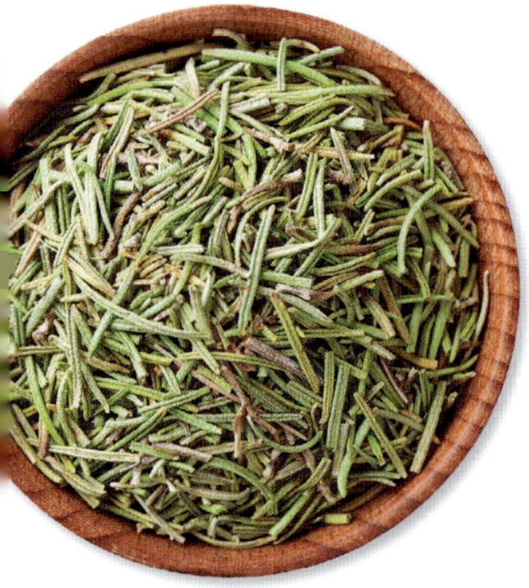

ROSMARIN (Rosmarinus officinalis)

Schönes, kräftiges, kiefernartiges Aroma, das gut zu gebackenen Kartoffeln und gegrilltem Fleisch passt, aber auch auf Sommerkuchen oder in Aprikosenmarmelade sehr gut schmeckt. Der aromatische, scharfe und leicht bittere Rosmarin wirkt wärmend, schweißtreibend und verdauungsfördernd und wird daher bei vielen Vata- und Kapha-Beschwerden eingesetzt.

Balanciert: Vata (V) und Kapha (K)
Erhöht: Pitta (P)

FUN FACT

Im antiken Griechenland wurde Rosmarin zur Räucherung von Tempeln genutzt und zu Girlanden gebunden, die von Gelehrten auf dem Kopf getragen wurden, um das Gedächtnis zu verbessern und den Geist zu beleben.

VERWENDUNG

Rosmarin kann sowohl getrocknet als auch frisch verwendet werden. Sein kiefernartiges, pfeffriges, zitroniges und holziges Aroma passt zu den meisten Gerichten, besonders aber zu Brot wie zum Beispiel Rosmarin-Focaccia, Ofenkartoffeln und Bohnen- oder Linseneintöpfen.

Als aromatisches Kraut wird Rosmarin auch oft mit schwer verdaulichen tierischen Eiweißen wie Fleisch, Huhn oder Fisch kombiniert. Oft tauche ich einen Zweig zusammen mit ein bis zwei Knoblauchzehen und (Bio)-Zitronenschale in eine Flasche Olivenöl und verwende das wunderbar duftende Öl in Salaten oder träufele es über Gemüsegerichte.

THYMIAN (Thymus vulgaris)

Ein weiteres kräftiges und aromatisches mediterranes Kraut, das frisch oder getrocknet verwendet werden kann und hervorragend zu Fleisch oder gebratenem Gemüse passt. Es passt auch in eine würzige Marinade und kann in Olivenöl eingelegt werden. Aus ayurvedischer Sicht ist Thymian scharf, leicht bitter und austrocknend, was ihn zu einem hervorragenden Heilmittel bei Erkältungen, Husten und Verschleimung sowie bei Verdauungsproblemen macht.

Balanciert: Vata (V) und Kapha (K)
Erhöht: Pitta (P)

FUN FACT

Die alten Griechen glaubten fest an die Kraft des Thymians und setzten ihn in der Schlacht ein, um körperliche Kraft und Vitalität wiederherzustellen, den Mut zu stärken und den Geist zu beleben.

VERWENDUNG

Thymian wird in vielen Küchen des Mittelmeerraums und des Nahen Ostens verwendet. In Frankreich ist er Bestandteil der Gewürzmischung *Herbes de Provence* und des *Bouquet Garni*, eines in ein Tuch gewickelten Kräutersträußchens, das während des Kochens in den Topf gegeben und vor dem Servieren wieder entfernt wird. In der Türkei wird Thymiantee *(zahter)* als Digestif nach dem Essen getrunken. Am liebsten verwende ich Thymian auch in der libanesischen Gewürzmischung *za'atar*, die auch geröstete Sesamsamen, Sumach und Salz enthält. In den levantinischen Ländern isst man Za'atar oft mit einem Stück Fladenbrot, das man zuerst in Olivenöl und dann in die Gewürzmischung tunkt.

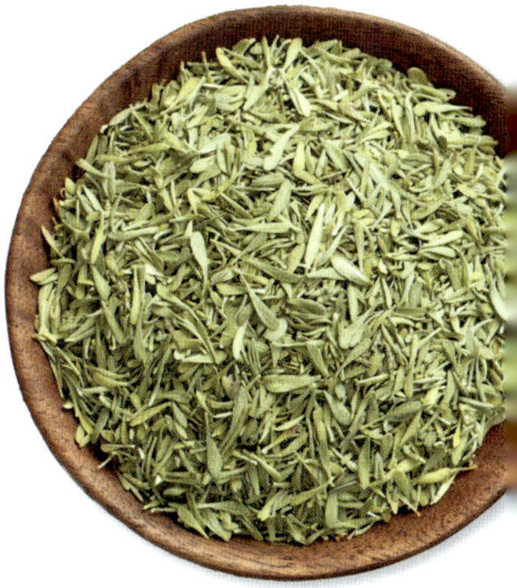

CHURNAS – GEWÜRZMISCHUNGEN

Gewürze werden in der Küche meist in bekannten Mischungen und Kombinationen verwendet. Von *garam masala* in Indien bis hin zu *dukkha* in Ägypten verwenden Küchen auf der ganzen Welt traditionelle Gewürze, um ihren Gerichten Geschmack und Würze zu verleihen. In der ayurvedischen Küche heißen diese Gewürzmischungen *churna,* dem Sanskrit-Begriff für »Pulver«. Churnas werden in der ayurvedischen Küche sowohl wegen ihres Geschmacks als auch wegen ihrer hervorragenden medizinischen und verdauungsfördernden Wirkung verwendet. Um die Potenz oder heilende Wirkung eines Churnas zu verstärken, kann man sie 1 Minute lang in etwas Ghee oder Olivenöl erwärmen und dann über gedünstetes Gemüse, Bohnengerichte, Suppen oder Reis träufeln.

DAS VATA-GEWÜRZREGAL

Verdauung:
Unregelmäßiger Appetit, Verstopfung, Blähungen
Gewürze:
Asafoetida, Ingwer, Fenchel, Kreuzkümmel, Kardamom, Lorbeerblatt, Rosmarin, Safran, Schwarzkümmel, Zimt

DAS PITTA-GEWÜRZREGAL

Verdauung:
Übersäuerung, Verdauungsstörungen, weicher Stuhlgang
Gewürze:
Fenchel, Kreuzkümmel, Koriander, Kardamom, Kurkuma, Safran

DAS KAPHA-GEWÜRZREGAL

Verdauung:
Appetitlosigkeit, träge Verdauung, Stagnation
Gewürze:
Asafoetida, Chili, Ingwer, Kardamom, Koriander, Kurkuma, Lorbeer, Nelken, schwarzer Pfeffer, Rosmarin, Safran, Schwarzkümmel, Thymian, Zimt

Hier sind auch zwei berühmte ayurvedische Gewürzmischungen, die bei allen Arten von Verdauungsproblemen zum Einsatz kommen können. Die ausführlichen Rezepte findest du im Rezeptteil des Buches ab Seite 214.

TRIKATU CHURNA

Ich nenne diese Mischung auch FEUERZAUBER-Gewürz, weil sie sofort wirkt und Agni kräftig ankurbelt. Getrockneter Ingwer, schwarzer Pfeffer und indischer Langpfeffer beziehungsweise Pippali bilden ein fantastisches Kickstart-Trio für Kapha-Typen und alle, die unter langsamer Verdauung, Erkältung, Verschleimung oder Übergewicht leiden.

HINGVASHTAK CHURNA

Wegen ihrer einzigartigen Fähigkeit, die Verdauung und Absorption zu balancieren und zu regulieren, nenne ich diese Mischung auch HARMONIE-Gewürz. Übersetzt bedeutet der Sanskrit-Begriff *hingvashtak* »Hing plus acht«, weil die Mischung als Hauptbestandteil Hing beziehungsweise Asafoetida enthält sowie acht weitere verdauungsfördernde Gewürze, darunter Kreuzkümmel, Ajowan, Ingwer und schwarzen Pfeffer. Es ist eine der besten Gewürzmischungen bei Blähungen, Krämpfen, Völlegefühl und Malabsorption.

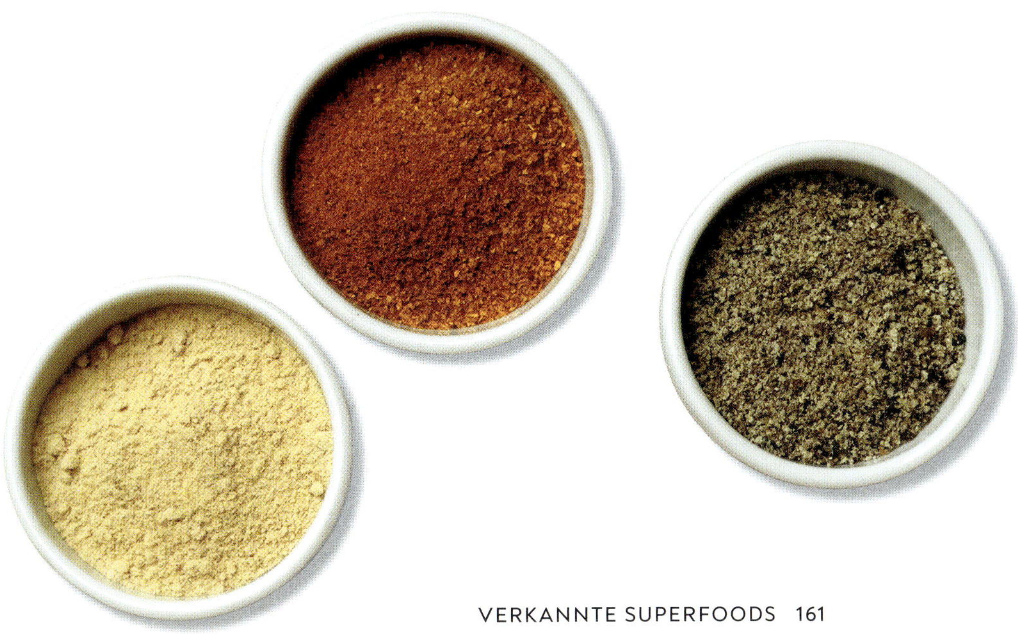

SCHLÜSSEL 3: REGENERATION

Steigere deine körperliche und geistige Widerstandsfähigkeit (Resilienz), indem du lernst, Stressmuster zu überwinden, und die Regeneration förderst.

»Der Bambus, der sich biegt, ist stärker als die Eiche, die sich widersetzt.«

–

Japanisches Sprichwort

Stress ist Teil des menschlichen Lebens und nicht per se schlecht oder schädlich. Unser Geist und unser Körper brauchen Herausforderungen – denke nur ans kalte Duschen am Morgen, an schwere Gewichte beim Krafttraining oder an den Produktivitätsschub durch eine Deadline. Stressoren sind eine Chance, unsere Selbstheilungsmechanismen anzuregen und unser Wachstumspotenzial zu steigern. Der Begriff »Stress« stammt eigentlich aus dem Ingenieurwesen, wo er verwendet wird, um die tatsächliche physische Belastung einer Struktur zu beschreiben. Wenn zu viel Gewicht oder Druck auf eine Struktur ausgeübt wird, bricht sie zusammen. Ähnlich verhält es sich mit unserem Körper. Obwohl Stress an sich nicht unbedingt etwas Negatives ist, wird er schädlich, wenn die Stressfaktoren wie schlechte Ernährung, chronische Krankheiten, schwierige Beziehungen oder Überarbeitung andauern und unsere Fähigkeiten und Ressourcen übersteigen. Dies hat dann negative Auswirkungen auf fast jedes Organ in unserem Körper. Chronischer Stress unterdrückt das Immunsystem, stört unsere Verdauungs- und Fortpflanzungsfunktionen, erhöht Entzündungen und das Risiko von Herz-Kreislauf-Erkrankungen und beschleunigt den Alterungsprozess.

Werde so widerstandsfähig wie der Bambus

In ganz Asien ist der Bambus sowohl ein beliebtes Symbol für Aufrichtigkeit und Widerstandskraft als auch ein starkes und flexibles Baumaterial. Wenn Stürme oder schwerer Winterschnee auf dem Bambusbaum lasten, ist er gezwungen, sich fast bis zum Boden zu beugen. Aber wenn der Sturm nachlässt oder der Schnee schmilzt, richtet sich der Bambus sofort wieder zu seiner vollen Höhe auf. Dies ist der Inbegriff von Resilienz: die Fähigkeit, sich an Veränderungen, Herausforderungen und Widrigkeiten anzupassen oder sich schnell und effizient von ihnen zu erholen.

Gereinigte Lymphe und ruhiger Geist bedeuten hohe Resilienz

Aus ayurvedischer Sicht hängt die körperliche und geistige Belastbarkeit maßgeblich von zwei wichtigen Puffersystemen ab: dem Lymphgewebe *(rasa)* und dem Nervensystem *(majja)*. Wenn der Körper gut genährt, das Lymphsystem frei von Schlacken und der Geist ruhig und sicher ist, dann ist unser inneres Umfeld auf Regeneration eingestellt. Wir können uns leicht an Veränderungen oder Stressfaktoren in der äußeren Umgebung anpassen und diese ausgleichen. Kurz gesagt, wir erholen uns schneller. Wenn jedoch das Lymphsystem gestaut, voller Schlacken und Giftstoffe oder aber ungenügend ist und gleichzeitig unser Nervensystem erschöpft ist, ist es viel schwieriger, mit Stressfaktoren jeglicher Art umzugehen.

Glücklicherweise gibt uns Ayurveda viele Werkzeuge und Methoden an die Hand, um unsere Widerstandsfähigkeit auszubauen. Wir haben bereits darüber gesprochen, wie wir unsere Fähigkeit zum FLOW und zur TRANSFORMATION optimieren können, indem wir unseren zirkadianen Rhythmus neu kalibrieren und unsere Verdauungs- und Stoffwechselkräfte stärken. Jetzt gehen wir einen Schritt weiter. Indem wir deinen Lymphfluss optimieren und dein Nervensystem kräftigen, aktivieren wir REGENERATE, dein Regenerationspotenzial.

RASA:
Warum dein Lymphgewebe ein entscheidender Faktor für Gesundheit und körperliche Belastbarkeit ist

Das Lymphgewebe –Rasa – ist eines der sieben Grundgewebe oder *dhatus* (*dhatu* = das, was hält), aus denen der menschliche Körper besteht und die für die Gesundheit von grundlegender Bedeutung sind, da sie uns ausmachen und uns sowohl nähren als auch Substanz geben. Rasa ist deshalb so wichtig, weil es das erste Gewebe ist, das sich nach der Nahrungsaufnahme bildet und der Vorläufer aller anderen Gewebe ist. Wie ein Fluss, der die Erde und Pflanzen nährt, zirkuliert Rasa durch den Körper, nährt andere Gewebe und Organe und scheidet Abfallstoffe aus. Aus westlicher Sicht sind diese verschiedenen inneren »Wasser« unser Plasma und der intrazelluläre Teil des Blutes, zu dem auch die Lymphe und die interstitiellen Flüssigkeiten gehören. Rasa ist eng mit dem Kapha-Dosha verwandt – beide haben ähnliche Eigenschaften: kühl, feucht, glatt, flüssig, trübe – und ist für die Ernährung, Immunität und Regeneration des Körpers verantwortlich.

Rasa – das Ur- und Muttergewebe

Rasa ist ein Sanskrit-Wort mit mehreren Bedeutungen. Eine davon ist »Saft« oder »Essenz«, aber auch »Quecksilber« und »Sperma«. Im vorigen Kapitel haben wir Rasa als den Geschmack der Nahrung kennengelernt, der vom physischen Körper, insbesondere von den Geschmacksknospen der Zunge, wahrgenommen wird. Rasa ist so wichtig für unsere Gesundheit, weil es nicht nur den Körper und die Organe nährt, sondern auch hilft, Zell- und Stoffwechselabfälle auszuscheiden. Es ist wie ein riesiger Müllwagen, der die Abfallstoffe aus den Organen und Zellen sammelt, sie in die Lymphkanäle leitet und schließlich über die Lymphknoten in die Nieren und die Leber abtransportiert. Laut dem Ayurveda ist Rasa als das erste Gewebe, das nach der Nahrungsaufnahme gebildet wird, eng mit unserer Verdauungskraft (Agni) verbunden. Dieser Zusammenhang wird auch von der westlichen Wissenschaft bestätigt: Zwei Drittel des Immunsystems befinden sich buchstäblich im Verdauungstrakt, sowohl in Form der eigentlichen Lymphe (GALT oder *gut-associated lymphoid tissue*) als auch in Form der

Darmbakterien, die mit ihr kommunizieren. Die Fähigkeit, Nahrung zu verdauen, aufzunehmen und auszuscheiden, bestimmt deine körperliche Widerstandskraft und Immunität.

Bist du »juicy«, ausgetrocknet oder stagniert?

Wenn Rasa ausgezeichnet ist, dann ist unsere Haut weich, glatt und strahlend. Wir fühlen uns *juicy* und haben Ausstrahlung. Darüber hinaus haben wir den »Saft« oder die inneren Ressourcen und die Kraft, zu handeln, wenn es notwendig ist. Unser Geist ist klar, fokussiert und ruhig, unsere Ausdauer gut und unser Immunsystem stark. Wenn Rasa ausgelaugt ist, oft aufgrund von Malabsorption, falscher Ernährung und ungesunder Lebensweise oder Stress, zeigt sich dies in Form von trockener Haut und trockenen Schleimhäuten, in Erschöpfung, Müdigkeit, Amenorrhoe, Überempfindlichkeit und Überforderung. In diesem Fall sind *rasayana*-Verjüngungstherapien angezeigt.

Die meisten von uns haben eine gestaute Lymphe

Bei den meisten Menschen ist das Lymphgewebe aufgrund von Bewegungsmangel, Stress und einer Ernährung mit viel Zucker, minderwertigem tierischem Eiweiß und Fertigprodukten stagniert und verschlackt. So wie sich ein stagnierender Fluss mit Ablagerungen, Giftstoffen und Bakterien füllen kann, können sich Zellabfälle, Toxine und andere Substanzen in stagnierender Lymphe anreichern, die die Immunfunktion beeinträchtigen und ein Milieu schaffen, das Entzündungen und Krankheiten begünstigt. Zu den Symptomen eines stagnierenden oder gestauten Lymphgewebes gehören geschwollene Augen, Wassereinlagerungen, Lethargie, Schweregefühl, Übelkeit, erhöhte Blutzucker- und Cholesterinwerte sowie Lymphknotenschwellungen oder -schmerzen. Unbehandelt kann Lymphstau – zusammen mit chronischer Entzündung und Toxizität – ein wichtiger zu beachtender Faktor bei chronischen Erkrankungen und Autoimmunkrankheiten, einschließlich Krebs, sein.

Das beste Mittel gegen Lymphstau ist Fasten

Wenn Rasa gestaut ist oder wenn sich zu viel Ama angesammelt hat, ist Fasten das beste Gegenmittel. Das kannst du einfach tun, indem du eine Mahlzeit auslässt, wenn du nicht hungrig bist, oder aber 12 bis 16 Stunden intermittierendes Fasten (IF) praktizierst. Darüber hinaus kannst du auch eine kurze Detox- oder eine längere Entgiftungskur durchführen. Fasten aktiviert unsere interne »Müllabfuhr«, das sind spezialisierte Zellen, die oxidative Schäden, Krankheitserreger, geschädigte und (prä-)krebsartige Zellen aufspüren und beseitigen, wie die Proteasome und Autophagosome. Fasten ist auch eine kostengünstige und hochwirksame Methode, um Entzündungen zu reduzieren und Dysbiose umzukehren. Deine Zellen werden intelligenter, dein Geist schärfer und dein Körper weniger anfällig für Krankheiten. Wenn du noch nie gefastet hast, empfehle ich dir, zunächst Schritt 1 auszuprobieren und dich dann langsam an längere Fastenphasen heranzutasten.

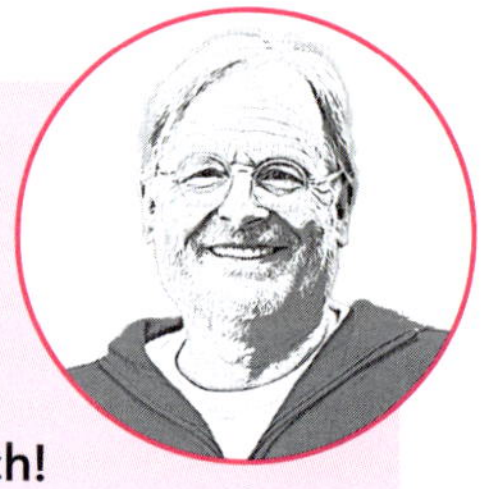

Ernährungsmythen

Ernährungsmythen gibt es viele. Zeit, mit einigen aufzuräumen.
Das zeigt meine 40-jährige medizinische Praxis!

Mythos Nummer 1: Beim Fasten nimmt man am schnellsten ab. Falsch!

Zwar nehmen wir kurzfristig ab, der Körper baut aber nicht nur das Fett, sondern auch Muskeln ab. Krafttraining verhindert Letzteres. Die Gefahr für den sogenannten Jo-Jo-Effekt steigt, wenn wir wieder normal essen.

Mythos Nummer 2: Warme Mahlzeiten machen dick. Auch das stimmt nicht!

Entscheidend beim Abnehmen ist der Energiegehalt der Lebensmittel. Ob warm oder kalt, spielt keine Rolle.

Mythos Nummer 3: Ohne Frühstück purzeln die Pfunde. Nein!

Gerade das Frühstück als erste Mahlzeit liefert wichtige Energie. Wer keinen Appetit hat, sollte zumindest zu Haferflockenmüsli (wenn möglich, warm) oder einer Banane greifen. Sonst holt sich der Körper meist seine Energie durch Heißhungerattacken und eine unbremsbare Lust auf Zucker – und man isst dann davon meist mehr als nötig!

4 Arten des Fastens, um die Autophagie und Zellreparatur zu aktivieren

1. SKIP: Vermeide Snacking und/oder überspringe eine Mahlzeit

Eine der einfachsten Möglichkeiten, unserem System eine Chance zu geben, mit Lymphstau oder Endotoxinen (Ama) fertigzuwerden, besteht darin, das Naschen ganz zu vermeiden und nur dann zu essen, wenn du wirklich hungrig bist. Die meisten von uns essen aus Gewohnheit oder wenn uns etwas angeboten wird, unabhängig davon, ob wir wirklich Hunger haben. Auch häufiges Naschen, übermäßiges Essen oder Frustessen stören den Zellstoffwechsel. Als Start kannst du anfangen, wenn du am Vorabend zu viel oder zu spät gegessen hast, am nächsten Tag das Frühstück auszulassen und stattdessen heißes Wasser oder Ingwertee zu trinken, bis sich ein deutliches Hungergefühl einstellt.

2. MACH PAUSE: Intermittierendes Fasten (IF)

Im vorigen Kapitel habe ich bereits kurz die ayurvedische Sicht auf das intermittierende Fasten (IF) dargestellt. Um es noch einmal zusammenzufassen: Intermittierendes Fasten ist eine zeitlich begrenzte Ernährungsweise, bei der man zwischen Essens- und Fastenperioden wechselt. Es gibt verschiedene Möglichkeiten, intermittierendes Fasten zu praktizieren. Die gebräuchlichste Methode besteht darin, die Kalorienzufuhr während einer bestimmten Stundenanzahl des Tages oder an bestimmten Tagen der Woche einzuschränken. Bei der 16/8-Methode beispielsweise wird die Nahrungsaufnahme auf ein Zeitfenster von acht Stunden pro Tag beschränkt und in den restlichen 16 Stunden wird gefastet. Bei der 5/2-Methode wird an fünf Tagen der Woche normal gegessen und die Kalorienzufuhr an zwei aufeinanderfolgenden Tagen auf 500 bis 600 Kalorien begrenzt.

Während sowohl im Yoga als auch im Ayurveda das Fasten für spirituelle und therapeutische Zwecke eine lange Tradition hat, wird das intermittierende Fasten heute wegen seiner zahlreichen gesundheitlichen Vorteile wie der Verbesserung der Insulinempfindlichkeit, der Verringerung von Entzündungen und der Förderung der Zellreparatur umfassend untersucht. Die Art des intermittierenden Fastens sollte jedoch immer auf unsere Konstitution und unser Ungleichgewicht abgestimmt sein und funktioniert meiner Erfahrung nach am besten nach einigen

Wochen der Optimierung des Lebensstils und der Ernährung, wie zum Beispiel nach unserem AYURVEDA RESET Programm.

3. MINI-FASTENKUR: Personalisiertes Kurzfasten

Kurzes Minifasten – zwischen 24 und 48 Stunden – ist eine nützliche Methode, um die Verdauung und den Stoffwechsel wieder in Schwung zu bringen, besonders nach einer Zeit, in der man zu viel gegessen, viel auswärts gegessen oder vermehrt Fast Food zu sich genommen hat. Mein Lehrer, Dr. Vasant Lad, schlägt immer vor, den Tag der Woche zu bestimmen, an dem man geboren wurde, und dann jede Woche (oder einmal im Monat) das Fasten deinem Geburtstag zu widmen. Mit diesem einfachen Trick kannst du deine Verdauung und deinen Stoffwechsel im Nu wieder in Gang bringen. Hier siehst du ein paar Vorschläge fürs Mini-Fasten, auf deinen Stoffwechseltyp abgestimmt.

- Vata-Konstitutionstypen fasten am besten nicht nur mit Wasser oder Saft, sondern eher mit einer Monodiät aus warmen Gemüsesuppen oder dem ayurvedischem Kitchari, einem Eintopfgericht aus Basmatireis und Mungobohnen.
- Pitta-Konstitutionstypen können mit Wasser und (grünen) Gemüsesäften fasten.
- Kapha-Konstitutionstypen fasten am besten mit heißem Wasser, Ingwertee oder Gemüsebrühe.

Am besten bereitest du dich ein bis zwei Tage vor den Fastentagen vor, indem du belastende Nahrungsmittel und Getränke wie Alkohol, Kaffee, Milchprodukte, Gluten, Zucker und Fleisch langsam reduzierst, Agni durch Gewürze stärkst und deine Ausscheidungsorgane wie Leber, Nieren und Darm mit Kräutern oder Tees unterstützt.

4. RESET: Eine längere Entgiftungskur im Frühjahr und Herbst

Im Laufe des Jahres verändern sich die Elemente und Doshas im Körper zyklisch – sie sammeln sich an, nehmen zu und nehmen wieder ab. Dies wird als natürlicher Prozess angesehen, zum Beispiel sammelt sich im Winter überschüssiges

Kapha in Form von Schleim, Übergewicht oder zusätzlichem Bauchfett an. Im Sommer sammelt sich auf natürliche Weise Pitta an, was sich in Form von Hitze, übermäßigem Schwitzen, Hautausschlägen und Trockenheit äußern kann. Aus dieser Sicht ist die Entgiftung oder das Fasten nach den Jahreszeiten eine Möglichkeit, das Gleichgewicht des Körpers und seine natürliche Fähigkeit zur Selbstheilung wiederherzustellen. Es hilft, Gifte, Dosha-Überschüsse und Schlacken (Ama) auszuscheiden, die sich in der vorherigen Jahreszeit angesammelt haben, um sich auf eine gesundes Gleichgewicht in der kommenden Jahreszeit vorzubereiten.

Warum Ayurveda längeres Fasten im Winter und Sommer nicht empfiehlt

Der Winter ist die Zeit der Ruhe und des Aufbaus. Wir richten uns nach innen aus, halten Winterschlaf, ruhen uns aus, nähren und regenerieren. Im Winter wird nicht gefastet oder entgiftet, weil der Körper die Giftstoffe nicht loswerden will; er ist von Natur aus darauf programmiert, Fett zu halten und zu speichern. Deshalb ist der Winter auch keine gute Zeit für eine Diät. Unser Biorhythmus ist nicht darauf programmiert, im Winter überschüssiges Gewicht abzubauen, da er evolutionär gesehen Fett zur Isolation und Energiegewinnung benötigt. Der Sommer hingegen ist die Zeit der erhöhten Aktivität. Unsere Energie fließt nach außen, zerstreut sich und schwächt das Verdauungsfeuer (Agni). Deshalb sind unser Körper und unsere Verdauungskraft durch die Hitze geschwächt und zerstreut, sodass dies auch keine gute Zeit zum Entgiften oder für ein intensives Fastenprogramm ist. Im Ayurveda ist es vielmehr so, dass wir uns an den Wendepunkten der Jahreszeiten *(sandhi)*, im Herbst und im Frühjahr, durch sanfte Reinigung oder Fasten auf die kommende Jahreszeit vorbereiten.

MENTALE RESILIENZ:
Wachse in drei einfachen Schritten über dein konstitutionelles Stressmuster hinaus

Heutzutage haben viele von uns endlose To-do-Listen, hetzen von einem Termin zum nächsten und sind an Multitasking als Normalzustand gewöhnt. Auf die Frage »Wie geht es dir?« ist die Antwort einhellig: »Busy. Super busy.« Zwar wird die Vielbeschäftigung nicht mehr so glorifiziert wie noch vor fünf oder zehn Jahren, aber auch heute noch ist es eine akzeptierte gesellschaftliche Norm, gestresst, erschöpft und unter Zeitdruck zu sein. Vollgepumpt mit Zucker, Adrenalin und Kaffee hetzen wir durch unseren Alltag, nur um abends erschöpft auf dem Sofa zusammenzubrechen und uns mit Alkohol, Schokolade und Netflix zu kurieren. Am nächsten Morgen geht es wieder von vorne los. Langsam, aber sicher schlittern wir in Richtung Depression und Krankheit.

Stress beeinträchtigt unsere Lymphe

Unabhängig von unserem Stressmuster zeigt die Forschung eindeutig, dass chronischer Stress eine direkte und verheerende Wirkung nicht nur auf unsere Nebennieren, sondern auch auf andere Organsysteme in unserem Körper haben kann, einschließlich des Mikrobioms, des Herz-Kreislauf- und des Nervensystems. Da sowohl Adrenalin und Cortisol als auch ihre Stoffwechselabfallprodukte, die freien Radikale, von Natur aus extrem sauer sind – und die meisten Immun- und Entgiftungsfunktionen des Körpers nur in einem alkalischen Milieu ablaufen können –, ist unser wichtigstes und primäres Gewebe, das Lymphsystem, am stärksten von Stress betroffen.

Inflammageing – vorzeitiges Altern durch chronische Entzündung

Wie wir bereits besprochen haben, ist unser Lymphsystem oder Rasa Dhatu die Gesamtheit unserer inneren »Gewässer«, die, wenn sie gesund sind, für Vitalität, Jugend und Langlebigkeit sorgen, aber Krankheit, Entzündung und Alterung fördern, wenn sie gestaut, stagniert und voller Toxine sind. Für diese krankhafte Entwicklung gibt es inzwischen sogar einen Begriff im Englischen: Inflammageing *(inflammation + ageing)*. Gestaute Lymphe (Rasa) führen zur Ansammlung von Giftstoffen und Schlacken (Ama) und zu einem gestörten Stoffwechsel in allen Körpergeweben (Dhatus). Die Folge: Du fühlst dich schlecht. Du stehst morgens müde und benebelt auf, hast steife, schmerzende Gelenke, eine fahle Haut oder geschwollene Augen und brauchst Koffein und Zucker, um durch den Tag zu kommen. Mit der Zeit versagen die körpereigenen Reparatur- und Regenerationsmechanismen und es kommt zu Übergewicht, Bauchfett, hohem Cholesterinspiegel und Insulinresistenz.

»Der Verstand ist ein wunderbarer Diener, aber ein schrecklicher Meister.

–

Altes östliches Sprichwort

In diesem Buch haben wir gesehen, dass Ayurveda Gesundheit nicht nur als Abwesenheit von Krankheit definiert, sondern als einen positiven Zustand der Vitalität, der alle Aspekte unseres Seins umfasst – Körper, Geist und Seele. Diese Teile sind nicht voneinander getrennt, sondern tief miteinander verbunden. Der Geist, der unser Denken, Fühlen und unsere Emotionen umfasst, bildet die Brücke zwischen den körperlichen und den feineren Aspekten unseres Seins. Geist und Sinne sind unser Tor zur Welt. Wie gut wir mit uns selbst und der Welt im Allgemeinen verbunden sind, hängt davon ab, wie bewusst wir leben. Erinnerst du dich an die Definition von Gesundheit im Ayurveda? Ein Schlüsselaspekt war Svastha oder das In-sich-selbst-verankert-Sein, was letztendlich heißt zu wissen, wer du bist. Das gilt auch für Stress. Wenn du dein konstitutionelles Verhaltensmuster in Stresssituationen kennst, kannst du sowohl vorbeugende Maßnahmen ergreifen als auch den Stress besser abfedern, wenn er auftritt. Das geht ganz leicht in drei Schritten:

SCHRITT 1: Lerne dein evolutionäres und konstitutionelles Stressmuster kennen.
SCHRITT 2: Lerne, mit deinem konstitutionellen Stressmuster umzugehen.
SCHRITT 3: Erhöhe deine körperliche und geistige Resilienz.

SCHRITT 1:
Lerne dein evolutionäres und konstitutionelles Stressmuster kennen.

Stress schaltet bei allen Lebewesen das sympathische Nervensystem ein, deine sogenannte »Flight, Fight oder Freeze«-Reaktion. Aus einer evolutionären Perspektive haben wir, wenn wir von einem Tiger angegriffen werden, die Wahl, zu kämpfen (Fight), wegzulaufen (Flight) oder uns tot zu stellen (Freeze). Diese Reaktionen sind zwar in unserer DNA verankert, aber welche dieser drei Reaktionsmuster wir (unbewusst) wählen, ist nicht zufällig. Ayurveda zeigt, dass unsere Stressreaktion in hohem Maße von unserem Konstitutionstyp abhängt:

- Vata-Konstitutionstypen fliehen (FLIGHT),
- Pitta-Konstitutionstypen kämpfen oder greifen an (FIGHT),
- Kapha-Konstitutionstypen erstarren (FREEZE).

Das eigene evolutionäre Stressmuster zu kennen, ist der erste Schritt, um es zu durchbrechen.

Vata: Ängstlich und vermeidend

Die leichte, luftige und sensible Natur von Vatas führt dazu, dass sie unter Stress alles liegen lassen und wegrennen wollen. Wenn das Nervensystem der Vata-Typen aus dem Gleichgewicht gerät, werden sie unruhig, ängstlich und zerstreut. Dies wird oft ausgelöst durch Überforderung, Multitasking, Schlafmangel und eine unregelmäßige Ernährung mit viel Rohkost, eiskalten Getränken oder zu viel Kaffee und Süßem. Dies führt zu Stimmungsschwankungen, Angst, Sorge und Zerstreutheit. Unter Stress fangen Vata-Typen an, Verantwortung zu scheuen, Aufgaben und Projekte schleifen zu lassen, sich in Beziehungen zurückzuziehen und klare Kommunikation und Konfrontation zu vermeiden. Körperlich machen sich Schlaflosigkeit, Appetitlosigkeit und Gewichtsverlust oder Verstopfung bemerkbar. Hält der Stress über einen längeren Zeitraum an, können Vata-Typen in eine Spirale aus Nebennierenerschöpfung, Burn-out und Nervenzusammenbruch geraten.

Pitta: Wütend und kontrollierend

Unter Stress neigen Pitta-Typen aufgrund ihrer hitzigen Natur zu Aggression. Oft getriggert durch Ehrgeiz, Konkurrenzdenken, Perfektionismus und eine Ernährung mit vielen entzündungs- und säurebildenden Stoffen wie Alkohol, Fleisch und Kaffee, kippt das Nervensystem der Pitta-Typen leicht in Richtung Wut, Reizbarkeit und Ungeduld. Typische körperliche Stresssymptome von Pitta-Typen sind Bluthochdruck, Kopfschmerzen, Sodbrennen, Geschwüre und Hautkrankheiten. Unter anhaltendem Stress werden Pitta-Typen auch kontrollierend und aggressiv gegenüber anderen. Wenn sie ihren eigenen hohen Ansprüchen nicht gerecht werden, kann dies auch zu Selbstzweifel, Selbstverachtung, Depression, Wut, Selbstverletzung oder Sucht führen. Wenn der Stress über einen längeren Zeitraum anhält, neigen Pitta-Typen dazu, Autoimmun- oder Herzkrankheiten zu entwickeln.

Kapha: Blockiert und lethargisch

Die schwere, dichte und langsame Natur der Kapha-Typen macht sie zwar weniger anfällig für Stress, aber wenn ihr Nervensystem getriggert wird, reagiert es mit Lähmung und Erstarrung. Bewegungsmangel zusammen mit einer Ernährung, die viel Zucker, raffinierte Kohlenhydrate und Junkfood enthält, lassen das Nervensystem der Kapha-Typen leicht lethargisch, stumpf und depressiv werden. Prokrastination und Kompensation durch Frustessen oder Netflix-Binge-Watching sind bei Kapha-Typen weitverbreitet. Unter Druck sind sie wie gelähmt, stecken fest und können weder handeln noch sich richtig bewegen. Hält der Stress über einen längeren Zeitraum an, verfallen Kapha-Typen in Depressionen, Übergewicht, Diabetes und Schilddrüsenerkrankungen.

SCHRITT 2:
Lerne, mit deinem konstitutionellen Stressmuster umzugehen.

Wenn wir unser evolutionäres Stressmuster kennen, können wir leichter Maßnahmen ergreifen, die verhindern, dass wir in ein Reaktionsmuster fallen oder gar in eine Abwärtsspirale geraten.

Vata

Sensible und hoch angespannte Vata-Typen müssen besonders darauf achten, sich zu verlangsamen, zu atmen und ihr empfindliches Nervensystem vor Überreizung und Überlastung zu schützen. Als Vata-Typ profitierst du von warmem, nahrhaftem Essen, Unterstützung durch Familie oder Freunde, einer ruhigen Umgebung und regelmäßigen Achtsamkeitsübungen wie Yoga, Meditation und Atemübungen.

1. Routine

Vata-Typen brauchen Stabilität und Routine. Ein strukturierter Tagesablauf kann ein Gefühl von Erdung und Stabilität vermitteln und so helfen, Stress abzubauen. Lege feste Zeiten für Mahlzeiten, Schlaf, Bewegung und Entspannung fest. Eine konstante Routine hilft dir, deine unvorhersehbaren Stimmungen und dein Temperament zu beruhigen, und gibt dir ein Gefühl von Stabilität und Kontrolle in Stresssituationen.

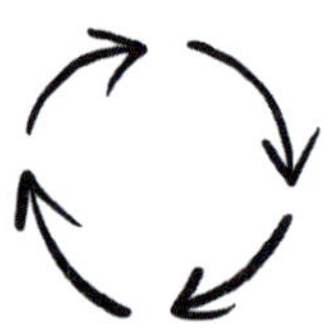

2. Tief durchatmen

Regelmäßige Atemübungen können für Vata-Typen sehr hilfreich sein. Diese Übungen ermöglichen es, zu entschleunigen, den Geist im Jetzt zu verankern, Ängste abzubauen und das Nervensystem in den Ruhe- und Entspannungsmodus zu versetzen. Die Wechselatmung *(nadi shodhana)*, der summende Bienenatem *(bhramari)* oder die Wim-Hof-Atmung sind hilfreiche Instrumente, um einen hektischen Vata-Zustand zu entschärfen. Beginne deinen Tag am besten mit diesen Praktiken, um ein Fundament zu schaffen, besonders wenn du weißt, dass der Rest des Tages hektisch und chaotisch sein wird.

3. Selbstfürsorge als Priorität

Selbstfürsorge ist wichtig, um in stressigen Zeiten im Gleichgewicht zu bleiben. Nimm dir jeden Tag Zeit für Dinge, die deinen Körper und deine Seele nähren. Für dich als Vata-Typ ist eine sanfte Selbstmassage (Abhyanga) mit warmem Sesamöl ebenso ein Muss wie ein wohltuendes Bad oder eine kreative Tätigkeit wie Malen, die dich entspannt und dir Freude bringt.

4. Omega-3-Fette

Die Ernährung spielt eine wichtige Rolle bei der Stressbewältigung von Vata-Typen. Du solltest warme, erdende und nahrhafte Nahrung zu dir nehmen, die deiner leichten und luftigen Natur entgegenwirkt. Bevorzuge gekochte Mahlzeiten mit viel gesundem Fett (Nüsse und Samen, Ghee, fetter Fisch), Vollkornprodukten, Wurzelgemüse und leicht wärmenden Gewürzen. Vermeide den übermäßigen Konsum von Koffein, Alkohol, Rohkost und kalten Getränken.

5. Ordnung

Vata-Typen sind sensibel für ihre Umgebung. Achte darauf, eine ruhige und klare Umgebung zu schaffen, die deiner inneren Unruhe und Rastlosigkeit entgegenwirkt. Entrümpele und organisiere deinen Arbeitsplatz, um ein Gefühl von Ordnung, Klarheit und Ruhe zu schaffen. Es hilft auch, dich mit warmen Farben wie Orange und Gelb und beruhigenden erdigen oder blumigen Düften wie Lavendel, Patschuli, Neroli oder Jasmin zu umgeben.

Pitta

Die feurigen Pitta-Typen brauchen regelmäßige Pausen. Statt unentwegt an deine Grenzen zu gehen, solltest du dir ab und zu auch Spiel und Spaß gönnen. Dir tun generell kühlende und basische Nahrungsmittel (Gemüse, Obst, Basmatireis, Mungobohnen) sowie beruhigende Aktivitäten in der Natur gut.

1. Entspannung und Spaß

Pitta-Typen neigen dazu, überambitioniert und hyperfokussiert zu sein. Deshalb ist es für sie wichtig, sich Zeit für Spiel, Spaß und Entspannung zu nehmen. Unternimm Aktivitäten, die dir helfen, dich zu entspannen, wie zum Beispiel Yoga, Tanzen oder Schwimmen. Verstärke Leichtigkeit durch »unproduktive« Hobbys, die Spaß und Laune machen, wie Musizieren, Singen oder Malen.

2. Ein kühler Kopf

Pitta-Typen neigen zu Überhitzung und Intensität. Um dies auszugleichen, solltest du Aktivitäten, die abkühlen, in deinen Tagesablauf einbauen. Wähle sanfte, kühlende Übungen wie Schwimmen oder Spaziergänge in der Natur. Trinke über den Tag verteilt viel zimmerwarmes Wasser mit frischer Minze und Gurken, um den Flüssigkeitshaushalt in Schwung zu halten. Trage kühlende ätherische Öle wie Jasmin, Sandelholz oder Rose auf Schläfen oder Handgelenke auf, um eine beruhigende und kühlende Wirkung zu erzielen.

3. Basische Kost

Pitta-Typen profitieren von einer basischen und kühlenden Ernährung. Iss viele frische, saisonale und vorwiegend pflanzliche Lebensmittel. Bevorzuge süße, bittere und adstringierende Geschmacksrichtungen, also viel grünes Blattgemüse, süße Früchte, Gurken, Kokosnusswasser und Kräutertees. Vermeide scharf gewürzte, frittierte und Fertignahrung sowie Kaffee und Alkohol, die alle Hitze, Reizbarkeit wie auch Entzündungen verstärken können.

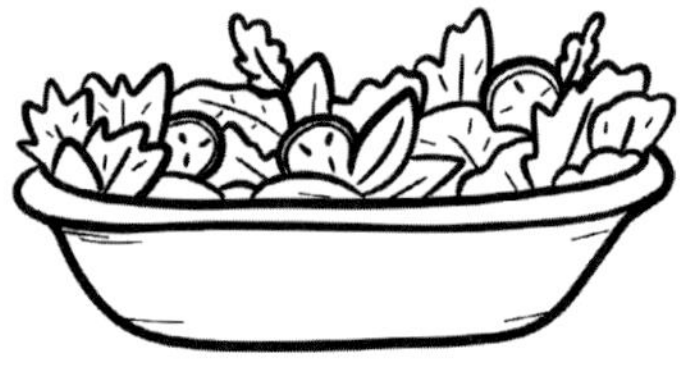

4. Kontrolle abgeben

Pitta-Typen können leidenschaftlich und feurig sein, was manchmal zu explosiven emotionalen Reaktionen führen kann, besonders wenn einmal die Dinge nicht so laufen, wie sie es sich wünschen. Lerne, auch einmal die Kontrolle abzugeben und nicht immer am Steuer sitzen zu müssen. Übe dich in Achtsamkeit und Selbstreflexion, um eine weitere Perspektive zu gewinnen und Ruhe und Gelassenheit zu bewahren.

5. Stressabbau durch Bewegung

Pitta-Typen profitieren von regelmäßiger körperlicher Aktivität, um überschüssige Wärme, Energie, Stress und Anspannung abzubauen. Du kannst mäßig bis intensiv Sport treiben, aber nach Möglichkeit zum Spaß anstatt als Wettkampf. Schwimmen, Joggen, Wandern oder Yoga sind alles geeignete Aktivitäten, um Stress abzubauen. Achte darauf, am frühen Morgen oder Spätnachmittag zu trainieren, wenn es draußen kühler ist. Gleiche intensive Trainingseinheiten mit beruhigenden Übungen wie Yoga oder Meditation aus.

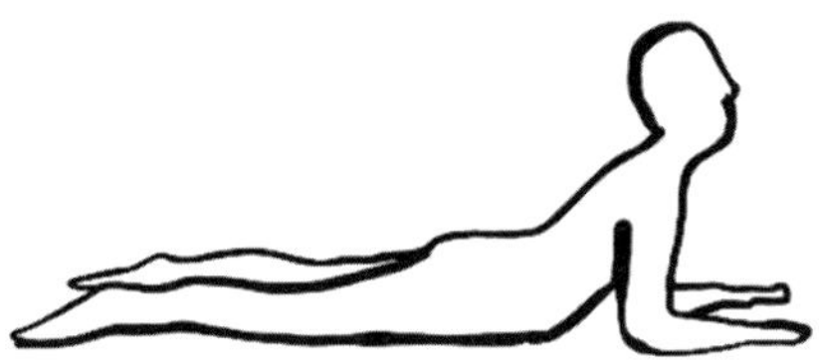

Kapha

Da Kapha-Typen in der Regel schnell festgefahren und träge werden, brauchen sie gerade in Stressphasen Aktivität und Stimulation. Wenn du Stress hast, ist es besser, Kohlenhydrate und Fast Food zu meiden und dich durch Sport und Bewegung auf Trab zu halten.

1. Den Kreislauf ankurbeln

Kapha-Typen profitieren in hohem Maße von regelmäßiger und intensiver körperlicher Aktivität, um Körper und Geist zu beleben, festgefahrene Energie freizusetzen, die Stimmung zu heben und Stress abzubauen. Wähle Sportarten, die Energie spenden und anregend sind, wie zum Beispiel Power Walking, Joggen, Tanzen oder Vinyasa, Ashtanga oder Power-Yoga.

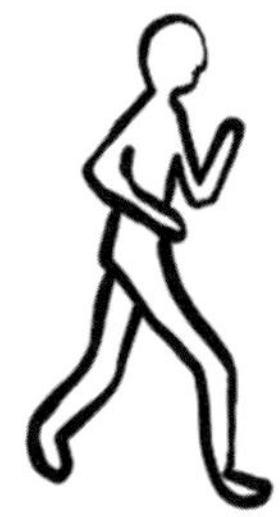

2. Abwechslung im Alltag

Kapha-Typen lieben Routine und Stabilität, brauchen aber Abwechslung und Anregung, um Trägheit und Stagnation zu vermeiden. Ändere deine Morgenroutine, geh aus, triff neue Menschen oder verreise, um dich durch fremde Orte und Kulturen inspirieren zu lassen. Lasse dich auf Veränderung ein und sammle neue Erfahrungen.

3. Lymph-Detox

Kapha-Typen können von einer Morgenroutine profitieren, die Antrieb gibt, Lymphstau beseitigt und die Konzentration fördert, wie zum Beispiel kaltes Duschen und Trockenbürsten. Integriere Atemübungen, die belebend und stimulierend wirken, wie die Schädelatmung *(kapalabhati)* oder die Blasebalg-Atmung *(bhastrika)*.

4. Verdauung und Stoffwechsel optimieren

Kapha-Typen neigen zu langsamer Verdauung und Stoffwechsel, was oft zu Trägheit, Schwere und Hirnnebel beitragen kann. Du kannst Verdauung und Stoffwechsel ankurbeln, indem du warme und leicht verdauliche Speisen bevorzugst, wie zum Beispiel würzige Suppen und Brühen oder gedünstetes Gemüse. Verwende Gewürze wie Ingwer, Chili, Kurkuma und schwarzen Pfeffer, die den Stoffwechsel anregen und Agni stimulieren. Vermeide schwere, fettige und zuckerhaltige Speisen, die dich nur noch schwerer und träger machen.

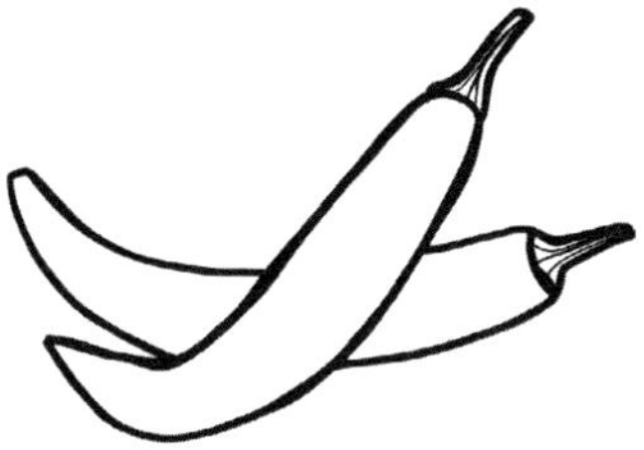

5. Sinne beleben

Aromatherapie ist ein wirksames Mittel, mit dem wir direkt auf unseren Geist und unsere Gefühle einwirken können. Wähle ätherische Öle mit stimulierenden, anregenden und belebenden Düften wie Zitrone, Bergamotte, Pfefferminze oder Eukalyptus. Verteile diese Öle in deinem Wohn- oder Arbeitsbereich oder verdünne sie in Trägerölen für die Selbstmassage, um Wachheit und Klarheit zu fördern.

SCHRITT 3:
Erhöhe deine körperlich und geistige Resilienz.

Gesundheit und Wohlbefinden werden im Ayurveda immer ganzheitlich betrachtet, unter Berücksichtigung der körperlichen, geistigen, emotionalen und spirituellen Aspekte unseres Seins. Die westliche Trennung von Körper und Geist existiert im Osten nicht; es gibt zum Beispiel im Chinesischen nur ein Wort für »Herz« und »Geist«, nämlich *xin*. So wie das Herz-Geist-System[5] als ein Organ betrachtet wird, ist der Körper dem Ayurveda zufolge nichts als eine Kristallisation des Geistes. Wenn wir also mit der Psyche oder dem Geist arbeiten, arbeiten wir immer auch mit dem Körper; und wenn wir den Körper behandeln, behandeln wir immer auch den Geist.

Wenn wir also widerstandsfähiger oder resilienter werden wollen, müssen wir zuerst aufhören, unseren Körper durch eine falsche Ernährung und einen schädlichen Lebenswandel zusätzlich zu belasten. Wenn du unter Angstzuständen und Schlafstörungen leidest, aber weiterhin sechs Tassen Kaffee am Tag trinkst, Croissants zum Frühstück isst und dir abends paranormale Netflix-Serien reinziehst, kann ich dir noch so viele Atemübungen, Meditationstechniken und Ashwagandha anbieten, wie ich will. Es wird dir nicht helfen. Stattdessen müssen wir gemeinsam schauen, dass wir dich körperlich so unterstützen, dass deine Psyche wieder Erdung und Klarheit bekommt. Bis jetzt habe ich dir aufgezeigt, wie du mit deinem eigenen konstitutionellen Stressmuster arbeiten kannst. Nun folgen einige wertvolle allgemeine Hinweise, die für größere Resilienz sorgen.

---

5 Das Konzept des Herz-Geistes ist in verschiedenen spirituellen und östlichen philosophischen Traditionen verwurzelt. Es bezieht sich auf die Vorstellung, dass das Herz eine eigene Intelligenz oder Weisheit besitzt, die über die kognitiven Funktionen des Gehirns hinausgeht. In diesem Zusammenhang wird der Herz-Geist als Quelle des intuitiven Wissens, der emotionalen Intelligenz und des spirituellen Bewusstseins betrachtet.

MEINE TOP 5 ANTI-STRESS-MITTEL FÜR JEDEN TYP

1. Iss richtig

Iss saisonale Lebensmittel, die deiner Konstitution oder deinem momentanen Ungleichgewicht entsprechen. Ernähre dich hauptsächlich von frischem Obst und Gemüse, Vollkornprodukten, Hülsenfrüchten und gesunden Fetten. Vermeide Fast Food und Frittiertes, Süßes, Kaffee und Alkohol. Lebensmittel, die reich an Omega-3-Fettsäuren sind, wie fetter Fisch, Nüsse und Samen sowie Ghee von Kühen aus Weidehaltung, sind ideal, um Gehirn und Nerven zu stärken. Wenn du im Einklang mit den Jahreszeiten isst, dann kann sich dein Körper besser entgiften, neu kalibrieren und Stress entgegenwirken.

2. Kritische Zeitfenster beachten

Dinacharya, die tägliche ayurvedische Morgenroutine, hilft uns, unseren Biorhythmus mit der Natur zu synchronisieren. Dadurch entlasten wir den Körper und stellen das Gleichgewicht der Doshas und Gewebe wieder her. Wenn du deinen Tagesablauf an den natürlichen Rhythmus deiner Umgebung anpasst, kannst du Stress, Stoffwechselungleichgewicht und Entzündungen vorbeugen. Wenn es darum geht, Gehirn und Nerven zu unterstützen, gibt es zwei kritische Zeitfenster, die du beachten musst.

Nachmittag und Mitternacht als wichtige Zeitfenster für Resilienz

Das erste Fenster ist die Pitta-Zeit zwischen 22 und 2 Uhr. Zu dieser Zeit entgiftet nicht nur der Körper, sondern auch das Lymphsystem des Gehirns wird gereinigt und Neuronen werden neu vernetzt. Daher ist es wichtig, vor Mitternacht einzuschlafen und bei Sonnenaufgang aufzuwachen, um die körperliche und geistige Stressresistenz zu stärken. Eine weitere kritische Zeit für das Nervensystem ist das Vata- oder Vata-Typ-Fenster zwischen 14 und 18 Uhr, in der unser Körper eine große Menge an Blutzucker benötigt, um den erhöhten Energiebedarf des Gehirns zu decken. Wer das Mittagessen auslässt oder nur einen Salat oder ein belegtes Brot isst, hat nicht genug Energie, um den Nachmittag zu überstehen. Logischerweise fühlst du dich dann müde und schlapp. Du brauchst Kaffee und Süßes wie beispielsweise Kuchen oder Schokolade, um dich aufzuputschen.

Dies wiederum destabilisiert deinen Blutzuckerspiegel, führt zu Übersäuerung und Reizung und später zu einem neuen Energieloch. Ein Teufelskreis. Um das Tief am Nachmittag zu vermeiden, solltest du unbedingt ein gehaltvolles Mittagessen mit viel Gemüse, Eiweiß (wie Bohnen, Hülsenfrüchte, fettreichen Fisch, Fleisch) und ausreichend Fett (Olivenöl, Ghee, Nüsse) zu dir nehmen. Das bringt dich durch den Nachmittag und hält deinen Blutzuckerspiegel konstant und dein Nervensystem stabil.

3. Ich-Zeit

Wenn wir widerstandsfähiger gegenüber Stress werden wollen, ist »Ich-Zeit« unerlässlich. Dazu gehören morgendliche Rituale wie die Ölmassage (Abhyanga) für Vata-Typen, Trockenbürsten und Bewegung für Kapha-Typen sowie Atemübungen und Zeit in der Natur für Pitta-Typen. »Ich-Zeit« kann aber auch ganz einfach eine Pause und Auszeit sein, die uns hilft, wieder unsere Mitte zu finden.

4. Verankere dich im Hier und Jetzt

Obwohl Meditation meiner Meinung nach eines der wirksamsten Mittel zum Stressabbau und zur Entspannung ist und ich eine tägliche Meditationspraxis von mindestens 15 bis 20 Minuten sehr empfehle, stelle ich bei vielen meiner Klienten fest, dass diese Routine gerade in stressigen Zeiten als Erstes unter den Tisch fällt. Gerade wenn wir überlastet oder gestresst sind, fällt es uns schwer, still zu sitzen und abzuschalten.

Wenn Meditieren nicht möglich ist, dann probiere die 1-minütige »Sinn-Safari«.

Wenn auch du dich schwertust, die Sitz-Meditation in deinen Tagesablauf einzubauen, oder wenn du noch keine Meditationserfahrung hast, dann empfehle ich dir, mit einer Übung zu beginnen, die ich »Sinn-Safari« nenne. Die Methode ist überaus simpel, überall anwendbar und dauert nur 1 Minute. Du benutzt einfach deine Sinne, um dich im Hier und Jetzt zu ankern.

- Halte inne, atme tief durch und konzentriere dich auf einen deiner Sinne, auf Sehen, Hören, Fühlen, Schmecken oder Riechen. Konzentriere dich bewusst auf die bei dir entstehenden Eindrücke, die mit dem gewählten Sinn verbunden sind.

- Wenn du dich zum Beispiel für den Sehsinn entscheidest, nimm dir einen Moment Zeit, um deine Umgebung zu betrachten, lasse deinen Blick umherschweifen und nimm Farben, Formen und Details wahr, die dich umgeben. Du kannst deine Augen auch auf etwas richten, das dich anzieht, und dort ein wenig verweilen.
- Wenn du dich für das Hören entscheidest, dann kannst du damit anfangen, dich auf die Qualität, die Lautstärke oder die Melodie der verschiedenen Geräusche um dich herum einzulassen, und deine Ohren einfach sanft auf diesen Geräuschen ruhen lassen.
- Es ist wichtig, dass du dies tust, ohne dich in Gedanken, Geschichten, Labels oder Beurteilungen zu verstricken. Diese Übung dauert nicht länger als 1 Minute, bringt dich aber im Nu ins Hier und Jetzt zurück.

5. Adaptogene Heilpflanzen

Nicht zuletzt gibt es im Ayurveda wunderbare Adaptogene, die Körper und Geist in Zeiten von Stress und Belastung unterstützen. Adaptogene Kräuter sind eine besondere Klasse von Pflanzen, die dem Körper helfen können, sich auf verschiedene Stressoren einzustellen und wieder ins Gleichgewicht zu kommen. Diese Kräuter unterstützen das Nerven-, Hormon- und Immunsystem und wirken auf der sogenannten HPA-Achse (englisch *hypothalamic-pituitary-adrenal axis*, Hypothalamus-Hypophysen-Nebennieren-Achse). Dort helfen sie, übermäßige Stresshormone wie Cortisol zu regulieren und somit die negativen Auswirkungen von chronischem Stress (Erschöpfung, Schlafstörungen und Stimmungsschwankungen) zu puffern. Einige bekannte Adaptogene sind Ashwagandha, Rhodiola, Ginseng, Schisandra und Tulsi. Im nächsten Kapitel werde ich dir ausführlich über diese wundervollen Helfer berichten.

Longevity lange vor Biohacking – das Geheimnis des RASAYANA

Wenn Altern »verwelken« bedeutet – stelle dir vertrocknende Blätter, brüchig werdende Äste oder faltige und schlaffe Haut vor –, dann ist das Gegenmittel *rasayana*. Oft mit »Verjüngung« übersetzt, bedeutet Rasayana wörtlich »der Weg des Saftes« (*rasa* = Saft, Essenz; *ayana* = Weg, Reise). Rasayana-Lebensmittel, -Kräuter und -Therapien helfen, den Körper weg von Krankheit, Schwäche und vorzeitigem Altern hin zu Gesundheit, Vitalität und Langlebigkeit zu führen.

Während die weltweite Anti-Aging-Industrie ein Millionengeschäft und ein rapide wachsender Markt ist, ist das eigentliche Konzept hinter Anti-Aging – Verjüngungs- und Langlebigkeitstherapien – seit Tausenden von Jahren ein etablierter Zweig der ayurvedischen Medizin. Behandlungen, die darauf abzielen, den Körper zu stärken und Gesundheit, Vitalität und Jugend durch den Einsatz von Kräutern und Mineralien wiederherzustellen oder zu erhalten, wurden als so wichtig erachtet, dass sie sich zu einem eigenen Zweig innerhalb der acht Spezialisierungen des Ayurveda *(ashtanga ayurveda)* entwickelt haben. Einer der Gründe dafür ist wahrscheinlich, dass Ayurveda ursprünglich die Medizin des Adels und der Herrscher war. Rasayana-Therapien sollten für ein langes Leben des Königs und gesunde Nachkommen sorgen, was von entscheidender Bedeutung für das Fortwähren des Reichs und der Herrschaft war.

Ayurveda erfand das Konzept des Anti-Aging vor 5000 Jahren

Der Markt für Superfoods, Adaptogene und Heilpilze boomt. Gestresst, überarbeitet, schlaflos und ausgelaugt haben viele von uns das Gefühl, wieder »Saft« zu brauchen. Und obwohl es verlockend ist, zu Energiespendern wie Ashwagandha, Cordyceps oder Ginseng zu greifen, ist das Konzept der Verjüngung oder des Anti-Aging im Ayurveda und auch in der chinesischen Medizin weitaus ganzheitlicher als nur das »Pillenschlucken«. Es ist ein systematischer Prozess der Neukalibrierung und des Wiederaufbaus.

Die lange Erfolgsgeschichte der Rasayana-Kräuter

In der chinesischen Medizin und im Ayurveda werden seit Tausenden von Jahren adaptogene Kräuter verwendet, um die allgemeine Kraft und das Wohlbefinden zu fördern, bestimmte Organe oder Organsysteme zu stärken und eine Vielzahl von Beschwerden zu heilen, ohne sie per se als Adaptogene zu bezeichnen. Der Begriff »Adaptogen« wurde erst viel später, Mitte des 20. Jahrhunderts, von den russischen Wissenschaftlern Nicolai Lazarev und Israël Brekhman eingeführt. Sie begannen mit der Erforschung chemischer Verbindungen, von denen sie glaubten, dass sie zur Förderung der Gesundheit beitragen, indem sie die sogenannte unspezifische Stressresistenz erhöhen. Die von ihnen entwickelte Definition besagt, dass ein Kraut oder eine pflanzliche Substanz als Adaptogen bezeichnet werden kann, wenn es ...

- ... die Widerstandsfähigkeit des Körpers gegen Stress unterstützt, unabhängig davon, ob es sich um körperlichen, umweltbedingten oder emotionalen Stress handelt,
- ... dem Körper hilft, zu einem Zustand der Stabilität und Homöostase zurückzukehren, indem es die Körperfunktionen einer Vielzahl von Organen und Geweben normalisiert,
- ... bei normaler Dosierung nicht schädlich ist.

Der Markt für Adaptogene boomt

Seitdem wurde viel über verschiedene Adaptogene und ihre gesundheitlichen Vorteile geforscht. Heute werden Adaptogene als eine Klasse sehr intelligenter Pflanzen betrachtet, die die Reaktion unseres Körpers auf Stress modulieren und uns helfen können, uns besser an Stressoren anzupassen. Adaptogene unterstützen viele wichtige Prozesse im Körper, verbessern die Stimmung, gleichen Hormone aus, bekämpfen Müdigkeit und stärken das Immunsystem. Traditionell wurden sie in Tees, Milch oder medizinischen Brühen aufgekocht, heute findet man sie auch in Kapseln oder als Pulver in Smoothies und Shakes.

Meine Top 3 der ayurvedischen Adaptogene

ASHWAGANDHA (Withania somnifera)

Ashwagandha ist eines der wichtigsten und vielseitigsten ayurvedischen Kräuter. Die Ashwagandhawurzel ist ein Tonikum, aber nicht so süß, kühl und schwer wie die meisten Rasayana-Kräuter. Da es leichter und wärmer ist, ist Ashwagandha auch für Kapha-Konstitutionen nützlich. Obwohl es hauptsächlich als männliches Verjüngungsmittel bekannt ist (wörtlich bedeutet es »wie ein Pferd riechend«), kann es von beiden Geschlechtern als hervorragender Kraftspender verwendet werden. Ashwagandha eignet sich sehr zur Behandlung von Schwäche, Erschöpfung und Stress, da es das anabole Wachstum fördert und somit zum Aufbau von Muskeln und Kraft beiträgt. Morgens eingenommen, spendet Ashwagandha Energie und Kraft, abends vor dem Schlafengehen trägt es zu einem tiefen und erholsamen Schlaf bei. Seit einiger Zeit beschäftigt sich die Forschung auch mit der Nützlichkeit von Ashwagandha bei der Behandlung von Krebs dank seiner immunmodulierenden und zytotoxischen Wirkung.

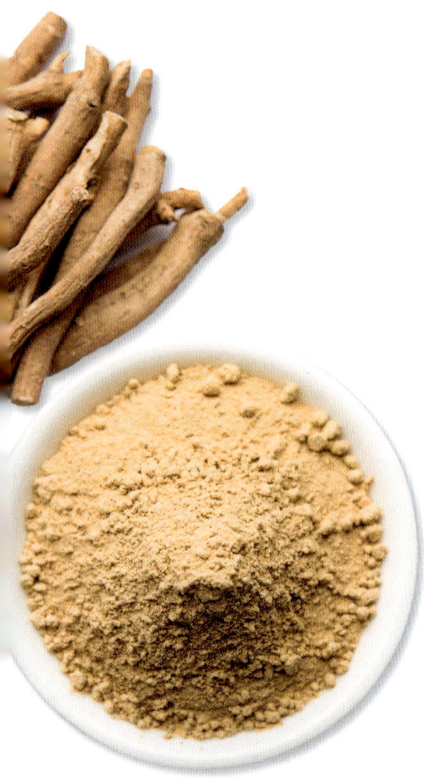

Anwendung

Als Tonikum wird Ashwagandha traditionell in Milch gekocht, zusammen mit einer Prise Ingwer oder Zimt, um die Aufnahme zu fördern. Man kann Ashwagandha aber auch in Pflanzenmilch wie Hafer- oder Mandelmilch kochen oder einen halben Teelöffel in heißes Wasser rühren und das Gemisch ein- bis zweimal täglich trinken.

Tipp

Ashwagandha ist besonders für Vata-Typen geeignet oder bei Vata-Ungleichgewicht wie Gewichtsverlust, Muskelschwäche, Müdigkeit, Unruhe oder Schlafproblemen.

TULSI (Ocimum sanctum)

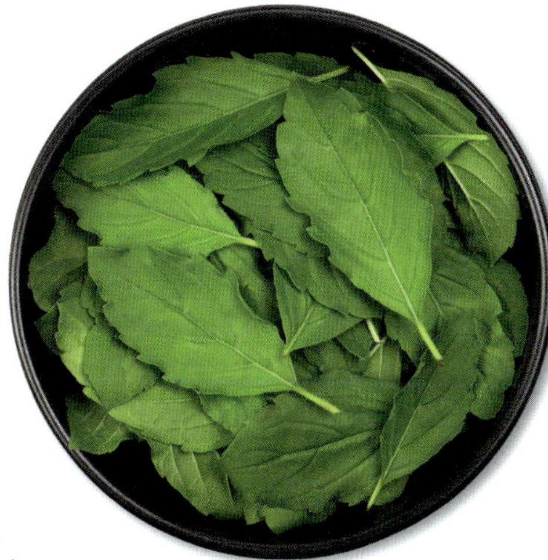

Tulsi, das indische Basilikum, gilt als heilig und wird häufig in hinduistischen Ritualen und Zeremonien verwendet. Fast jedes indische Haus hat eine Tulsi-Pflanze am Eingang oder im Hof, um die Umgebung zu reinigen, zu schützen und auszurichten. In der hinduistischen Mythologie ist Tulsi eigentlich eine Göttin und wird als Symbol für Reinheit, Hingabe und Schutz verehrt. Innerlich eingenommen, hilft Tulsi bei Stress, fördert die geistige Klarheit, hebt die Stimmung und verjüngt. Da Tulsi scharf und wärmend ist, ergibt es einen wunderbaren Tee für Herbst und Winter sowie für die Grippezeit. Tulsi wärmt den Körper, fördert die Durchblutung, stärkt und reinigt die Lymphe (Rasa), beseitigt übermäßige Stauungen und Schleim aus den Lungen und stärkt Prana oder Qi (Lebenskraft).

Anwendung

Man kann Tulsi als getrocknete Blätter oder Pulver kaufen und daraus einen köstlichen Tee zubereiten, indem man einen Esslöffel Tulsi-Blätter mit 200 Milliliter kochendem Wasser übergießt und dann abgedeckt 5 bis 8 Minuten ziehen lässt.

Tipp

Für Vata-Typen, im Herbst und Winter oder bei Erkältungen kombiniere ich Tulsi gerne mit Ingwer; für Kapha-Typen, im Frühling oder bei einer Detox-Kur mische ich Tulsi oft mit Brennnessel und Minze, um die Leberreinigung zusätzlich zu unterstützen; und für Pitta-Typen, im Sommer oder bei emotionalem Stress füge ich Rosenblätter hinzu.

SHILAJIT (Asphaltum punjabinum)

Shilajit ist eine wertvolle dunkle und mineralische Substanz, die aus den Felsen des Hochgebirges im Himalaja austritt. Es ist keine Pflanze im eigentlichen Sinne, sondern ein Amalgam, das entsteht, wenn sich Pflanzen über Jahrhunderte langsam im Gestein zersetzen und sich mit den Mineralien des Gesteins zu einer klebrigen, teerartigen Masse verbinden. Wenn das Shilajit durch den Druck der Sommerhitze aus dem Gestein gepresst wird, kann es geerntet werden. Shilajit bedeutet wörtlich »Zerstörer der Schwäche«, wird aber auch oft »Blut der Berge« genannt, was sich direkt auf diese ungewöhnliche Entstehungsweise bezieht.

Einzigartig entgiftend und verjüngend

Shilajit wird in der ayurvedischen und tibetischen Medizin seit Jahrtausenden als hervorragendes Anti-Aging-Mittel geschätzt und besitzt mehrere außergewöhnliche Eigenschaften. Zum einen ist es nicht nur reich an vielen Spurenelementen wie Kieselsäure und Eisen, sondern enthält auch Fulvo- und Huminsäuren. Diese antioxidativen und entzündungshemmenden Verbindungen entstehen, wenn pflanzliches Material über lange Zeit abgebaut wird. Darüber hinaus ist Shilajit sowohl ein wirksames Entgiftungsmittel – es reinigt das Blut, entfernt Kapha, Fett und Ablagerungen aus dem Körper – als auch ein hervorragendes Verjüngungsmittel.

Shilajit schützt vor Neurodegeneration

Als Anti-Aging-Wirkstoff kräftigt Shilajit auch die Fortpflanzungsorgane, erhöht den Testosteronspiegel, belebt die Libido und fördert Langlebigkeit und jugendliche Ausstrahlung. Aufgrund seines hohen Mineralstoffgehalts und seiner Fähigkeit, zahlreiche Gewebe zu unterstützen, ist es nicht verwunderlich, dass Shilajit als Adaptogen angesehen wird, das dem Organismus hilft, Stress zu bewältigen, indem es die Nebennieren und die Schilddrüse unterstützt, die mitochondriale Funktion fördert und das Nervensystem stabilisiert. Neuere Forschungen untersuchen zudem die Verwendung von Shilajit bei kognitiven und neurodegenerativen Störungen wie Alzheimer und Demenz.

Anwendung

Da es sich um eine feste und klebrige Substanz handelt, ist Shilajit häufig in Kapseln und Tabletten und nicht in Pulverform erhältlich. Die übliche Dosis beträgt ein bis zwei Tabletten ein- oder zweimal täglich, die man mit warmem Wasser einnimmt.

Tipp

Für Kapha-Typen ist Shilajit ein hervorragendes Rasayana, da es überschüssigen Schleim entfernt und auch Fett, Ablagerungen und Giftstoffe aus dem Körper ausleitet; es eignet sich jedoch auch wunderbar für Vata-Ungleichgewicht, besonders kognitive und neurodegenerative Störungen wie Alzheimer und Demenz.

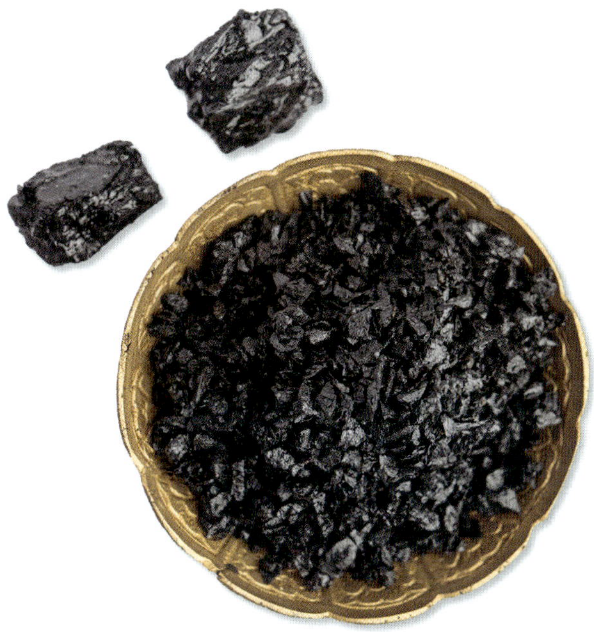

TEIL III
AYURVEDA RESET: DEIN 3-WOCHEN-NEUSTART-PROGRAMM

Wo stehst du?

Der AYURVEDA RESET, der dir nun bevorsteht, ist keine Diät oder Abnehmkur, die du drei Wochen durchziehst und dann zu deinen alten Gewohnheiten zurückkehrst. Ganz im Gegenteil. Die Reise, die du jetzt antreten wirst, ist erst der Anfang deines Lebens mit Ayurveda. Über mehrere Wochen hinweg werde ich dich Schritt für Schritt auf deinem Weg (zurück) zu Gesundheit, Vitalität und Wohlbefinden begleiten. Und wie ich zu Beginn dieses Buches versprochen habe, geht es nicht um Regeln, Verzicht oder darum, deinem ohnehin schon stressigen und vollgepackten Alltag noch weitere *To-dos* hinzuzufügen. Es geht vielmehr darum, zum Wissen und zu den Ressourcen zurückzukehren, die du bereits in dir trägst. Ich lade dich zu einem intuitiven und inspirierenden Spaziergang durch die wunderschöne und reiche Landschaft einer ayurvedischen Lebensweise ein. Dabei aktivieren wir die drei wichtigsten Faktoren für Gesundheit und Langlebigkeit: Ausrichtung deines zirkadianen Rhythmus (FLOW), Stoffwechseloptimierung (TRANSFORMATION) und Reinigung der Lymphe (REGENERATION).

Wie weit bist du von deinem vollen Potenzial entfernt?

Wir haben bereits gesehen, dass sich unsere Konstitution (Prakruti) nie ändert, während die Doshas ständigen Veränderungen unterworfen sind. Tageszeit, Jahreszeiten, Lebensstil, Ernährung und Emotionen können das Dosha-Gleichgewicht beeinflussen und verändern. Emotionale und körperliche Gesundheit ist im Ayurveda nie ein absoluter Zustand, sondern ein ständiges Austarieren hin zu unserem ursprünglichen genetischen »Bauplan«. Es geht darum, dich mit deiner angeborenen Natur in Einklang zu bringen. Mit der Zeit entwickelst du ein Gespür dafür, wenn du im Ungleichgewicht bist, und weißt auch, was du tun musst, um wieder in Balance zu kommen. Wenn ich mich zum Beispiel unausgeglichen und unruhig fühle, trockene Haut und vielleicht sogar auch unregelmäßigen Stuhlgang habe, dann weiß ich, dass mein Vata-Dosha aus dem Gleichgewicht geraten ist. Wenn ich mich nun auf warmes und frisch gekochtes Essen, Routine und Ruhe konzentriere, dann komme ich auch schnell wieder ins Gleichgewicht.

Eine der größten Stärken des Ayurveda ist sein Konzept der radikalen Bioindividualität. Anstatt nur symptomatisch zu behandeln, konzentriert sich der Ayurveda auf dich als Individuum, mit deinen persönlichen Stoffwechselbedürfnissen, deiner Verdauungskraft, dem Grad an Toxizität und deinem emotionalen Zustand. Während dies in meiner Praxis, in der ich in Einzelsitzungen mit meinen Klienten arbeite, ein Kinderspiel ist, ist es in einem Buch, das von Tausenden von (metabolisch) einzigartigen Individuen gelesen wird, eine ganz andere Nummer. Deshalb lade ich dich ein, bevor du deinen AYURVEDA RESET beginnst, zunächst eine Bestandsaufnahme zu machen. Wir werden dies tun, indem wir die drei Hauptfaktoren für die Entstehung von Krankheiten im Ayurveda bewerten:

1. VIKRUTI – das Dosha-Ungleichgewicht,

2. AGNI – die Kraft der Verdauung und des Stoffwechsels,

3. AMA – der Grad an Endotoxizität.

Basierend auf dem Ungleichgewicht deiner Doshas, dem Zustand deiner Verdauung und den Giftstoffen in deinem Körper bestimmst du, welcher Weg dieser Reise für dich am besten geeignet ist.

Dein VIKRUTI-(Ungleichgewichts-)Test

Welche der folgenden Symptome sind bei dir **in letzter Zeit** aufgetreten? Bitte kreuze alle zutreffenden an:

♦ Vata-Ungleichgewichtszeichen

- O Mein Geist ist sprunghaft und zerstreut. Es fällt mir schwer, mich zu konzentrieren und Projekte zu Ende zu führen.
- O Ich fühle mich unruhig, gestresst und überfordert. Ich bin »*tired, but wired*« – erschöpft, aber gleichzeitig aufgedreht.
- O Es fällt mir schwer, nachts abzuschalten. Ich kann schlecht einschlafen und/oder durchschlafen.
- O Meine Routinen wie Sport, Essen und »Ich-Zeit« sind unregelmäßig.
- O Mein Appetit und meine Verdauung sind wechselhaft. Oft habe ich Blähungen, Völlegefühl und unregelmäßigem Stuhlgang.
- O Mein Gewicht schwankt. Wenn ich gestresst oder nervös bin, verliere ich leicht meinen Appetit.
- O Meine Haut ist immer trocken, egal, wie viel Öl oder Lotion ich auftrage.
- O Meine Nägel und Haare sind brüchig und meine Gelenke knacken.

Insgesamt: ___

♦ Pitta-Ungleichgewichtszeichen

- O Ich bin leicht reizbar, ungeduldig oder kritisch, und ich urteile schnell über andere.
- O Bei der Arbeit setze ich mich (und mein Umfeld) unter Druck, um Perfektion zu erreichen.
- O Ich bin angespannt und wettbewerbsorientiert. Es fällt mir schwer, mich zu entspannen und abzuschalten.
- O Ich fühle mich heiß und schwitze leicht, auch wenn sich andere um mich herum wohlfühlen.
- O Meine Haut ist rötlich, empfindlich und leicht gereizt oder entzündet.
- O Ich habe großen Appetit und bin ständig durstig.

- O Nach dem Verzehr von scharfen oder frittierten Speisen bekomme ich oft Sodbrennen oder Reflux.
- O Mein Stuhlgang ist eher weich oder flüssig. Manchmal habe ich sogar Durchfall.

Insgesamt: ___

♦ Kapha-Ungleichgewichtszeichen

- O Ich bin übergewichtig und mein Stoffwechsel ist träge.
- O Ich bin oft aufgedunsen, besonders im Gesicht, an den Fingern und Knöcheln.
- O Morgens hat meine Zunge einen dicken, weißen Belag.
- O Wenn ich gestresst oder emotional aufgewühlt bin, habe ich Heißhunger auf Süßes und Kohlenhydrate wie Brot und Nudeln; ich esse dann oft zu viel.
- O Ich komme morgens nur schwer aus dem Bett und muss mich nach dem Mittagessen hinlegen.
- O Ich brauche Kaffee, um mich wach zu fühlen und meinen Gehirnnebel zu beseitigen.
- O Wenn ich krank bin, neige ich zu Verschleimung und Husten.
- O Ich fühle mich träge und antriebslos und habe keine Lust, mich zu bewegen, Sport zu treiben oder irgendetwas zu unternehmen.

Insgesamt: ___

Ergebnis: Wenn du unter einem der drei aufgelisteten Doshas mehrere Kästchen angekreuzt hast, hast du dort ein Ungleichgewicht. Bei den meisten von uns ist ein Dosha deutlich unausgeglichener als die anderen, aber es ist auch möglich, dass du ein Ungleichgewicht in zwei oder sogar allen drei Doshas hast.

< 2 Punkte	Leichte Unausgeglichenheit
2–4 Punkte	Mäßiges Ungleichgewicht
> 4 Punkte	Starkes Ungleichgewicht

Dein AGNI-(Verdauungs-)Test

Dies ist ein simpler Test, um deine aktuelle Verdauungskraft (Agni) zu überprüfen. Im ersten Teil des Buches hast du diesen Test allgemein beantwortet, um deinen Verdauungstyp oder dein Agni Dosha zu bestimmen. Jetzt, in der zweiten Runde, antworte bitte streng nach deinen **aktuellen** oder relativ **neuen** Verdauungssymptomen.

♦ Wie fühlst du dich zurzeit nach dem Essen?

a. Ich fühle mich satt und voller Energie.
b. Ich habe Blähungen.
c. Normalerweise geht es mir gut, aber wenn ich zu scharf oder zu fett esse, bekomme ich Sodbrennen, Übersäuerung oder Reflux.
d. Nach dem Essen fühle ich mich schwer, satt und müde. Meine Energie lässt nach.

♦ Wie groß sind dein Appetit und Hungergefühl momentan?

a. Ziemlich regelmäßig.
b. Mein Appetit variiert von Tag zu Tag. Wenn ich beschäftigt bin, vergesse ich zu essen. Meine Augen sind oft größer als mein Magen.
c. Ich habe einen großen Appetit. Ich habe fast immer Hunger und kann große Portionen essen.
d. Ich habe wenig Appetit. Ich fühle mich nach dem Essen lange satt. Ich esse mehr aus Vergnügen und wenn ich Stress habe als wirklich deswegen, weil ich hungrig bin.

♦ Was passiert, wenn du eine Mahlzeit auslässt?

a. Ich kann problemlos eine Mahlzeit auslassen und fühle mich trotzdem gut.
b. Ich muss öfter essen. Wenn ich vergesse zu essen, wird mir leicht schwindelig und ich gerate in Unterzucker.

c. Ich hasse es, Mahlzeiten auszulassen. Ich werde dann launisch, reizbar und *hangry* (*hungry* und *angry*).
d. Es fällt mir leicht, Mahlzeiten auszulassen; ich fühle mich viel besser, wenn ich weniger esse.

♦ Welche Nahrungsmittel machen dir zurzeit am meisten zu schaffen?

a. Ich kann alles essen und verdaue es gut.
b. Ich bekomme Blähungen von rohen Salaten, Hülsenfrüchten und Kreuzblütlern wie Brokkoli, Kohl und Blumenkohl.
c. Wenn ich frittierte, fettige oder scharfe Speisen esse, bekomme ich Sodbrennen und saures Aufstoßen.
d. Nach dem Verzehr von Süßigkeiten, raffinierten Kohlenhydraten und Milchprodukten wie Käse, Joghurt oder Eis fühle ich mich müde und/oder werde verschleimt.

♦ Wie sieht es mit dem Stuhlgang aus?

a. Normal. Ich habe jeden Morgen einen gut geformten Stuhlgang.
b. Unregelmäßig. Ich habe Verstopfung mit trockenem Stuhl.
c. Häufig. Ich habe zwei- bis dreimal täglich Stuhlgang, der eher weich oder flüssig ist.
d. Regelmäßig. Meine Stuhlmenge ist voluminös. Manchmal habe ich auch Schleim im Stuhl.

Zähle nun, wie viele Antworten du mit a, b, c und d angekreuzt hast.

a = ___

b = ___

c = ___

d = ___

Erinnere dich, dass Agni vier klinische Zustände hat. Es kann

- perfekt ausgeglichen (Sama),
- unregelmäßig und unberechenbar (Vishama),
- intensiv und scharf (Tikshna) oder
- langsam und träge (Manda)

sein.

a. Sama Agni

Wenn du die meisten Antworten hier hast, gratuliere ich dir. Du hast eine perfekte Verdauung oder Sama Agni. Deine Verdauung, Absorption und Ausscheidung sind perfekt und du kannst jede Art von Nahrung zu jeder Jahreszeit ohne negative Anzeichen oder Symptome verdauen.

b. Vishama Agni

Wenn du überwiegend mit b geantwortet hast, dann hast du ein unregelmäßiges Verdauungsfeuer. Aufgrund der kalten und mobilen Eigenschaften von Vata ist dein Agni unbeständig, was zu unregelmäßigem Appetit, gestörter Verdauung, Blähungen, Verstopfung und Krämpfen führt.

c. Tikshna Agni

Wenn du überwiegend mit c geantwortet hast, dann hast du ein überhitztes und übersäuertes Verdauungssystem. Durch die heiße und scharfe Qualität von Pitta kann Agni intensiv werden und starken Hunger und Durst sowie Sodbrennen und Reflux oder Durchfall verursachen.

d. Manda Agni

Wenn du überwiegend mit d geantwortet hast, dann hast du eine langsame Verdauung und einen trägen Stoffwechsel. Die schwere, langsame und träge Qualität von Kapha kann Agni mindern und es auslöschen. Selbst wenn du fastest oder sehr wenig isst, kann es sein, dass du aufgrund von Manda Agni noch an Gewicht zunimmst. Nach dem Essen kommt es zu Völlegefühl, Appetitlosigkeit und Schläfrigkeit.

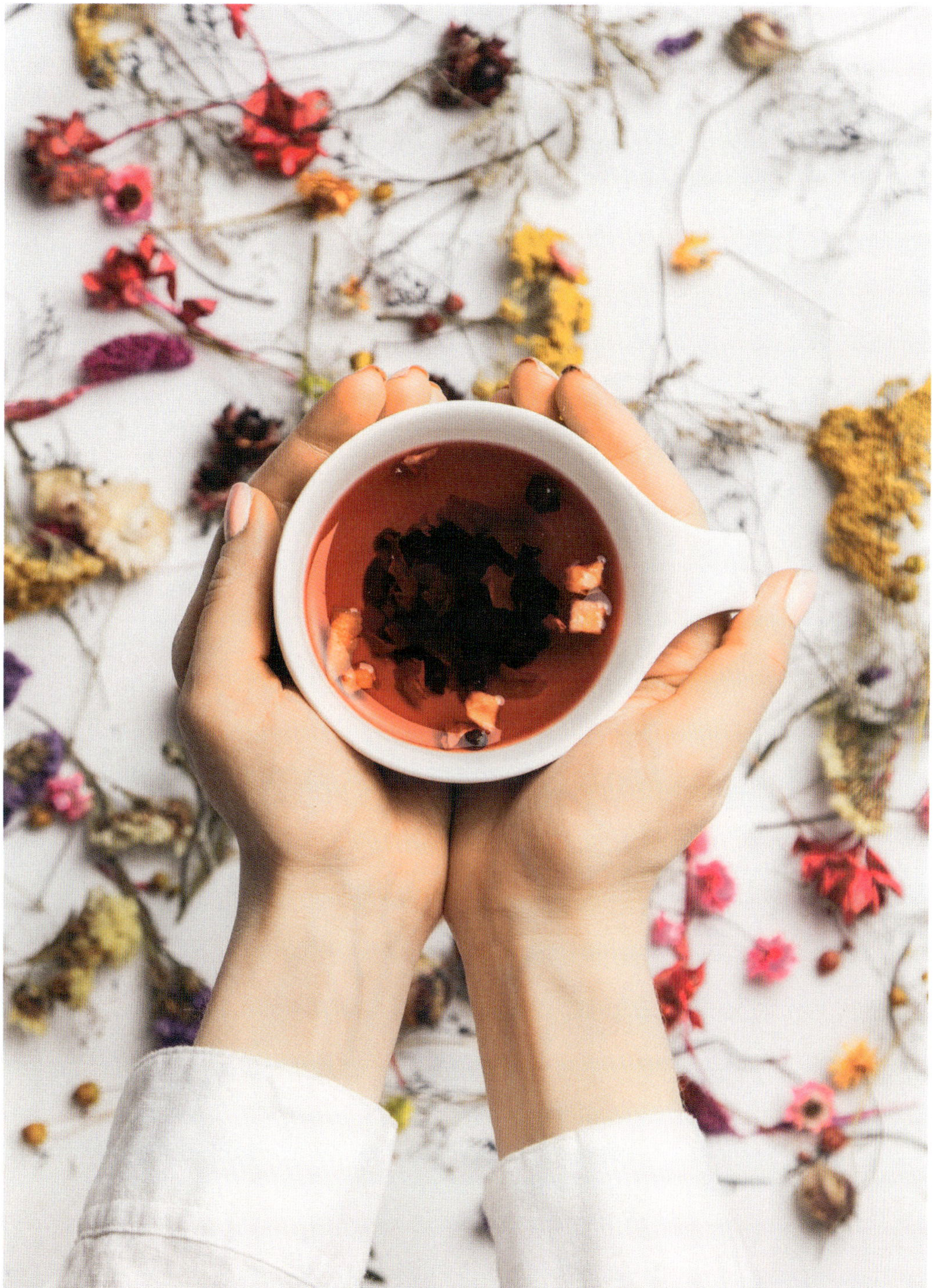

Dein AMA-(Endotoxine-)Test

Um festzustellen, ob sich bei dir im Verdauungstrakt durch eine komprimierte Verdauung Giftstoffe angesammelt haben, kreuze bitte alle zutreffenden Symptome in der unten stehenden Liste an.

- O Appetitlosigkeit
- O Geschmacksverlust
- O Mundgeruch
- O Dicker weißer oder gelber Belag auf der Zunge am Morgen
- O Blähungen und übel riechender Stuhl
- O Klebriger Stuhl, der die Toilette verunreinigt
- O Verdauungsstörungen
- O Chronische Verschleimung (Nasennebenhöhlen/Lunge)
- O Schweregefühl und Lethargie
- O Gehirnnebel
- O Stechend riechender Schweiß und/oder Urin
- O Gelenkentzündungen und -schmerzen
- O Dumpfe Schmerzen (besonders am ganzen Körper und an den Haarwurzeln)
- O Hautprobleme wie Akne, Pickel, Ausschlag

Insgesamt: ___

0–1 Punkte: Bravo. Du hast keine oder sehr wenig Giftstoffe im Körper; wenn, dann beschränken sie sich das hauptsächlich auf deinen Verdauungstrakt.

2–3 Punkte: Du hast eine Ansammlung an Giftstoffen im Verdauungstrakt und möglicherweise auch in der Blutzirkulation.

> 3 Punkte: Du hast eine große Menge an Giftstoffen in deinem Magen-Darm-Trakt, im Körperkreislauf und möglicherweise auch in den tieferen Geweben angesammelt.

Wenn du mehr als ein Symptom in der obigen Liste angekreuzt hast, ist es wahrscheinlich, dass du Endotoxine (Ama) in deinem Körper hast. Mehr als drei Kreuze bedeuten, dass dein Körper eine gründliche Reinigung oder Detox-Kur benötigt. Aber mache dir keine Sorgen. Tiefenreinigung und Neustart erfolgen auf natürliche Weise, wenn du die verschiedenen Stufen unseres Programms durchlaufen hast.

DEIN 3-WOCHEN-AYURVEDA-RESET

Nun, da du bereit bist, deine Entdeckungsreise zu beginnen, gibt es im Wesentlichen zwei Möglichkeiten, für die du dich entscheiden kannst:

1. SLOW MOJO (Anfänger): 6 Wochen
2. TURBO (Fortgeschrittene): 3 Wochen

Das Programm, dem du folgen wirst, ist in beiden Fällen dasselbe. Du nimmst dir nur beim SLOW MOJO zwei Wochen Zeit pro Hack anstatt nur eine Woche. SLOW MOJO ist hilfreich, wenn du den Ayurveda gerade neu für dich entdeckst oder auch ein größeres Ungleichgewicht oder Giftstoffe angesammelt hast. Du kannst die folgende Tabelle benutzen, um zu ermitteln, für welchen Zeitraum du dich entscheidest.

Vikruti (Ungleichgewicht)	> 2 zutreffende Punkte in einem, zwei oder drei Doshas	1–2 zutreffende Punkte in nur einem oder zwei Doshas
Verdauung und Stoffwechsel (Agni)	Vishama, Manda oder Tikshna Agni	Sama, Vishama, Tikshna oder Manda Agni
Giftstoffe (Ama)	> 2 zutreffende Punkte: Ama befindet sich im Verdauungssystem, im Kreislauf und in den tieferen Geweben.	0–2 zutreffende Punkte: Die Toxizität ist gleich null oder sehr gering und hauptsächlich auf den Verdauungstrakt beschränkt.
RESET-Modus	SLOW MOJO	TURBO

SLOW MOJO (Anfänger)

Wenn Ayurveda relativ neu für dich ist und/oder du in deinen Tests ein starkes Ungleichgewicht, ein gestörtes Agni und Endotoxine (Ama) ermittelt hast, dann empfehle ich dir, mit dem SLOW-MOJO-Programm anzufangen. Schnell ist nicht immer unbedingt besser, also nehmen wir uns hier für jeden Schritt des Programms mindestens zwei Wochen Zeit. So kannst du sicher sein, dass die Veränderungen, die du einführst, auch wirklich greifen und so automatisch werden wie das Zähneputzen. Zweitens brauchen Veränderungen Zeit, um ihre Wirkung zu entfalten und deine Physiologie zu verändern. Denke daran, dass jede Phase auf der nächsten aufbaut. Bevor du dich nicht (wieder) mit dem zirkadianen Rhythmus verknüpft hast (Hack 1: FLOW), ist es schwierig, deine Verdauung und deinen Stoffwechsel ins Gleichgewicht zu bringen (Hack 2: TRANSFORMATION). Wenn deine Ernährung nicht stimmt oder du Nährstoffe nicht richtig verdauen oder aufnehmen kannst, ist es auch unmöglich, dein Lymphsystem zu reinigen und dein Nervensystem zu stärken (Hack 3: REGENERATION). Jede Phase baut auf der vorherigen auf.

TURBO (Fortgeschrittene)

Du bist bereit für diese Vorgehensweise, wenn du bereits mit Ayurveda vertraut bist und einige der täglichen Routinen wie zum Beispiel die Zungenreinigung seit mindestens sechs Monaten praktizierst; oder aber wenn dein Dosha-Ungleichgewicht und deine Endotoxinwerte (Ama) alle im unteren Bereich liegen. Wenn du Vorkenntnisse und einen relativ guten Gesundheitszustand hast, kannst du das Programm schneller absolvieren und brauchst für jeden Hack nur eine Woche. Es wird dir helfen, deine Vitalität und Widerstandsfähigkeit auf ein höheres Level zu heben und deinen Körper auf Langlebigkeit auszurichten.

Bist du bereit?

WOCHE 1:
FLOW – tariere deinen zirkadianen Rhythmus aus

In der ersten Woche beginnst du, deinen körpereigenen zirkadianen Rhythmus zu unterstützen, indem du einige wirkungsvolle ayurvedische Morgen- und Abendroutinen einführst.

MORGENROUTINE (DINACHARYA)

1. Zungenschaben

Ich empfehle dir, das Zungenschaben in deine Morgenroutine aufzunehmen, direkt vor oder nach dem Zähneputzen. Dadurch werden nicht nur überschüssige Giftstoffe entfernt, die sich durch die Entschlackung während der Nacht auf der Zunge angesammelt haben, sondern es werden auch Reflexzonen auf der Oberfläche stimuliert, die mit deinen inneren Organen verbunden sind. Einen Zungenschaber kannst du einfach im Internet bestellen. Rostfreier Stahl ist gut für alle Konstitutionen, Kupfer für Vata- und Kapha-Typen. Von den billigeren Plastikschabern rate ich ab.

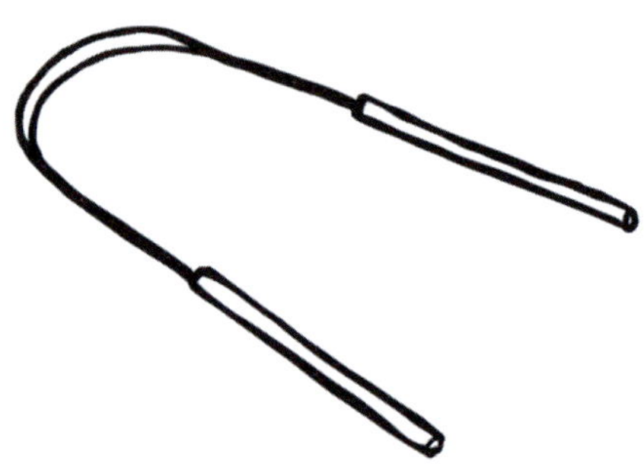

2. Zitronenwasser statt Kaffee

Beginne den Tag nicht mit Kaffee oder Tee, sondern mit einer Tasse MORGENDLICHEM ZITRONENELIXIER, dem ayurvedischen heißen Wasser mit Zitrone und Honig (siehe Seite 228). Die Zitrone reinigt die Leber, regt den Darm an und hilft, den Körper zu alkalisieren. Honig schabt überschüssiges Kapha, Schleim und Fett aus dem Körper, kann aber weggelassen werden, wenn du (intermittierend) fastest oder zu viel Trockenheit im Körper hast.

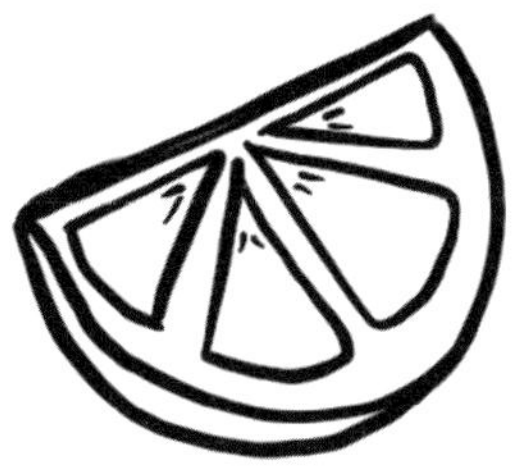

ACHTUNG:
Da Honig laut Ayurveda schädlich wird, wenn er über 45 °C erhitzt wird, solltest du darauf achten, dass dein Wasser warm, aber nicht heiß ist, bevor du den Honig hinzufügst.

Wenn du es gewohnt bist, den Tag mit Kaffee zu beginnen, verschiebe deine erste Tasse auf nach dem Frühstück oder mindestens ein bis zwei Stunden nach dem Aufwachen, damit der körpereigene Weckmechanismus ablaufen kann, bevor du dem Körper Koffein zuführst.[6]

Achte auch darauf, nach 14 Uhr keinen Kaffee mehr zu trinken. Da die Halbwertszeit von Koffein – also die Zeit, die der Körper braucht, um nur die Hälfte zu verarbeiten – in der Regel zwischen fünf und acht Stunden beträgt, kann ein Milchkaffee am Nachmittag oder ein Espresso nach dem Abendessen den Tiefschlafzyklus erheblich stören und deinen zirkadianen Rhythmus durcheinanderbringen. Dem Ayurveda zufolge ist die ideale Zeit für eine Tasse Kaffee zwischen dem Frühstück und dem Mittagessen.

6 Der Cortisolspiegel ist morgens in der Regel höher und erreicht innerhalb der ersten ein bis zwei Stunden nach dem Aufwachen seinen Höhepunkt. Wenn du mit dem Kaffeekonsum wartest, kann der Cortisolspiegel in deinem Körper auf natürliche Weise sinken, was zu einem ausgeglicheneren Energieniveau während des Tages beitragen kann.

ABENDRITUAL (RATRICHARYA)

1. Gehe vor 23 Uhr ins Bett

Fange diese Woche an, deine Schlafenszeit schrittweise jeden Tag um 15 Minuten vorzuziehen, bis du es schaffst, zwischen 22 und 23 Uhr ins Bett zu gehen und morgens idealerweise vor Sonnenaufgang aufzustehen. Wenn du Probleme hast einzuschlafen, dann wähle einen der Schlaf-Hacks aus, die im Abschnitt der ayurvedischen Nachtrituale beschrieben sind, wie zum Beispiel eine Fußmassage mit warmem Sesamöl oder entspannende Atemübungen. Schalte alle elektronischen Geräte (Fernseher, Telefon, Computer) spätestens um 21 Uhr aus. Elektronische Geräte wie Smartphones, Tablets und Computerbildschirme strahlen blaues Licht aus, was die Produktion des Schlafhormons Melatonin unterdrücken kann. Blaues Licht am Abend kann dem Gehirn vorgaukeln, es sei noch Tag, was das Einschlafen erschwert und den zirkadianen Rhythmus stört. Der Gebrauch von elektronischen Geräten in der Nacht regt den Geist vor dem Schlafengehen zu sehr an, anstatt ihn auf das Abschalten und die tiefe Ruhe vorzubereiten.

2. Perfekter Stuhlgang

Aus ayurvedischer Sicht ist es wichtig, morgens als Erstes auf die Toilette zu gehen, da dies die Zeit ist, in der der Körper natürlicherweise Toxine ausscheidet, die sich durch Entgiftung über Nacht angesammelt haben. Durch regelmäßigen Stuhlgang am Morgen wird der Körper gereinigt und das Verdauungssystem unterstützt. Wenn das Zitronenwasser am Morgen nicht ausreicht, um einen natürlichen Ausscheidungsdrang zu erzeugen, dann hat der Ayurveda zwei altbewährte Mittel, um die Darmreinigung anzukurbeln. Am Abend vor dem Schlafengehen nimmst du entweder den ayurvedischen Allrounder Triphala oder aber Flohsamenschalenpulver ein. Beides kannst du ohne Probleme im Internet bestellen.

So geht's

Um die natürliche Reinigung durch den Stuhlgang morgens zu unterstützen, nimm vor dem Schlafengehen abends einen halben Teelöffel Triphala-Pulver oder zwei Triphala-Kapseln mit einer halben Tasse warmem Wasser ein. Als Alternative kannst du auch einen Teelöffel Flohsamenschalenpulver in einem großen Glas Wasser vor dem Schlafengehen trinken. Dies sorgt dafür, dass du am Morgen als Erstes auf die Toilette kannst.

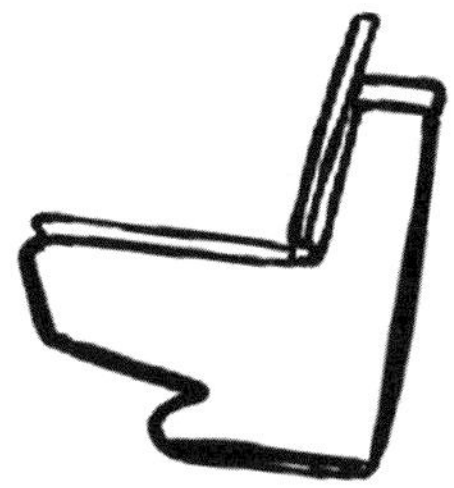

Gratulation! Du hast deine erste Woche gemeistert und mit ein paar einfachen Hacks angefangen, deinen zirkadianen Rhythmus neu auszurichten. Halte dich weiter an diese neuen Gewohnheiten, auch wenn wir uns in der nächsten Woche deiner Verdauung widmen.

WOCHE 2:
TRANSFORMATION – optimiere deine Verdauung und deinen Stoffwechsel

Laut Ayurveda ist die Verdauungs- und Stoffwechselkraft (Agni) einer der wichtigsten Faktoren für Gesundheit, Vitalität und Langlebigkeit. In der nächsten Woche konzentrieren wir uns darauf, dein Agni zu optimieren – durch ein paar einfache, aber hochwirksame Hacks, die du leicht in deinen Alltag integrieren kannst.

1. NEUE ESSENSZEITEN

Verlege deine Hauptmahlzeit auf den Mittag (12 bis 14 Uhr) anstatt auf den Abend. Deine Verdauungs- und Stoffwechselkapazität (Agni) ist tagsüber viel stärker als abends, und daher ist ein ausgewogenes Mittagessen und ein kleines Abendessen viel besser für die Verdauung, dein Gewicht und einen erholsameren Schlaf. Du wirst feststellen, dass du morgens viel leichter aus dem Bett kommst, wenn du früher und weniger zu Abend isst.

Gewöhne dir an, deine Küche nach 19 Uhr »geschlossen« zu halten und bis zum Frühstück am nächsten Morgen nichts mehr zu naschen oder zu essen. Dies garantiert den Beginn einer sanften ayurvedischen Version des intermittierenden Fastens (IF). Die idealen Frühstückszeiten sind:

- Vata: 8–9 Uhr, das heißt 13 bis 14 Stunden fasten,
- Pitta: 9–10 Uhr, das heißt 14 bis 15 Stunden fasten,
- Kapha: 11–13 Uhr, das heißt 16 bis 18 Stunden fasten.

Ich lade dich ein, diese Woche auch mindestens eines der folgenden Rezepte auszuprobieren: Als Mittagessen kannst du dir deine eigene FREESTYLE LUNCH BOWL machen; und zum Abendessen etwas Leichteres, wie eine der SUP(P)ER SUPPEN oder das DETOX-KITCHARI. Alle Rezepte findest du im Rezeptteil ab Seite 214.

2. AGNI BOOST: HEISSES WASSER

Trinke zwischen den Mahlzeiten immer wieder heißes Wasser. Obwohl es so simpel erscheint, ist dies der effektivste Weg, den Verdauungstrakt zu entgiften, das Lymphsystem anzuregen und den Stoffwechsel zu stärken. Traditionell wird bei Garam Pani, der ayurvedischen Heißwasser-Therapie, das Wasser mindestens 10 Minuten lang gekocht, wodurch sich die subtilen Eigenschaften des Wassers verändern und es leichter aufgenommen werden kann. Wenn dies nicht möglich oder unpraktisch ist, kannst du auch normales, im Wasserkocher abgekochtes Wasser verwenden und heiß zwischen den Mahlzeiten trinken.

3. VIKRUTI-ERNÄHRUNG

Passe deine Ernährung an die Ergebnisse deines Vikruti oder Ungleichgewicht-Tests an, das heißt: Wenn dein Pitta erhöht ist, folge der Pitta-Liste (Seite 143); wenn dein Vata erhöht ist, folgst du der Vata-Liste (Seite 141). Wenn du in Balance bist, dann passt du deine Ernährung der Jahreszeit an, in der du dich gerade befindest. Du kannst auch einfach auf einem regionalen Wochenmarkt einkaufen, wo du sowieso nur saisonale Produkte findest.

Um Agni noch effektiver zu unterstützen, kannst du einige Rezepte der Kategorie DER DARM FREUT SICH ausprobieren. Ich verwende zum Beispiel KURKUMA-GHEE (Seite 234) generell zum Kochen, weil Ghee ein wunderbar hitzeresistentes Öl ist, das die Verdauung und Absorption unterstützt. Für einen probiotischen Boost meiner Darmflora verwende ich regelmäßig den PROBIOTISCHEN RÜBEN-KWASS (Seite 237),ein fermentiertes Getränk aus Russland, das wunderbar spritzig schmeckt und die Verdauung fördert. Und als Letztes vielleicht noch ein Wort zu OMAS SUPERFOOD: DIE GUTE ALTE KNOCHENBRÜHE (Seite 241f.), mein Go-to-Rezept für natürliches Kollagen. Kollagen ist nicht nur wichtig für eine schöne und glatte Haut, sondern hilft auch, die Darmschleimhaut zu regenerieren, was besonders bei Reizdarm, Leaky Gut und Dysbiose sehr heilsam ist.

Gratulation! Du hast deine zweite Woche gemeistert und zusätzlich zum zirkadianen Rhythmus nun auch deine Verdauungskraft optimiert. Halte dich weiter an diese neuen Gewohnheiten, auch wenn wir uns nun in Hack 3 deinem Lymph- und Nervensystem widmen.

WOCHE 3:
REGENERATION – werde körperlich und geistig widerstandsfähiger

Nun, da dein zirkadianer Rhythmus ausgerichtet und deine Verdauung angekurbelt ist, bist du bereit für die letzte Phase des Programms: Entgiftung und Regeneration. In dieser Woche dreht sich alles um die Reinigung deines Lymphsystems. Denke daran: Je gesünder deine Lymphe, deine sogenannte »Müllabfuhr«, ist, desto belastbarer ist dein Körper und desto ausgeglichener dein Geist.

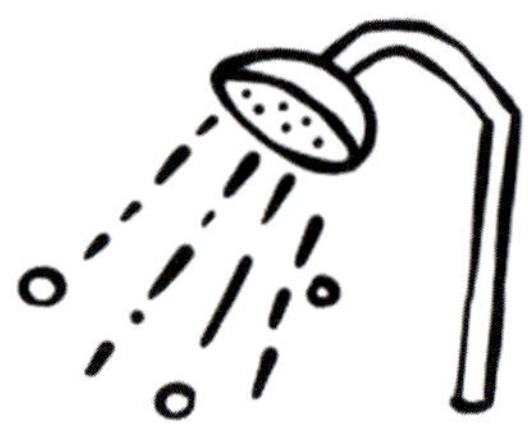

1. BRRRHHHH … DIE WECHSELDUSCHE

Um das Lymphgewebe zu unterstützen, kannst du das Wechselduschen in deinen Alltag einbauen. Im Allgemeinen empfehle ich eine Wechseldusche im Herbst und Winter. Im Frühjahr und Sommer oder wenn du ein Pitta-Typ mit viel innerer Wärme und Feuer bist, kannst du morgens auch einfach direkt 3 bis 5 Minuten kalt duschen. Wenn es dir schwerfällt, die letzten 30 bis 60 Sekunden kalt zu duschen, dann kannst du zum Abschluss zumindest Arme und Beine mit kaltem Wasser nach Kneipp kalt abduschen (von den Extremitäten hin zur Körpermitte).

So geht's

Du duschst warm, aber schaltest am Ende mindestens 30 Sekunden bis 1 Minute auf kalt.

Um die Wirkung zu vertiefen, kannst du insgesamt drei Runden mit abwechselnd heißem und kaltem Wasser machen. Eine Runde besteht aus 1 Minute Duschen mit heißem Wasser, gefolgt von 30 Sekunden bis 1 Minute Duschen mit kaltem Wasser.

ACHTUNG: Bitte dusche nicht kalt, wenn du erkältet bist, Fieber hast oder menstruierst.

2. ENTSCHLACKEN

Verzichte ab dieser Woche für den Rest des Programms auf Zucker, Milchprodukte (Milch, Joghurt, Käse, Quark) und Gluten (Brot und Backwaren aus Weizen, Roggen oder Gerste; Pasta; Couscous). Dies hilft zu entschlacken, Entzündungen zu reduzieren und den Lymphstau zu beseitigen. Um die Entgiftung zu beschleunigen, trinke täglich nach den Mahlzeiten eine Tasse HARMONIE-TEE (Rezept Seite 219). Wenn du magst, kannst du auch zusätzlich – auf das Ergebnis deines Agni-Tests abgestimmt – folgende Detox-Hacks hinzufügen. Alle Rezepte findest du ab Seite 214.

Vishama Agni:

Nimm nach den Mahlzeiten einen Viertel Teelöffel HARMONIE-GEWÜRZPULVER (Seite 225) direkt unter die Zunge.

Tikshna Agni:

Kaue einen halben Teelöffel BAUCHWOHL-DIGESTIV (Seite 226) nach den Mahlzeiten.

Manda Agni:

Iss 10 Minuten vor den Mahlzeiten eine Scheibe AYURVEDISCHEN INGWER-PICKLE (Seite 220).

3. NERVENFUTTER

Um dein Nervensystem auch konstitutionell zu unterstützen, schaffe dir diese Woche »Ich-Zeit«, in der du eine Pause machst und einen der folgenden Hacks einbaust, die dir helfen werden, dich zu zentrieren und deine Nerven zu stärken. Stimme dies auf dein momentanes Dosha-Ungleichgewicht ab. Das kann Teil deiner Morgen-, Abend- oder aber auch nur Wochenendroutine werden.

Vata:

Selbstölmassage (Abhyanga) mit warmem Sesamöl, gefolgt von einem warmen Bad.

Pitta:

Nadi Shodhana oder Wechselatmung, 5 bis 10 Minuten vor dem Schlafengehen, um dich im Nu in Entspannung zu setzen und den Tiefschlaf zu fördern.

Kapha:

Morgendliches Trockenbürsten, gefolgt von einem Power-Spaziergang.

Bravo!

So geht es weiter: Wie du in Bestform bleibst

Herzlichen Glückwunsch! Du hast alle drei Phasen deines ayurvedischen Neustarts in drei oder sechs Wochen abgeschlossen. Du hast deinen zirkadianen Rhythmus ausgerichtet, deine Verdauung gestärkt und Darm und Lymphe entgiftet. Und hoffentlich hast du inzwischen auch ein Gespür dafür entwickelt, was dir guttut. Kurz: Du weißt, wie sich Gesundheit, Vitalität und Ausgeglichenheit in Körper und Geist anfühlen. Und du kannst jetzt besser einschätzen, welche Ernährungs- und Lebensweise richtig für dich ist. Nach deiner Reise ist es jetzt an der Zeit, dein Ungleichgewicht (Vikruti), deine Darmfunktion (Agni) und deine Verschlackung (Ama) erneut zu überprüfen. Bitte wiederhole die drei Tests (ab Seite 192), die du zu Beginn des Programms ausgefüllt hast, und vergleiche sie mit den Anfangsergebnissen. Solltest du noch immer ein großes Dosha-Ungleichgewicht und/oder Giftstoffe (Ama) feststellen, empfehle ich dir, das Programm zu wiederholen, vielleicht dieses Mal direkt auf der Turboschiene oder aber so lange, bis deine Testergebnisse ausgeglichen sind.

Das AYURVEDA-CARE-Programm

Wenn du dich in allen drei Bereichen verbessert hast, dann bist du bereit für das AYURVEDA-CARE-Programm. Hier kannst du entscheiden, welche Teile des Programms du für dich beibehalten möchtest. Um dir deine Entscheidung ein wenig zu erleichtern, liste ich unten auf, was ich für die wichtigsten ayurvedischen Alltags-Hacks halte. Sie sind alle über die Jahre Teil meines ayurvedischen Lebensstils geworden, und ich mache sie jeden Tag gerne und mit Freude und Energie, denn ich weiß, dass sie mir unglaublich guttun.

MEINE TOP 3 MORGEN-HACKS

Der Morgen stellt die Weichen für den ganzen Tag. Hier sind die drei Morgenroutinen, die ich nie auslasse, egal, wie hektisch der Rest des Tages wird.

FRÜH AUFSTEHEN

Ich nutze die Kraft des frühen Sonnenlichts, indem ich vor Sonnenaufgang aufstehe.

ENTGIFTEN

Unerlässlich für mich sind: Zungenreinigung, Lymph-Boost durch Trockenbürsten (Frühjahr) oder Abhyanga-Selbstölmassage (Sommer/Herbst/Winter), Wechseldusche.

HYDRIEREN

Ich trinke morgens als Erstes eine Tasse warmes Wasser mit Zitrone (und Honig) anstelle von Kaffee oder Tee, um die Leber und den Darm zu reinigen und meinen Körper zu rehydrieren.

MEINE TOP 3 ABEND-HACKS

Ich weiß, dass mein Vorabend entscheidet, wie gut mein nächster Morgen läuft. Deshalb versuche ich, an mindestens fünf Tagen in der Woche früh und leicht zu Abend zu essen.

DIE KÜCHE SCHLIESSEN

Ich esse abends weniger und idealerweise vor 19 Uhr.

DIGITALER DETOX

Ich schalte meinen Computer spätestens um 21 Uhr aus oder trage eine Blaulichtbrille.

FRÜH INS BETT GEHEN

Ich versuche, spätestens um 22 oder 22:30 Uhr ins Bett zu gehen.

MEINE TOP 3 ERNÄHRUNGS-HACKS

Richtig essen ist im Grunde ganz einfach. Wenn ich in einem Satz zusammenfassen müsste, wie man sich ernährt, um 100 Jahre alt zu werden, würde ich das berühmte Zitat des Schriftstellers Michael Pollan anführen: »Eat real food. Not too much. Mostly plants.« Das bedeutet so viel wie: »Iss echte Lebensmittel; nicht zu viel; und hauptsächlich pflanzlich.«[7] Anstatt mich von ständig wechselnden Ernährungstrends anstecken zu lassen, halte ich mich an diese einfache Weisheit und bevorzuge frische, natürliche, selbst gemachte und vollwertige Lebensmittel; ernähre mich hauptsächlich pflanzlich, mit geringen Mengen an hochwertigem tierischem Eiweiß wie Ghee, Kefir, fettem Fisch und Fleisch aus Weidehaltung; und ich esse nicht zu viel.

---

7 Michael Pollan ist ein bekannter amerikanischer Journalist und Autor, der vor allem für seine aufschlussreichen Texte über Essen, Ernährung und die Lebensmittel- und Agrarindustrie bekannt ist. Zu seinen Büchern gehören *The Omnivore's Dilemma: A Natural History of Four Meals* (2006), *In Defense of Food: An Eater's Manifesto* (2008), und das zuletzt erschienene *This Is Your Mind On Plants: Opium – Caffeine – Mescaline* (2021).

SAISONAL ESSEN

Ich kaufe generell nur auf regionalen Bauernmärkten ein. Erstens unterstütze ich damit direkt die Bauern anstatt eine Supermarktkette; und zweitens sehe ich dort, was gerade geerntet wird und somit saisonal ist.

RICHTIG KOMBINIEREN

Ich vermeide schwer verdauliche Lebensmittelkombinationen, insbesondere Obst und Joghurt oder Milchprodukte mit Fleisch oder Fisch.

FRISCH KOCHEN

So gut, wie ich kann, vermeide ich Resteessen und Vorkochen. Für mich hat frisches Essen, das voller Prana und Nährstoffe ist, eine große Priorität in meinem Leben, denn das ist mein »Sprit«. Deshalb schaffe ich mir in der Regel immer Zeit, um frisch zu kochen.

MEINE TOP 3 KRÄUTER-HACKS

Für Zeiten, in denen ich zusätzliche Unterstützung brauche, sind die folgenden Heilkräuter für mich unerlässlich.

TRIPHALA

Ein Allrounder für Darmentgiftung, antioxidative Unterstützung und Zellverjüngung.

KURKUMA

Mein absoluter Favorit als entzündungshemmendes Gewürz. Ich verwende beim Kochen immer einen Löffel Kurkuma, zusammen mit Ghee oder Olivenöl und schwarzem Pfeffer für die bessere Aufnahme in den Körper.

ASHWAGANDHA

Adaptogene Unterstützung für einen starken, muskulösen Körper, ein widerstandsfähiges und ruhiges Nervensystem und einen tiefen, verjüngenden Schlaf hole ich mir in Form von Ashwagandha.

TEIL IV
DIE AYURVEDA-RESET-KÜCHE – REGIONAL, SCHNELL UND PRAKTISCH

Schließlich treffen wir uns in der Küche. In diesem Abschnitt lade ich dich ein, dich auf eine kulinarische Reise zu begeben und einige Basisrezepte zu entdecken, die die Grundlage für deinen AYURVEDA RESET bilden. Die Rezepte sind einfach, schnell zuzubereiten und modular zusammengestellt, um dich und deinen Körper auf dem Weg zu Vitalität und Wohlbefinden zu unterstützen. Und sie sind so praktisch und lecker, dass du auch nach dem Programm immer wieder darauf zurückkommen wirst. Von aromatischen Gewürzmischungen bis zu nährenden Suppen, von belebenden Mittagsgerichten bis zu beruhigenden Kräutertees – ich verspreche dir, dass diese Rezeptsammlung zum Teil deines ayurvedischen Küchenrepertoires wird.

DIE BASICS

AGNI-POWER-TEES

FEUERZAUBER-TEE

Dies ist ein hervorragender Verdauungs- und Immunkrafttee, der im Herbst und Winter von allen Konstitutionen getrunken werden kann, aber von Pitta-Typen oder im Sommer mit Vorsicht verwendet werden sollte. Er regt die Durchblutung an, ist antioxidativ und beseitigt Lymphstau – alles wichtig, um in der Grippezeit gesund und widerstandsfähig zu bleiben. Im Herbst füge ich dieser Teemischung einige Scheiben der chinesischen Astragalus-Wurzel (Huang Qi) hinzu, um das Immunsystem und die Vitalkraft (Qi) zu stärken.

- ***3–4 Scheiben frische Ingwerwurzel***
- ***1 TL Gojibeeren***
- ***500 ml Wasser***

1. Ingwer zusammen mit den Gojibeeren in 500 ml Wasser 10–15 Minuten kochen.
2. Abseihen, in eine Thermosflasche füllen, und über den Tag verteilt zwischen den Mahlzeiten genießen.

TIPP

Wenn du unter Zeitdruck stehst, kannst du den Ingwer auch feiner hacken und zusammen mit den Gojibeeren direkt in eine Thermoskanne geben, mit kochendem Wasser übergießen, verschließen und einfach so 15–20 Minuten ziehen lassen.

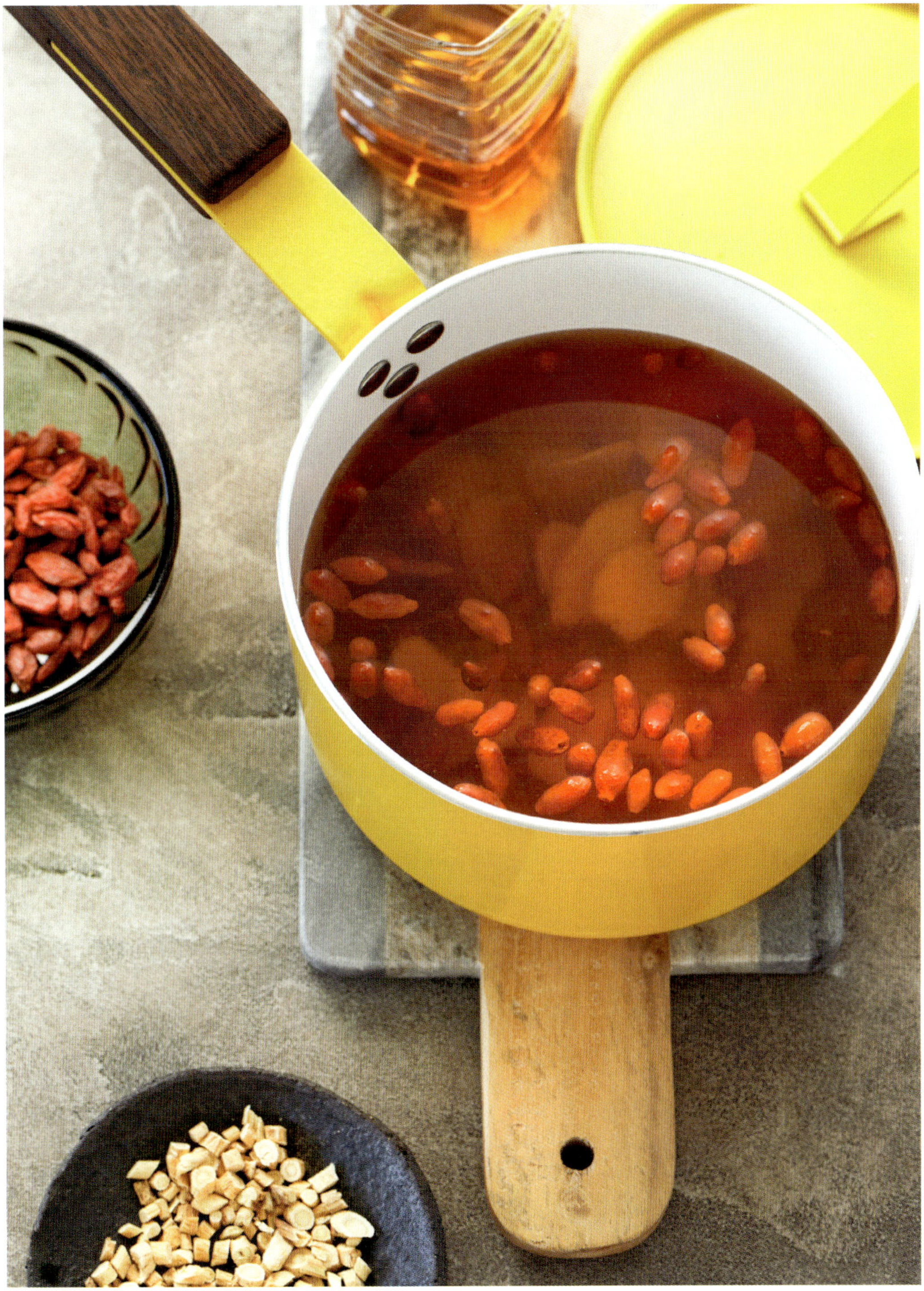

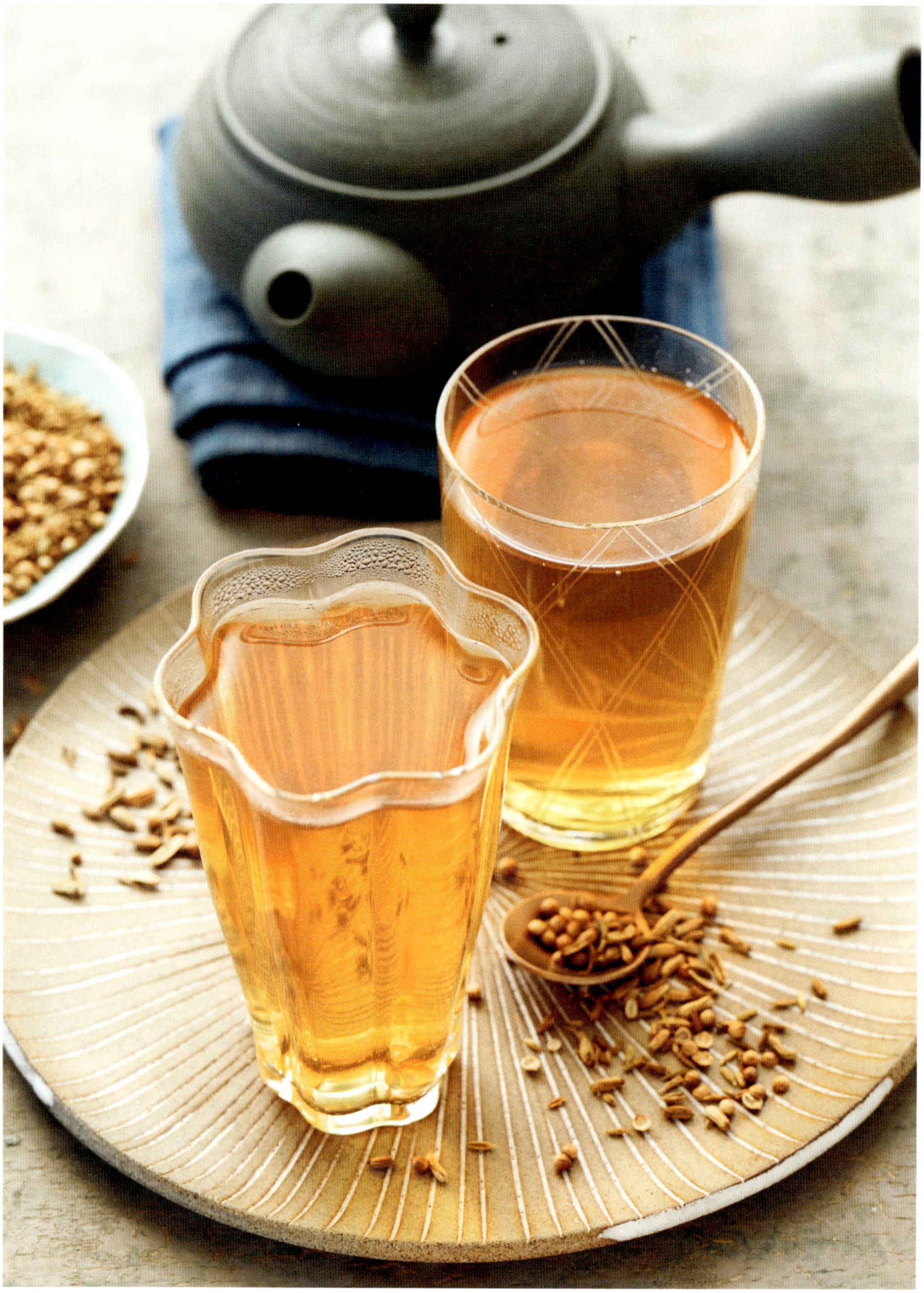

HARMONIE-TEE

Als ich am Ayurveda-Institut von Dr. Vasant Lad in New Mexico, USA, studierte, stand immer eine Kanne dieses Tees in unserem Klassenzimmer, und noch heute weckt das Trinken einer Tasse dieses Tees viele schöne Erinnerungen an diese Zeit. Dies ist wohl der berühmteste Verdauungstee im Ayurveda, geeignet für jede Jahreszeit und alle Konstitutionstypen. Er wirkt basisch auf den Körper, harmonisiert die Verdauung und eignet sich hervorragend zur Behandlung von Harnwegsinfektionen. Ich röste gerne eine große Portion Samen an und bewahre sie auf, um den Tee nach Bedarf schnell zubereiten zu können.

Ergibt 2 Tassen

- ***1 TL Fenchelsamen***
- ***1 TL Koriandersamen***
- ***1 TL Kreuzkümmelsamen***
- ***500 ml Wasser***

1. Die ganzen Samen einige Minuten in einer Pfanne rösten, bis sie aromatisch duften. Es kann auch eine größere Menge geröstet und in einem Glas aufbewahrt werden.

2. Die gerösteten Samen in einen Topf geben und mit kochendem Wasser übergießen. Den Sud zugedeckt (!) 10–15 Minuten köcheln lassen, dann abseihen und nach dem Essen genießen.

TIPP

Wenn du es eilig hast, dann kannst du die gerösteten Samen auch direkt in eine Thermoskanne geben, mit kochendem Wasser übergießen, verschließen und einfach so 15–20 Minuten ziehen lassen.

AGNI-POWER-GEWÜRZMISCHUNGEN

AYURVEDISCHER INGWER-PICKLE

Laut Ayurveda regt Ingwer die Geschmacksnerven an, bringt die Verdauungssäfte zum Fließen und verbessert die Absorption. Dieses klassische ayurvedische Rezept wird seit Tausenden von Jahren verwendet, um die Verdauungskraft (Agni) zu stärken. Ich nenne es auch oft die »ayurvedischen Verdauungsenzyme«. Der Pickle ist geeignet für Vata- und Kapha-Typen, ist aber zu scharf für Pitta-Typen.

Ergibt 6–8 Pickles

- ***2 cm frischer Ingwer***
- ***½ Zitrone, ausgepresst***
- ***¼ TL Himalajasalz***
- ***¼ TL frisch gemahlener schwarzer Pfeffer***

1. Ingwer schälen und in dünne Scheiben schneiden. Den Zitronensaft über dem Ingwer auspressen.

2. Mit Himalajasalz und schwarzem Pfeffer bestreuen und mischen. Ingwer mindestens 1 Stunde ziehen lassen.

3. 10 Minuten vor dem Essen eine Scheibe essen, um die Verdauung anzuregen.

TIPP

Du kannst auch eine größere Menge machen und den eingelegten Ingwer für 4–5 Tage im Kühlschrank lagern.

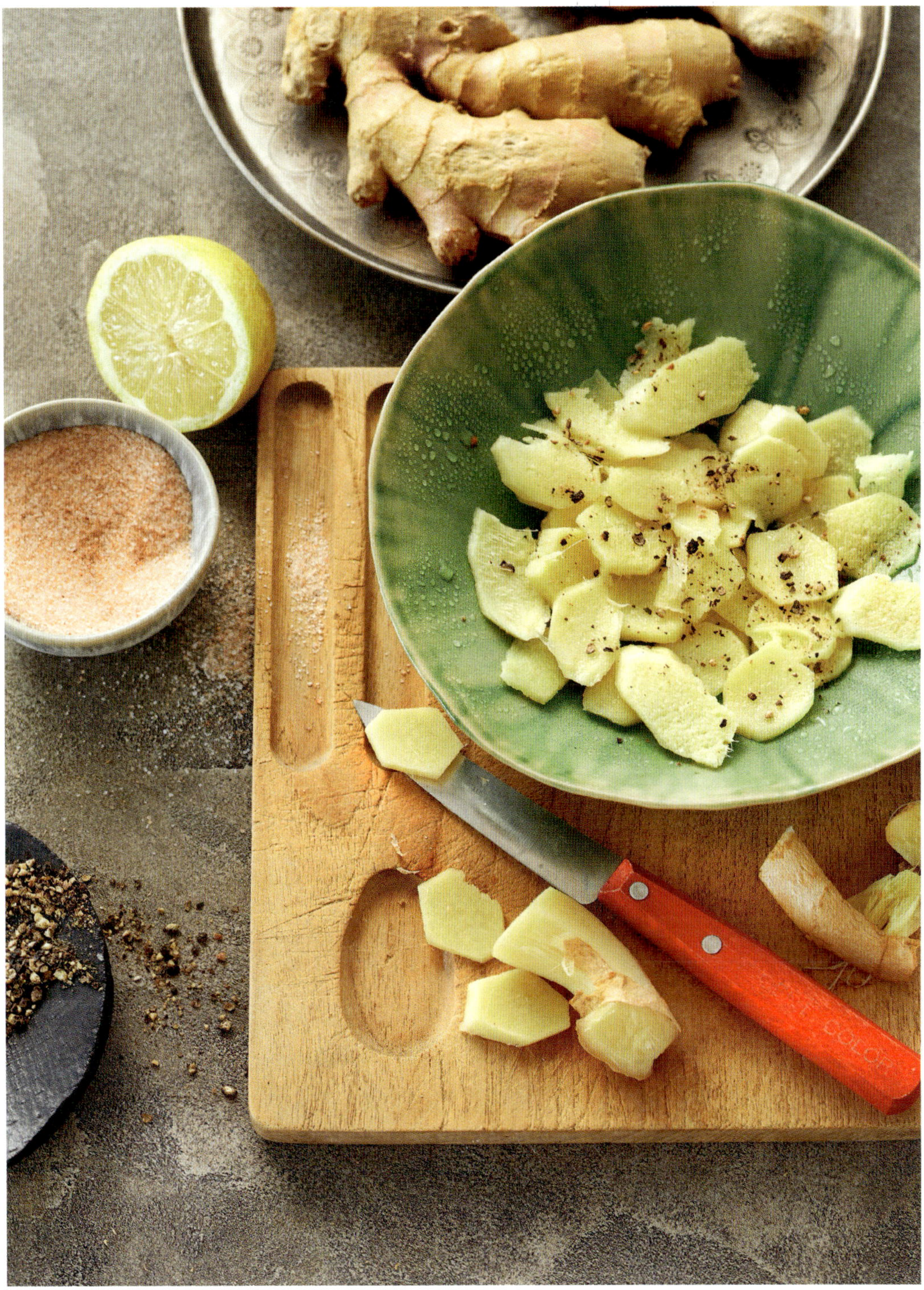

FEUERZAUBER-GEWÜRZ
(Trikatu Churna)

Dies ist die beste ayurvedische Rezeptur bei Appetitlosigkeit, Verdauungsstörungen und Malabsorption. Es ist auch ein ausgezeichnetes Mittel gegen Erkältungen und Verstopfung. Trikatu Churna schmeckt hervorragend, wenn es in etwas Ghee oder Kokosnussöl angebraten und über Suppen, Bohnen oder Gemüse geträufelt wird, besonders im Herbst und Winter. Im Sommer oder wenn du ein Pitta-Typ bist, vermeidest du diese Mischung besser, da sie sehr scharf und erhitzend ist.

- ***¼ Tasse frisch gemahlener schwarzer Pfeffer***
- ***¼ Tasse frisch gemahlener Pippali (indischer Langpfeffer)***
- ***¼ Tasse gemahlener Ingwer***

1. Die drei Trockengewürzpulver mischen und in einem Gefäß aufbewahren.

2. Je nach Bedarf zum Kochen oder zum Bestreuen von Speisen verwenden.

TIPP

Bei Erkältung, Husten und Verschleimung kannst du dieses Pulver mit Honig und etwas Kurkuma mischen und alle drei bis vier Stunden ½ Teelöffel davon lecken.

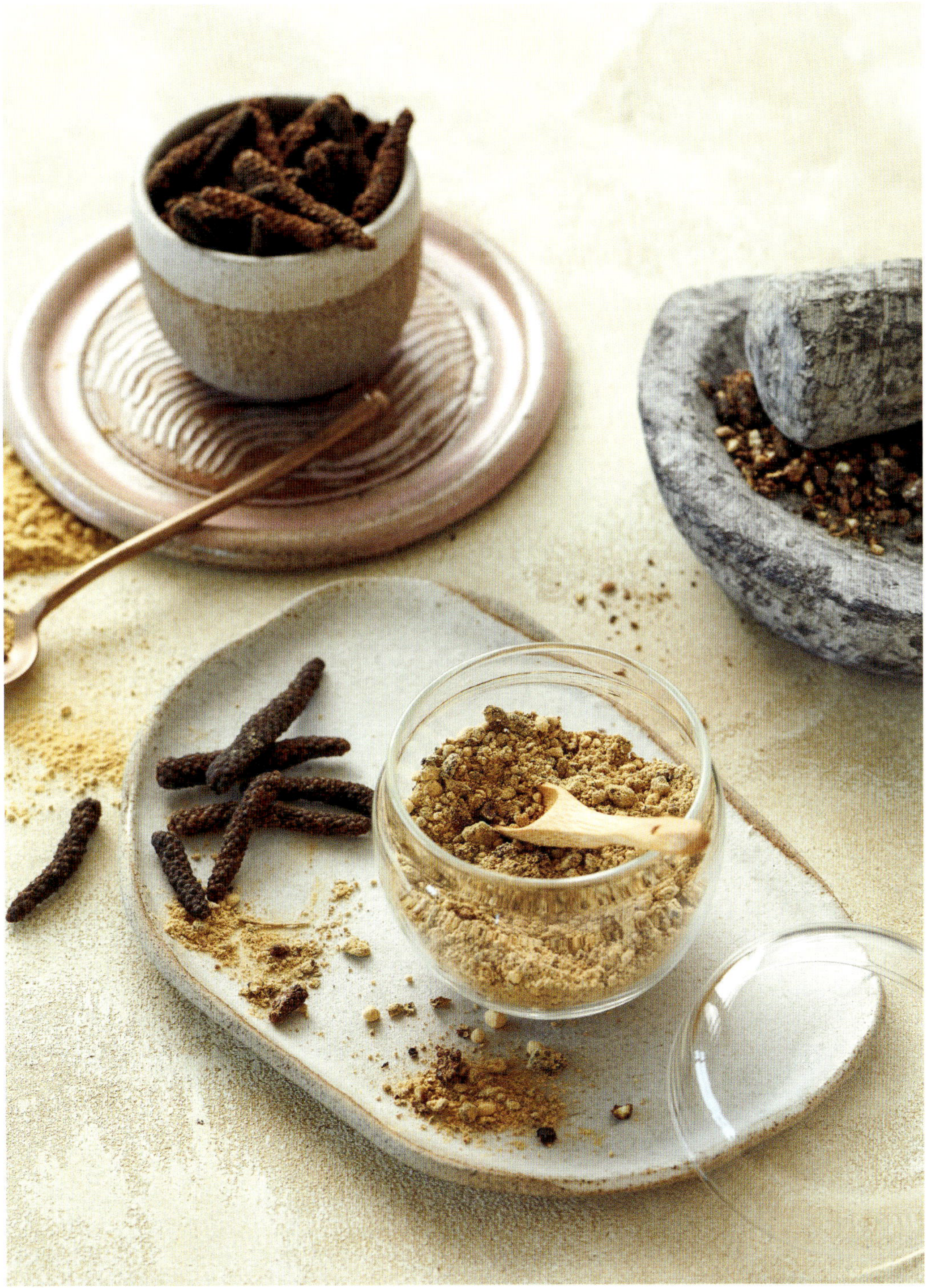

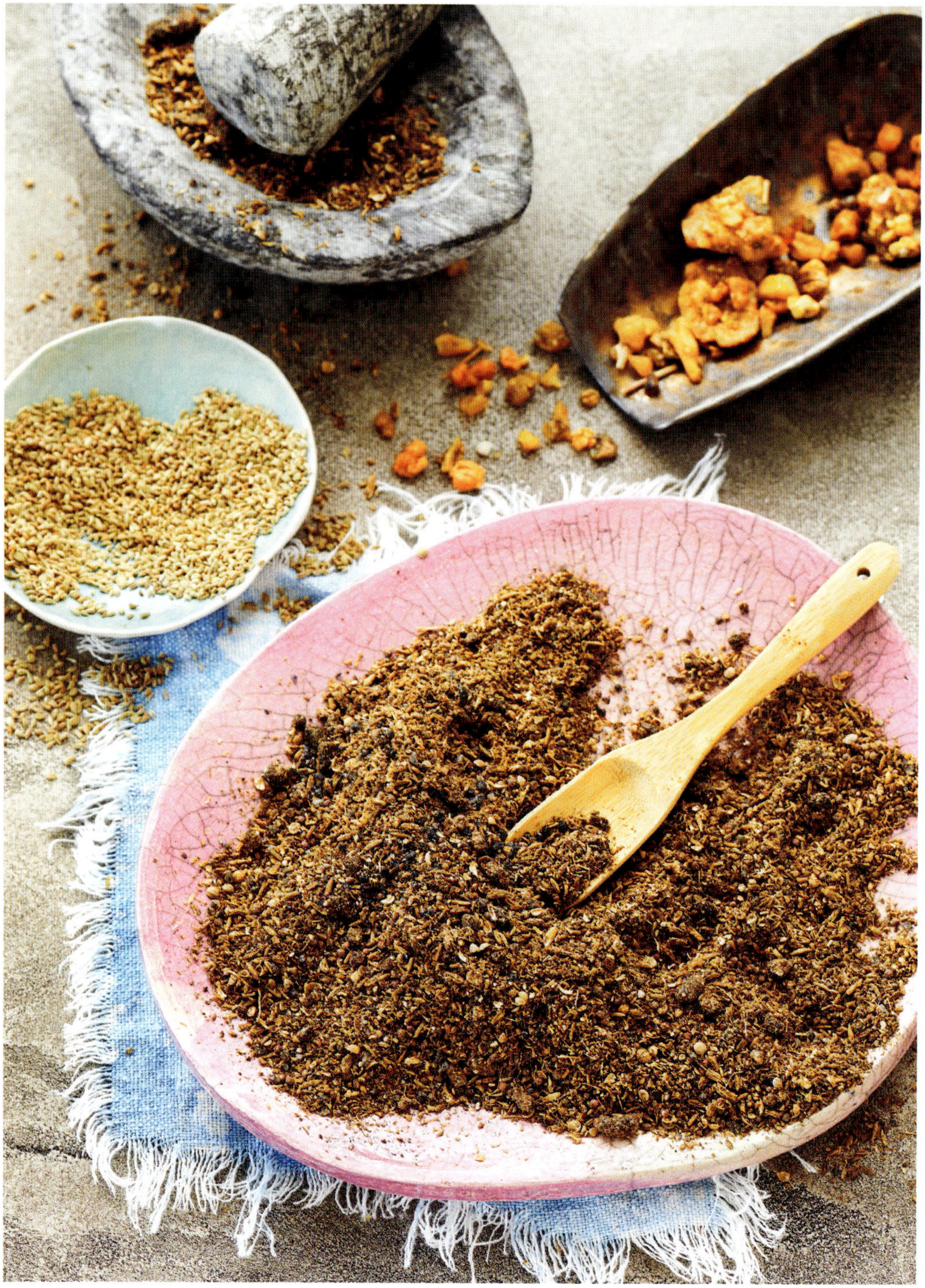

HARMONIE-GEWÜRZ
(Hingvasthak Churna)

Dies ist das beste ayurvedische Heilmittel bei Vata-Verdauungsproblemen wie Blähungen und Malabsorption. Es schmeckt auch hervorragend, wenn man es in etwas Ghee erwärmt und über Suppen, Bohnen oder Gemüse träufelt. Der Star in diesem Rezept ist Asafoetida oder Hing, ein scharfes Harz, das verdauungsfördernd und karminativ wirkt.

- ***¼ Tasse Kreuzkümmelsamen, ganz***
- ***¼ Tasse Ajowan-Samen, ganz***
- ***¼ Tasse Hing-/Asafoetida-Pulver***
- ***½ TL Ghee oder Kokosnussöl***
- ***¼ Tasse schwarze Pfefferkörner, ganz***
- ***¼ Tasse Ingwer, gemahlen***
- ***¼ Tasse Pippali (indischer langer Pfeffer/Langpfeffer), gemahlen***
- ***½ TL Kala Namak (indisches schwarzes Salz; alternativ Himalaja-Steinsalz)***

1. Kreuzkümmel und Ajowan-Samen in einer kleinen Pfanne einige Minuten trocken rösten. In einer separaten Pfanne das Asafoetida in ½ Teelöffel Ghee 1 Minute rösten, bis ein aromatischer Geruch entsteht und die Farbe dunkler wird.

2. Wenn die Samen abgekühlt sind, zusammen mit den schwarzen Pfefferkörnern in einer Kaffeemühle mahlen.

3. Die gemahlenen Samen mit dem Ingwer- und Pippali-Pulver, dem gerösteten Asafoetida und dem Salz mischen und in einem Gefäß aufbewahren.

4. Je nach Bedarf über die Speisen streuen oder ¼ Teelöffel nach den Mahlzeiten unter die Zunge nehmen.

TIPP

Ich gebe diese Mischung in einen kleinen Shaker und trage dieses immer in meiner Handtasche. Besonders wenn ich auswärts esse oder viel durcheinanderesse, nehme ich ¼ bis ½ Teelöffel auf die Zunge oder streue es übers Essen.

BAUCHWOHL-DIGESTIV

Die Schale mit den leuchtend grünen Fenchelsamen ist am Eingang fast jedes indischen Restaurants nicht zu übersehen, wo sie nach einem würzigen oder knoblauchhaltigen Essen zur Erfrischung des Atems angeboten werden. Fenchelsamen neutralisieren nicht nur Mundgeruch, sondern sind auch ein fantastisches Verdauungsmittel für alle Konstitutionen, vor allem wenn man nach dem Essen zu Übersäuerung, Völlegefühl oder Blähungen neigt. Auch hiervon habe ich immer ein kleines Döschen in meiner Handtasche, wenn ich auswärts esse, um die Verdauung schnell und einfach zu beruhigen.

- ***1 Tasse Fenchelsamen***

1. Fenchelsamen in einer Pfanne ohne Fett 3–4 Minuten rösten, bis sie duften und leicht golden sind.

2. In einem luftdichten Behälter aufbewahren und ½ Teelöffel nach den Mahlzeiten kauen, um Blähungen und Völlegefühl vorzubeugen.

TIPP

Wenn ich etwas Besonderes machen möchte, gebe ich beim Rösten 3 Esslöffel voll Kokosflocken und ½ Teelöffel frisch gemahlenen Kardamom zu den Fenchelsamen. Das macht die Mischung leicht süß und nussig und dämpft den Heißhunger auf Süßes nach dem Essen.

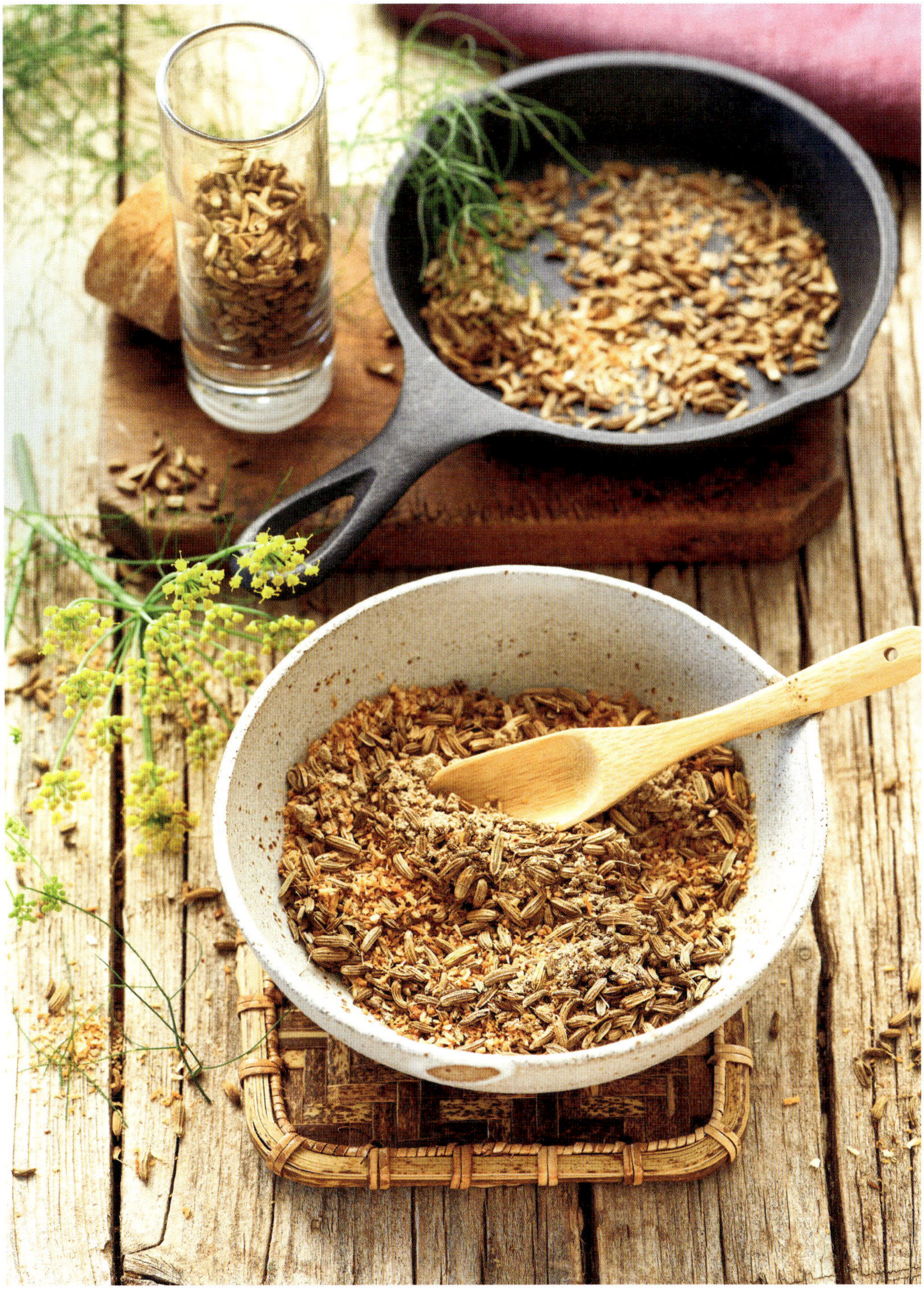

TONIKA

MORGENDLICHES ZITRONENELIXIR

Anstatt den Tag mit Kaffee oder Tee zu beginnen, was die Nieren schlaucht und dehydriert, empfiehlt Ayurveda warmes Zitronenwasser. Es hilft, Giftstoffe auszuspülen, den Darm anzuregen und den Körper mit Flüssigkeit zu versorgen. Sowohl Honig als auch Zitrone helfen, überschüssiges Kapha oder Schleim aus dem Körper zu entfernen. Im Sommer oder bei Pitta-Typen sollte man den Honig weglassen und stattdessen nur Limette verwenden.

Für 2 Personen

- ***500 ml heißes Wasser***
- ***½–1 Zitrone, den Saft ausgepresst (Menge je nachdem, wie sauer du es magst)***
- ***1 TL Honig***

1. Das Wasser zum Kochen bringen und dann abkühlen lassen.

2. Zitrone und Honig hinzufügen und morgens auf nüchternen Magen trinken.

TIPP

Beachte bitte, dass den ayurvedischen klassischen Texten zufolge Honig schädlich wird, wenn er über 45 °C erhitzt wird. Kühle deinen Zitronentrunk also immer etwas ab, bevor du den Honig zugibst.

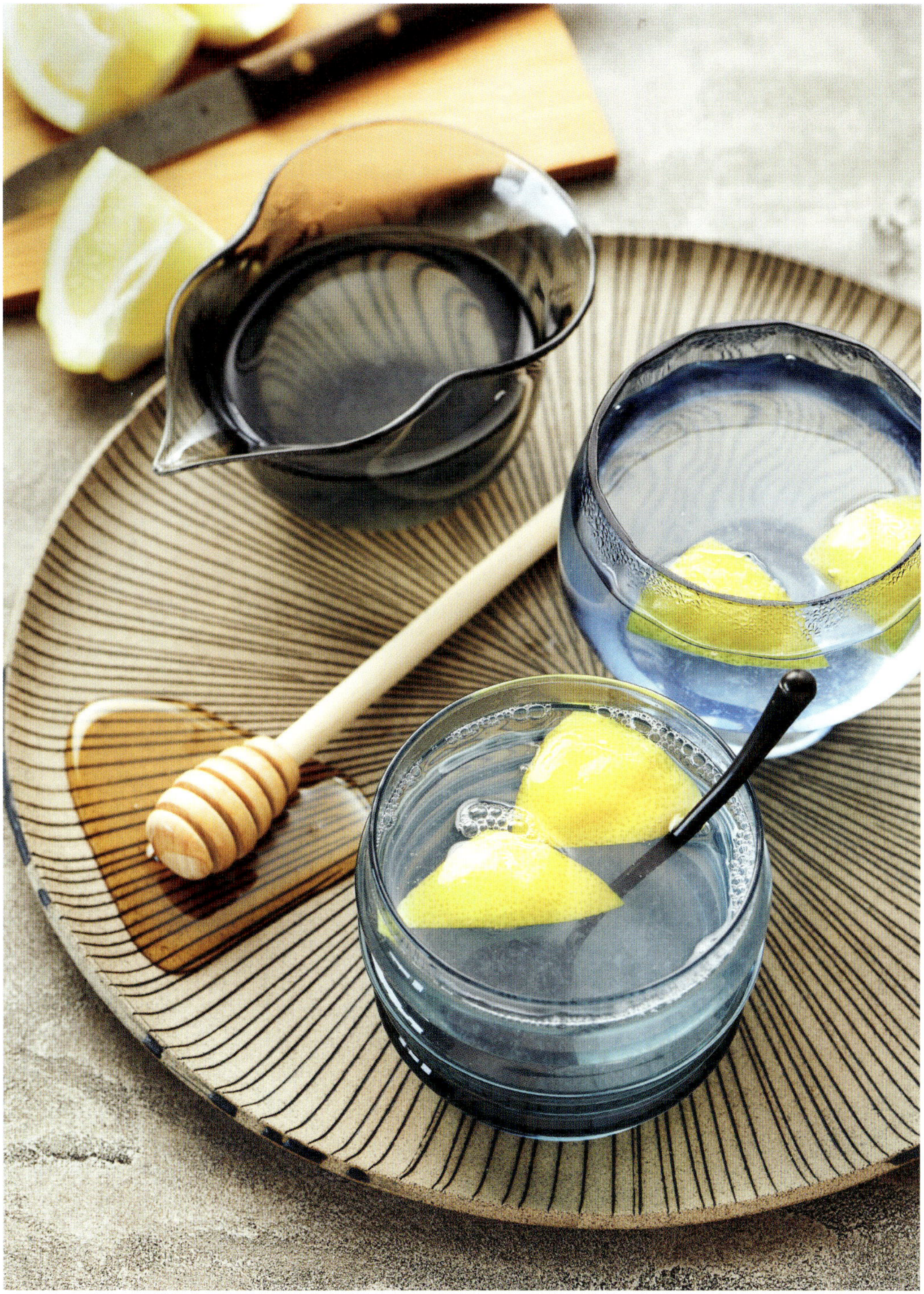

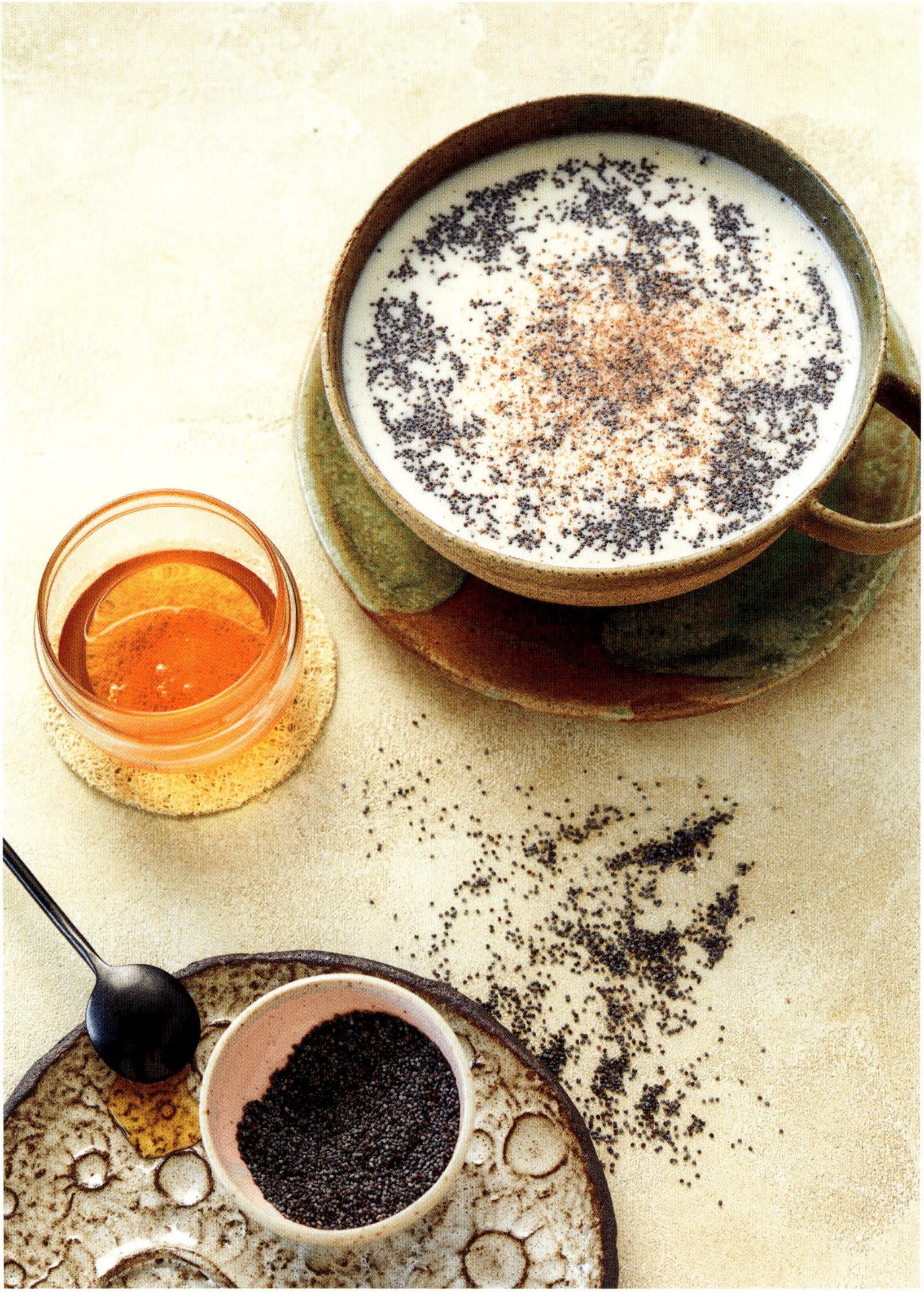

TIEFSCHLAF-TONIKUM

Mohnmilch ist ein beliebtes und wirksames Schlafmittel in vielen indischen Haushalten. Die Kombination von Muskatnuss und Mohn ist besonders wirksam, da beide Gewürze starke Beruhigungsmittel sind, aber unterschiedlich schnell wirken. Muskatnuss braucht mehrere Stunden, um ihre maximale beruhigende Wirkung zu entfalten, und eignet sich daher für Menschen, die leicht einschlafen, aber mitten in der Nacht aufwachen. Mohn hingegen wirkt schnell, lässt aber nach einigen Stunden nach, was bei Einschlafstörungen von Vorteil ist. Durch die Kombination von Muskat und Mohn erhält man eine hervorragende Kombination zum Ein- und Durchschlafen. Dies funktioniert besonders gut für den hyperaktiven und intensiv aktiven Geist der Vata- und Pitta-Typen.

- ***1 TL Mohnsamen***
- ***½ Tasse Milch nach Wahl (Kuh-, Ziegen- oder Pflanzenmilch)***
- ***¼ TL frisch geriebene Muskatnuss***
- ***1 EL Honig, Kokoszucker oder Ahornsirup (nach Belieben)***

1. Zuerst den Mohn in einer Pfanne einige Minuten trocken rösten, bis er sich leicht verfärbt und ein duftendes Aroma entwickelt. Abkühlen lassen und mit einem Mörser zu einer Paste zerstoßen (gegebenenfalls 1–2 EL Wasser zugeben, um eine dickflüssige Paste zu erhalten).

2. ½ Tasse Milch und ¼ Tasse Wasser zusammen mit der Mohnpaste und dem Muskatnusspulver in den Topf geben. Die Mischung zum Kochen bringen, dann auf kleiner Flamme unter ständigem Rühren mindestens 5 Minuten köcheln lassen.

3. Den Topf vom Herd nehmen und in eine Tasse gießen. Leicht abkühlen lassen und gegebenenfalls 1 Teelöffel Honig, Kokoszucker oder Ahornsirup hinzufügen und gut umrühren.

TIPP

Du kannst beim Kochen der Milch auch zusätzlich ½ Teelöffel Ashwagandha-Pulver hinzufügen. Dieses wunderbare Adaptogen beruhigt die Nerven und fördert einen tiefen und erholsamen Schlaf.

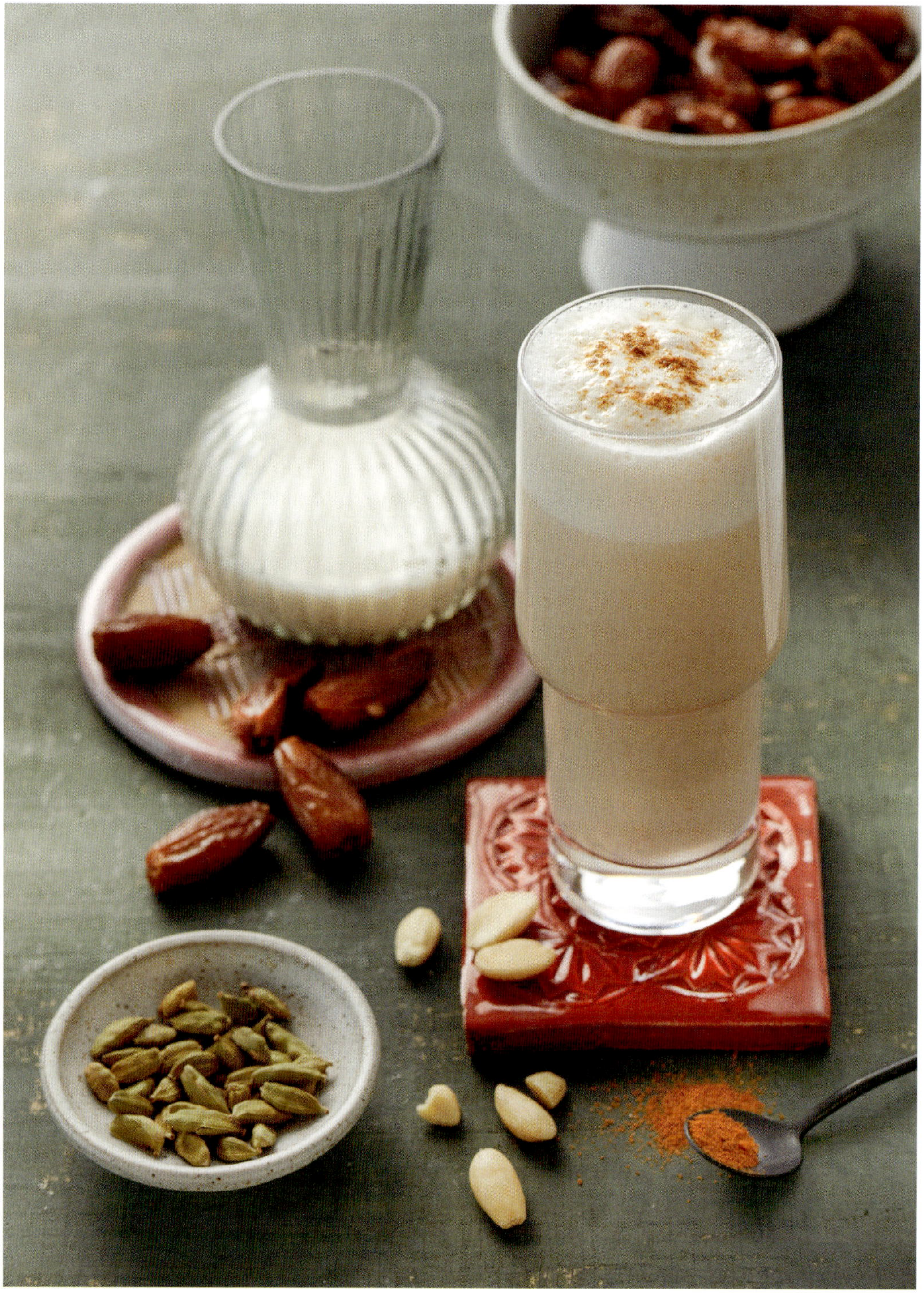

AYURVEDISCHER PROTEIN-POWER-SHAKE

Dieser Shake passt hervorragend als leichtes Frühstück oder vor dem Sport. Er wirkt beruhigend, nährend und erdend und ist somit ein idealer Snack für unterwegs. Ashwagandha und Kollagen (optional) unterstützen Muskeln und Bindegewebe, was ich an diesem Shake sehr schätze.

Für 2 Personen

- *½ Tasse (70 g) rohe Mandeln*
- *3 Datteln, entkernt*
- *2 Tassen Wasser (zum Einweichen)*
- *2 Tassen Wasser*
- *½ TL Ashwagandha-Pulver (optional)*
- *1 EL Kollagenpulver (optional)*
- *¼ TL Kardamompulver*

1. Mandeln und Datteln getrennt über Nacht in gefiltertem Wasser einweichen. Am nächsten Morgen das Einweichwasser abgießen.

2. Die Mandeln schälen und in einen Mixer geben, 2 Tassen Wasser hinzufügen und 1 Minute lang auf höchster Stufe mixen. Die Mandelmilch mit einem Nussmilchbeutel oder einem Küchentuch abseihen.

3. Die abgesiebte Milch zusammen mit den Datteln, dem (optionalen) Ashwagandha und Kollagen und Kardamompulver hinzufügen und erneut mixen, bis alles glatt ist. Bei Zimmertemperatur oder leicht erwärmt genießen.

TIPP

Die übrig gebliebene Mandelmasse kann frisch für das Frühstücksmüsli verwendet werden. Oder aber du trocknest die Masse im Backofen, mahlst sie dann zu Mehl und hast somit dein eigenes Mandelmehl zum Backen.

DER DARM FREUT SICH

KURKUMA-GHEE

Ghee wird hergestellt, indem Sauerrahmbutter über längere Zeit bei geringer Hitze geköchelt wird, bis sich die Milchfeststoffe auf den Boden des Topfes absetzen. Übrig bleibt reines Butteröl oder Ghee, das im Ayurveda wegen seiner Eigenschaften auch »flüssiges Gold« genannt wird. Ghee ist süß, kühlend und leicht, gleicht alle drei Doshas aus, baut alle Gewebe auf und verbessert die Verdauung und die Absorption. Ghee ist außerdem sehr hitzestabil und daher ein hervorragendes Öl fürs Kochen bei höheren Temperaturen.

- ***1 kg ungesalzene Bio-Sauerrahmbutter***
- ***1 EL Kurkumapulver***
- ***8 ganze schwarze Pfefferkörner oder Pippali (indischer Langpfeffer)***

1. Butter in einem Topf bei mittlerer Hitze schmelzen und dann auf niedrigster Flamme mindestens 30 Minuten köcheln lassen, ohne umzurühren. Wenn sich die Milcheiweiße am Boden des Topfes abzusetzen beginnen, die Oberfläche klar wird und die Butter eher wie Öl aussieht, ist das Ghee fertig. Je nach Menge und Herdtyp kann das zwischen 30 und 45 Minuten dauern.

2. Die Hitze ausschalten, Kurkumapulver und Pfeffer hinzufügen und das Ghee weitere 15 Minuten stehen lassen. Dann das Ghee durch ein Käsetuch sieben und in saubere oder sterilisierte Glasgefäße gießen.

3. Bitte lasse das Ghee immer abkühlen, bevor du den Deckel schließt, da es sonst durch Kondenswasser verunreinigt wird und leicht schimmelt.

TIPP

Ghee muss nicht gekühlt werden – es sollte sogar nie im Kühlschrank aufbewahrt werden. Wenn Ghee im Kühlschrank fest wird, verändern sich seine Eigenschaften und die kalte Qualität wird dem Ghee »eingeprägt«, was seine verdauungsfördernde Wirkung stark beeinträchtigt. Da alle Milcheiweiße entfernt sind, ist das Ghee unbegrenzt haltbar.

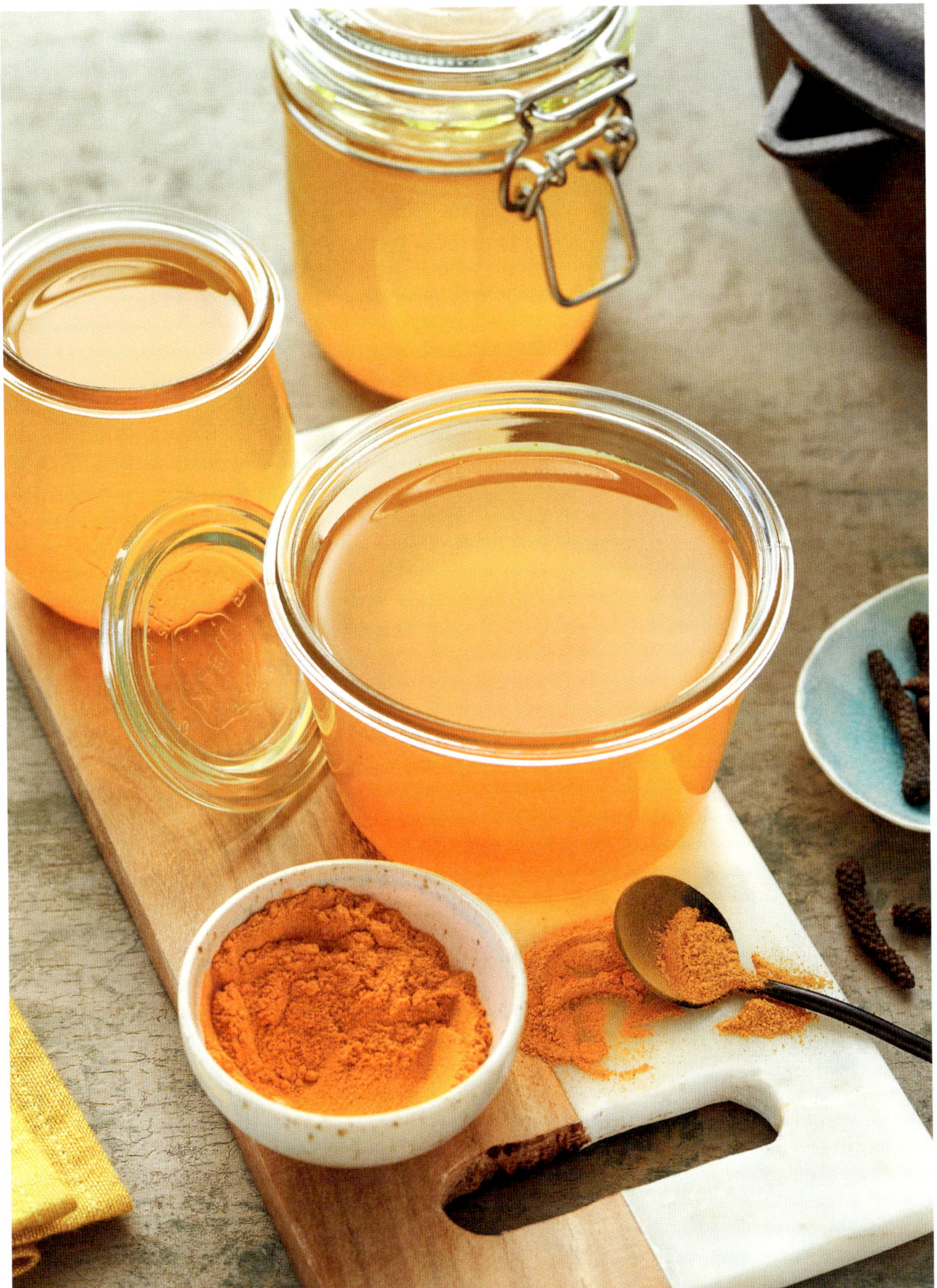

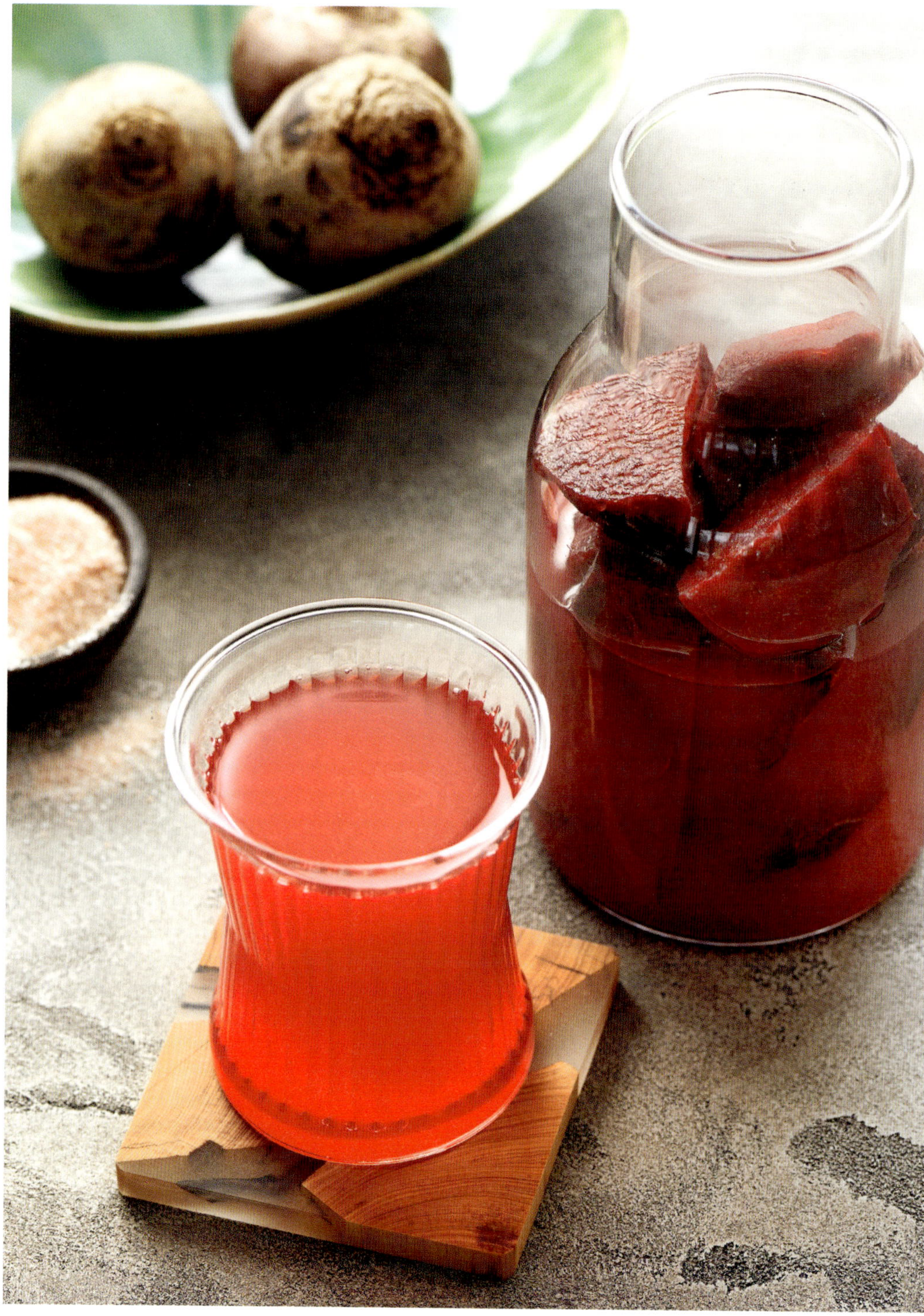

PROBIOTISCHER RÜBEN-KWASS

Seit ich meinen ersten Kwass zubereitet habe, bin ich verliebt in dieses tiefviolette, leicht säuerliche Sprudelgetränk, das eine hervorragende probiotische Verdauungshilfe ist. Im Herbst und Winter trinke ich immer ein Glas zum Mittag- oder Abendessen. Es wirkt ausgleichend auf Vata- und Kapha-Typen, aber als Ferment kann es für Pitta-Typen und in den Sommermonaten zu erhitzend sein.

Ergibt etwa 2 Liter

- ***3 große Rüben (Rote Bete), geschält und geviertelt***
- ***1 TL Himalaja-Steinsalz***
- ***¼ Tasse frische Molke oder den Inhalt einer probiotischen Kapsel als Starterkultur (optional)***
- ***Wasser***

1. Die Rüben in ein Glas geben, mit Salz bestreuen, Molke (oder den Inhalt einer probiotischen Kapsel) hinzufügen und mit Wasser aufgießen. Der Starter hilft, die Gärung zu beschleunigen, kann aber auch weggelassen werden.

2. Das Glas verschließen und den Kwass 3 Tage bei Zimmertemperatur gären lassen. Die Rüben aus dem Kwass abgießen und sowohl die Rüben als auch ½ Tasse der Flüssigkeit für die zweite Fermentation aufbewahren. Die Rüben sollten für eine oder zwei weitere Aufgüsse ausreichen und können dann weggeworfen werden.

3. Der Kwass sollte im Kühlschrank aufbewahrt werden (dort ist er in der Regel 3 Wochen haltbar) und kann zu den Mahlzeiten als verdauungsförderndes und probiotisches Stärkungsmittel getrunken werden.

TIPP

Du gewinnst Molke ganz einfach, indem du einen Löffel der milchigen Flüssigkeit entnimmst, die sich im Behälter auf natürliche Weise vom Joghurt trennt. Sollte dies nicht der Fall sein, seihe den Joghurt eine halbe Stunde lang mit einem Käsetuch ab. Die austretende Flüssigkeit ist die Molke.

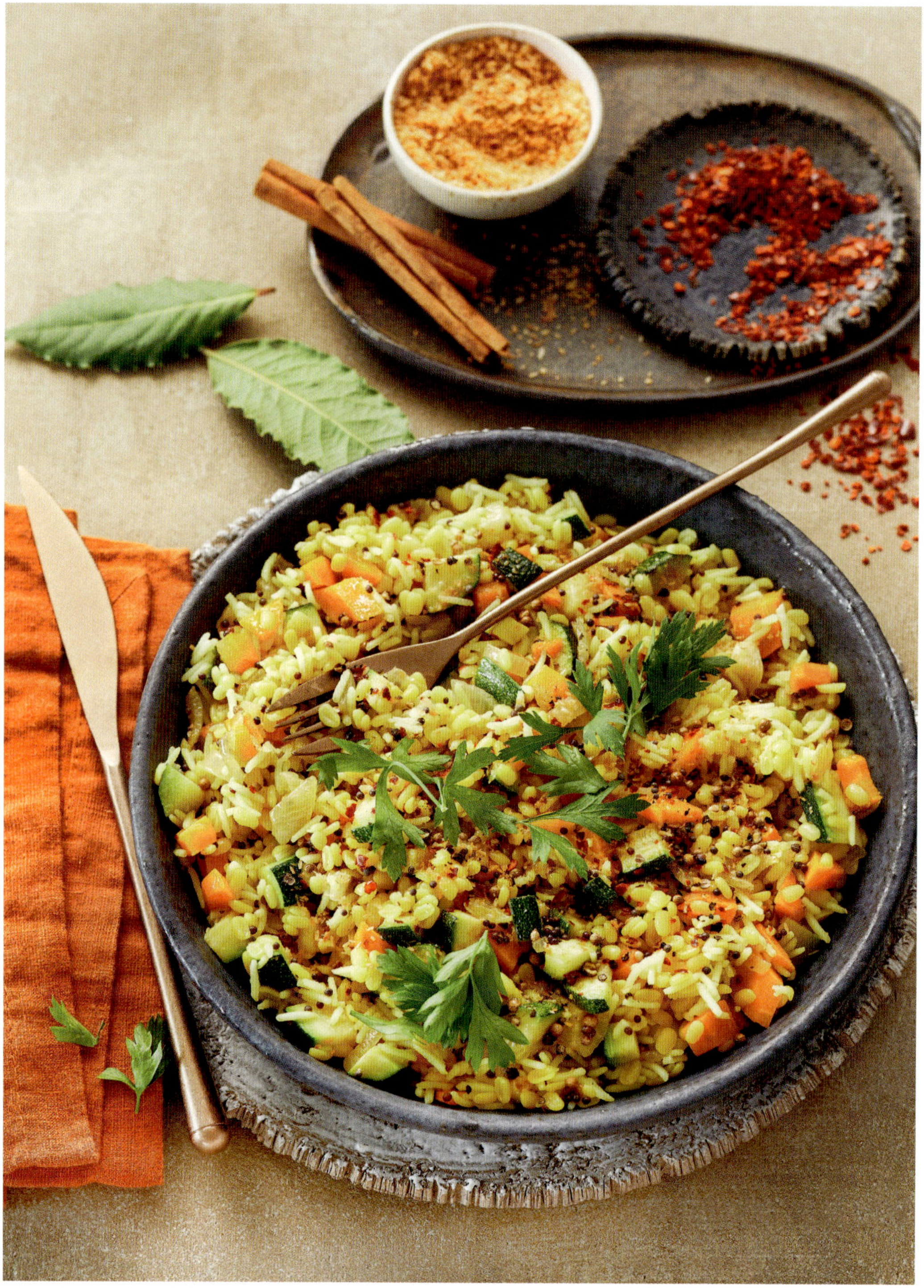

DETOX-KITCHARI

Kitchari ist ein einfaches, sättigendes Eintopfgericht, das schmackhaft, nahrhaft und leicht verdaulich ist. Weil es so leicht bekömmlich ist und ausgleichend auf alle drei Doshas wirkt, wird Kitchari im Ayurveda oft als Basisessen bei den Entgiftungskuren (Panchakarma) angeboten. Das Einweichen der Mungobohnen über Nacht verkürzt die Kochzeit und setzt Enzymhemmer wie Phytinsäure frei, die in allen Bohnen, Körnern, Nüssen und Samen enthalten ist, Verdauungsprobleme verursachen sowie die Aufnahme von Mineralstoffen blockieren kann.

Für 4 Personen

- *½ Tasse Mungo-Dal (gespaltene Mungobohnen), über Nacht eingeweicht*
- *1 Tasse Basmatireis, gewaschen und mindestens 30 Minuten eingeweicht*
- *½ TL Kreuzkümmelsamen*
- *½ TL Koriander*
- *2 EL Ghee*
- *½ EL schwarze Senfkörner*
- *½ Zwiebel, gewürfelt*
- *1 Prise Asafoetida (nach Belieben)*
- *½ TL Kurkumapulver*
- *1 EL geriebener Ingwer*
- *5 Tassen Wasser*
- *½ TL Himalaja-Steinsalz*
- *1 Lorbeerblatt*
- *1 Zimtstange*
- *1 Tasse gehacktes Gemüse (einzeln oder gemischt, zum Beispiel Spinat, Mangold, Zucchini, Möhren usw.)*
- *frisch gemahlener schwarzer Pfeffer nach Geschmack*

1. Mungobohnen gründlich waschen, über Nacht in Wasser einweichen, am nächsten Morgen abtropfen lassen und beiseitestellen. Basmatireis waschen und mindestens 30 Minuten einweichen.

2. Wenn du Kreuzkümmel und Koriander als Samen hast, röste diese zunächst 1–2 Minuten ohne Fett an, lasse sie abkühlen und mahle sie dann in einer Kaffeemühle oder einem Mörser mit Stößel. Wenn du Pulver verwendest, kann du diesen Schritt überspringen.

3. Ghee in einem Topf erhitzen und die Senfkörner hinzufügen. Wenn die Senfkörner zu brutzeln beginnen, die Zwiebel hinzufügen und 5 Minuten anbraten.

4. Die restlichen Gewürze (Asafoetida, Kurkuma, Koriander- und Kreuzkümmelpulver, Ingwer) zugeben und 1 weitere Minute anbraten, dann den Basmatireis und die eingeweichten Mungobohnen zugeben und wieder 1 weitere Minute anbraten.

5. Wasser, Salz, Lorbeerblatt, Zimtstange und das Gemüse nach Wahl zugeben, aufkochen und 20 Minuten auf kleiner Flamme zugedeckt köcheln lassen, bis das gesamte Wasser aufgenommen ist. Die Hitze ausschalten und den Kitchari noch 5 Minuten bei geschlossenem Deckel nachdämpfen lassen, dann die Zimtstange und das Lorbeerblatt entfernen.

6. Eventuell mit Salz und schwarzem Pfeffer abschmecken und mit einem Topping deiner Wahl servieren.

Hier sind einige Ideen für das Topping:
Gehackte frische Kräuter wie Dill (Vata), Koriander (Pitta) und Petersilie (Kapha)
Zusätzliches Ghee (Vata/Pitta)
1 Spritzer Zitronensaft (Vata/Kapha) oder Limettensaft (Pitta)
Chiliflocken (Kapha)
Geröstete Kokosflocken (Vata/Pitta/Kapha)

TIPP

Wenn du unter Zeitdruck stehst (oder faul bist), kannst du die Mungobohnen, den Basmatireis und das Gemüse auch mit etwas Salz und Wasser einfach in einem Topf zusammen 20 Minuten kochen. In der Zwischenzeit 2 Esslöffel Ghee in einer separaten Pfanne erhitzen, 1 bis 2 Teelöffel Currypulver dazugeben, 1 Minute bei schwacher Hitze anbraten und zum Schluss zum gekochten Kitchari geben. Voilà!

OMAS SUPERFOOD: DIE GUTE ALTE KNOCHENBRÜHE

Knochenbrühe erfreut sich zunehmender Beliebtheit als heilendes Getränk für den Darm. Sie enthält Kollagen und Gelatine, die nicht nur für die Gesundheit von Knochen, Sehnen und Haut, sondern auch für die Wiederherstellung der Schleimhaut des Verdauungstraktes wichtig sind. Kollagen ist reich an den Aminosäuren Glycin und Prolin und spielt eine entscheidende Rolle für Festigkeit und Elastizität der Gewebe im Körper. Kollagen ist besonders hilfreich beim Wiederaufbau der Darmschleimhaut bei einem Leaky-Gut-Syndrom, bei entzündlichen Darmerkrankungen und Autoimmunerkrankungen.

- ***5–6 Markknochen mit etwas Fleisch und Fett am Knochen oder 1 ganzes Huhn, Brust und Keule (ohne Fleisch), Knochen zerkleinert***
- ***2 l Wasser***
- ***½ TL Natron (optional)***
- ***2 Knoblauchzehen***
- ***300 g Gemüsereste (Rübenspitzen, Zwiebel-, Kartoffel-, Sellerie- oder Karottenschalen und -spitzen, Brokkolistiele, Blattstiele usw.);
falls nicht vorhanden:
½ Zwiebel, 1 Möhre, 1 Kartoffel und 1–2 Scheiben Sellerieknolle verwenden***
- ***6 Shiitakepilze***
- ***2 EL Apfelessig***
- ***2 Lorbeerblätter***
- ***8 ganze schwarze Pfefferkörner***
- ***4 Scheiben frische Ingwerwurzel***
- ***½ TL Kurkumapulver***
- ***1 EL Gojibeeren1***
- ***1 Streifen Kombu-Alge, in feine, dünne Streifen geschnitten***

1. Markknochen in einen Topf mit kaltem Wasser geben. (Optional) ½ Teelöffel Natron zugeben, die Hitze erhöhen und zum Kochen bringen. Nach etwa 5 Minuten Kochzeit das Wasser abgießen und die Knochen abspülen. So werden alle Unreinheiten von den Knochen entfernt. Wenn du ein Bio-Huhn hast, ist dieser Schritt nicht notwendig.

2. Die geschälten Knoblauchzehen mit dem Messerrücken zerdrücken. Das erhöht den Allicingehalt und den Geschmack des Knoblauchs.

3. Die Knochen wieder in den Topf geben, mit Wasser auffüllen und das gesamte Gemüse, die Pilze, den Essig und die Gewürze hinzufügen.

4. Zum Kochen bringen. Sobald das Wasser kocht, die Hitze etwas reduzieren und mindestens 12, besser aber bis zu 20 Stunden kochen lassen. Während dieser langen Kochzeit kann es sein, dass du Wasser nachfüllen musst. Wenn du Wasser nachfüllst, dann nur kochendes Wasser nachgießen, um den Kochvorgang nicht zu stören oder zu unterbrechen.

5. Wenn die Brühe fertig ist, abseihen und in kleinere Gläser füllen. Nach dem Abkühlen in den Kühlschrank stellen, bis die oberste Fettschicht fest geworden ist. Ich empfehle, besonders für Pitta- und Kapha-Typen, zumindest einen Teil dieser Fettschicht abzuschöpfen.

6. Die Brühe kann bis zu 3 Tage im Kühlschrank aufbewahrt werden. Weil ich jedoch oft eine große Menge Brühe mache, friere ich sie in kleinen Gläsern ein. Obwohl Ayurveda kein großer Fan von tiefgefrorenen Lebensmitteln ist – der Nährwert sinkt und die Kälte beeinträchtigt das Agni –, mache ich bei Brühe eine Ausnahme, da es unmöglich ist, sie jeden Tag frisch zuzubereiten.

TIPP

Bei der Zubereitung von Knochenbrühe ist es wichtig, die Knochen über einen längeren Zeitraum (mindestens 12 bis 16 Stunden) bei minimaler Hitze zu kochen und immer eine Säure wie Zitrone oder Apfelessig hinzuzufügen, um die Freisetzung von Mineralien und Kollagen aus den Knochen zu erleichtern.

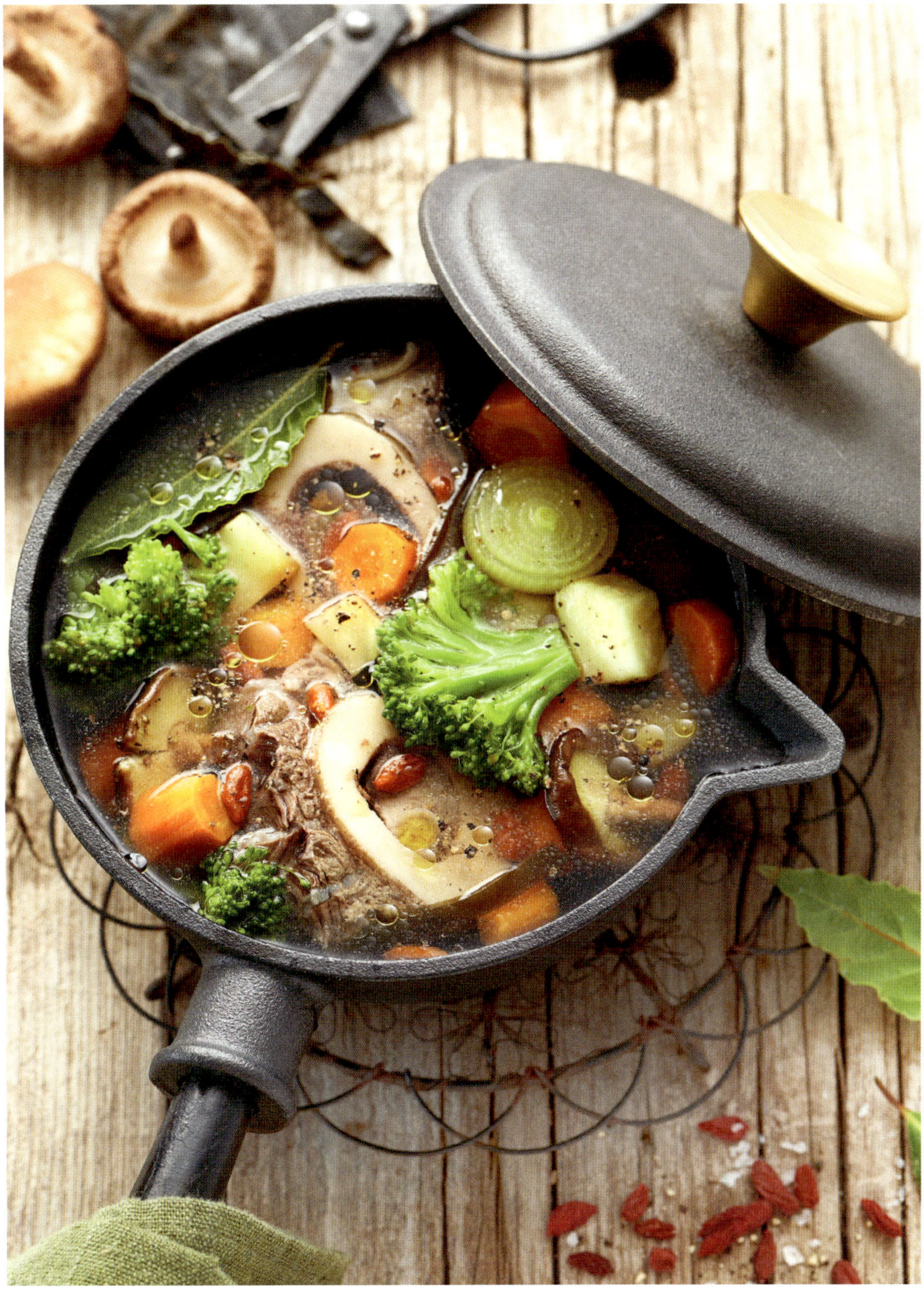

VEGANE KRAFTBRÜHE

Dieses Rezept ist sehr einfach zuzubereiten und ist eine tolle vegane Alternative zur Fleischbrühe. Knoblauch und Thymian wirken antibakteriell und unterstützen eine gesunde Darmschleimhaut; Kokosöl und Kurkuma lindern Entzündungen; Miso fügt wichtige nützliche Bakterien hinzu und unterstützt damit die Darmflora.

- *2 cm frischer Ingwer*
- *2 Knoblauchzehen*
- *1 EL natives Bio-Kokos- oder Olivenöl*
- *6 Shiitakepilze (frisch oder getrocknet)*
- *500 g Gemüsereste (Rübenspitzen, Zwiebel-, Kartoffel-, Sellerie- oder Karottenschalen und -spitzen, Brokkolistiele, grüne Blattstiele usw.); falls nicht vorhanden: 2 Möhren, 1 Kartoffel und 1–2 Scheiben Sellerieknolle, ½ Zwiebel verwenden*
- *1 Streifen Kombu-Alge*
- *8 schwarze Pfefferkörner*
- *1 TL Kurkuma*
- *1 TL getrockneter oder frischer Thymian*
- *1 ½ l Wasser*
- *2 EL Miso-Paste*

1. Den Ingwer grob hacken und den Knoblauch mit dem Messerrücken zerdrücken, um den Allicingehalt zu erhöhen.

2. In einem Topf Kokos- oder Olivenöl erhitzen, Ingwer und Knoblauch zugeben und 1–2 Minuten leicht anbraten.

3. Pilze, Gemüsereste, Kombu und Gewürze hinzufügen, mit Wasser (circa 1 ½ l) bedecken und einen Deckel auflegen. Zum Kochen bringen, dann die Hitze reduzieren und die Brühe 1 Stunde köcheln lassen.

4. Den Herd ausschalten und die Brühe abkühlen lassen, bis sie warm ist. Durch ein Sieb gießen und das Gemüse entfernen.

5. Die Miso-Paste unterrühren, eine Tasse sofort trinken oder den Rest im Kühlschrank bis zu 3 Tage aufbewahren.

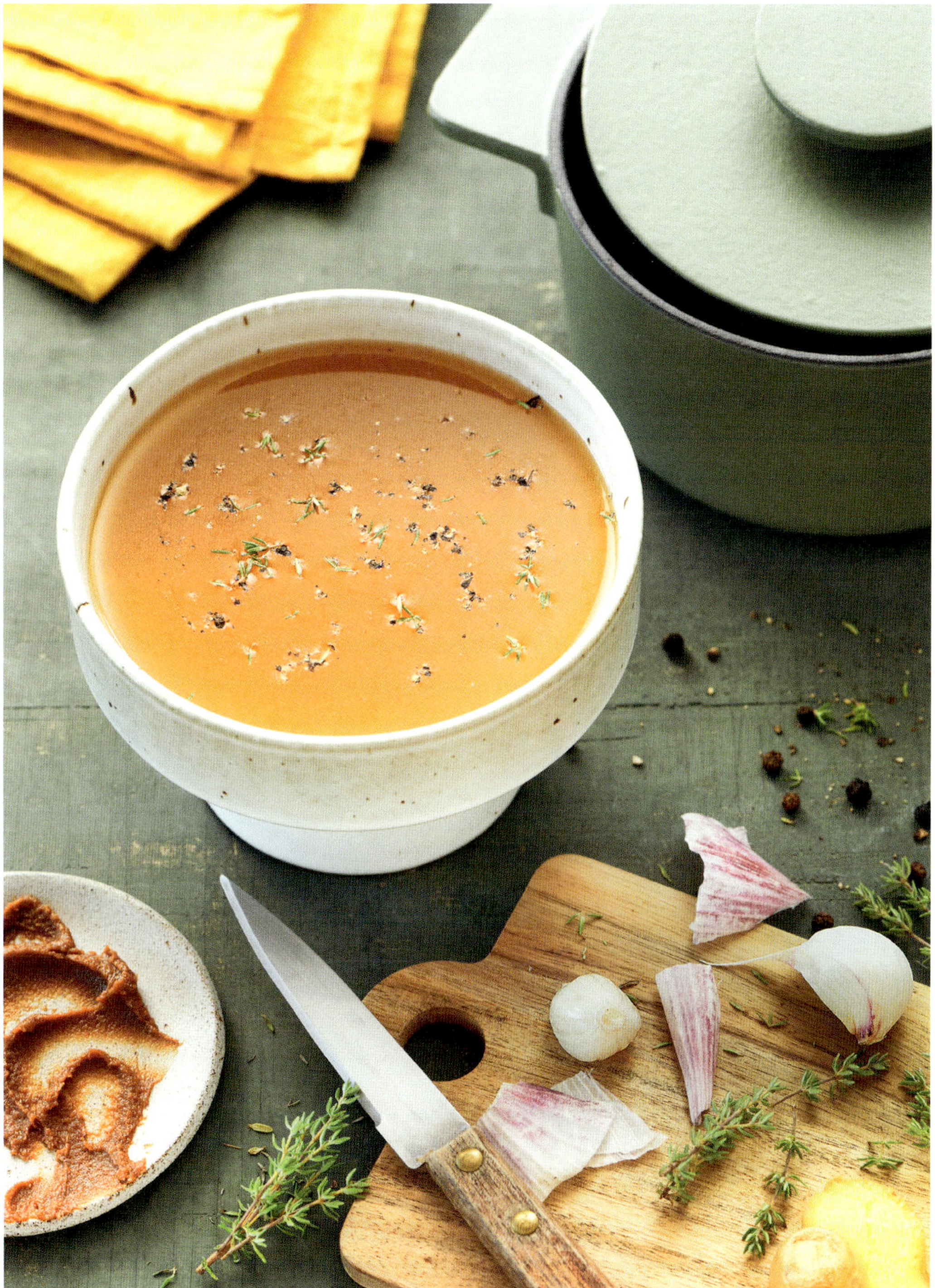

DAS EINFACHE AYURVEDISCHE FRÜHSTÜCK

FREESTYLE-MORGEN-PORRIDGE

Der Ayurveda empfiehlt, den Tag mit einer warmen und leicht verdaulichen Mahlzeit zu beginnen, die das nächtliche Fasten bricht, ohne Agni zu belasten. Wenn dir jedoch Haferbrei mit Rosinen tagein, tagaus zu langweilig ist, dann möchte ich dich dazu inspirieren, deinen eigenen Porridge zusammenzustellen, der sich ständig ändert und ganz auf deine Bedürfnisse und Vorlieben abgestimmt ist. Das Freestyle-Konzept ist ganz einfach:

1. BASIS und GEWÜRZE:
Körner oder Flocken nach Wahl (¼–½ Tasse pro Portion) zusammen mit ¼ Teelöffel Gewürze in einem kleinen Topf 2–3 Minuten trocken (ohne Fett) rösten.

2. FLÜSSIGKEIT:
1–1 ½ Tassen Wasser und/oder (Pflanzen-)Milch nach Belieben hinzufügen. Zugedeckt 10 Minuten (Flocken) beziehungsweise 20 Minuten (ganze Körner) köcheln lassen, bis der Brei dick und cremig ist.

Hier kannst du, wenn du möchtest, Folgendes zufügen:
ADD-ONS: gehackte Trockenfrüchte wie Datteln, Gojibeeren, Feigen usw.
und/ oder
SUPERFOODS: ½ Teelöffel Maca oder Ashwagandha; oder 1 Teelöffel rohe Kakaonibs oder Chiasamen.

3. TOPPING:
In der Zwischenzeit 1 Esslöffel gehackte Nüsse und/oder Samen für das Topping in einer Pfanne leicht rösten.

4. SÜSSEN:
Zum Schluss (optional) Süße, Nussbutter oder Tahini unterrühren und mit gerösteten Nüssen und zusätzlichen Gewürzen servieren.

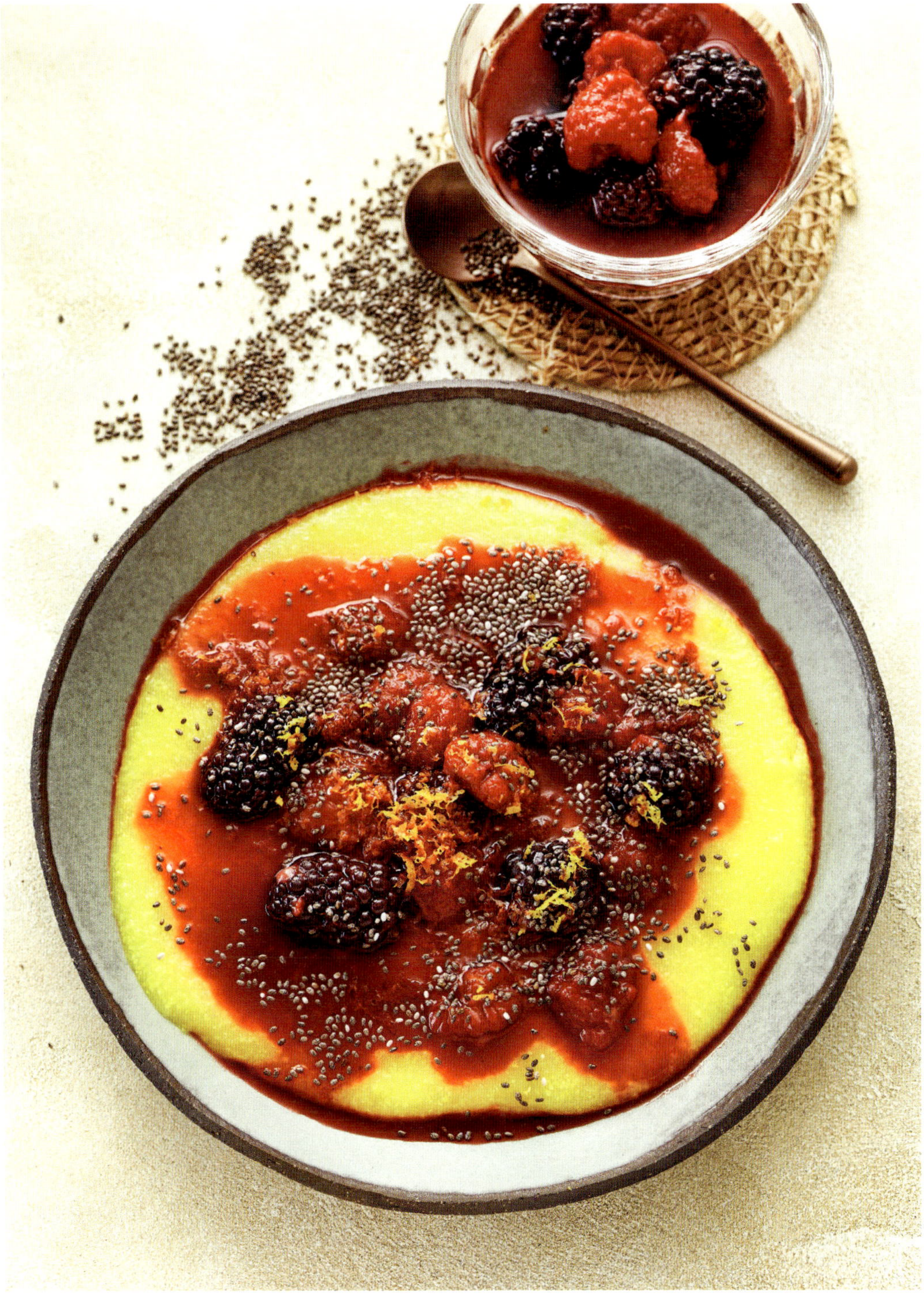

		VATA	PITTA	KAPHA
1.	**Basis**	Hafer, Quinoa, Amaranth (ganz oder in Flocken); gemahlene Erdmandel	Hafer, Quinoa, Hirse, Amaranth (ganz oder in Flocken)	Hirse, Buchweizen, Amaranth (ganz oder in Flocken); Maisgries (Polenta)
	Gewürze	Zimt, Kardamom, Ingwer, Safran, Vanille, frische Orangen- oder Zitronenschale	Kardamom, Kurkuma, Safran, Vanille	Zimt, Kardamom, Ingwer, Kurkuma, Safran, Vanille, frische Orangen- oder Zitronenschale
OPTIONAL	**Add-Ons** (getrocknet)	Datteln, Feigen	Datteln, Feigen, Aprikosen, Rosinen, Beeren	Beeren, Rosinen
	Superfoods	Maca, Ashwagandha, rohe Kakaonibs, Chiasamen, Gojibeeren	Maca, Chiasamen, rohe Kakaonibs, Gojibeeren	Rohe Kakaonibs, Chiasamen, Gojibeeren
2.	**Flüssigkeit**	Wasser, Mandelmilch, Hanfmilch, Hafermilch	Wasser, Reismilch, Hafermilch, Kokosmilch	Wasser, Reismilch
3.	**Topping**	1. Geröstete Nüsse und Samen (Mandeln, Walnüsse, Hanf und Sesam, Kokoschips) oder auch Mandelbutter oder Tahini 2. Kleine Mengen an gekochtem Obst (Bananen, Birnen, Feigen, Pfirsiche, Kakis)	1. Geröstete Samen (Sonnenblumen-, Kürbis-, Hanfsamen, Kokoschips) 2. Kleine Mengen an gekochtem Obst (Sommerfrüchte wie Pfirsiche oder Aprikosen, Granatapfel, Apfel, Birne)	1. Geröstete Samen (Sonnenblumen-, Kürbis-, Hanfsamen) 2. Kleine Mengen an gekochtem Obst (Beeren, Granatapfel, Apfel, Birne)
4.	**Süße**	Dattelsirup, Melasse, Kokosblütenzucker	Dattel- oder Ahornsirup, Kokosblütenzucker	Süße weglassen oder eine kleine Menge Honig (Vorsicht, nicht erhitzen)

Brauchst du mehr Inspiration?
Hier sind einige meiner Lieblingskombinationen:

Kapha- oder Frühjahrs-Porridge

Polenta-Porridge mit Reismilch, Safran, Ingwer und Orangenschalen, garniert mit gekochten Beeren und Chiasamen.

Vata- oder Herbst-Winter-Porridge

Hafer-Quinoa-Porridge mit Mandelmilch, Ashwagandha, gehackten Datteln und Zimt, garniert mit karamellisierten Bananenscheiben, Tahini und gerösteten Mandeln.

Pitta- oder Sommer-Porridge

Hirse-Porridge mit Kokosmilch, Kakaonibs und Kardamom, garniert mit in Vanille, pochierten Pfirsichscheiben und gerösteten Hanfsamen.

TIPP

Wer du keine Lust auf Süßes oder Blutzuckerschwankungen hast, dann kannst du deinen Porridge auch mit Gewürzen wie Ingwer, Kreuzkümmel, Kurkuma und Koriander kochen und mit gerösteten Kürbis- und Sonnenblumenkernen, einem pochierten Ei oder Tempeh, Avocado und frischen Kräutern wie Petersilie, Dill oder Koriander garnieren.

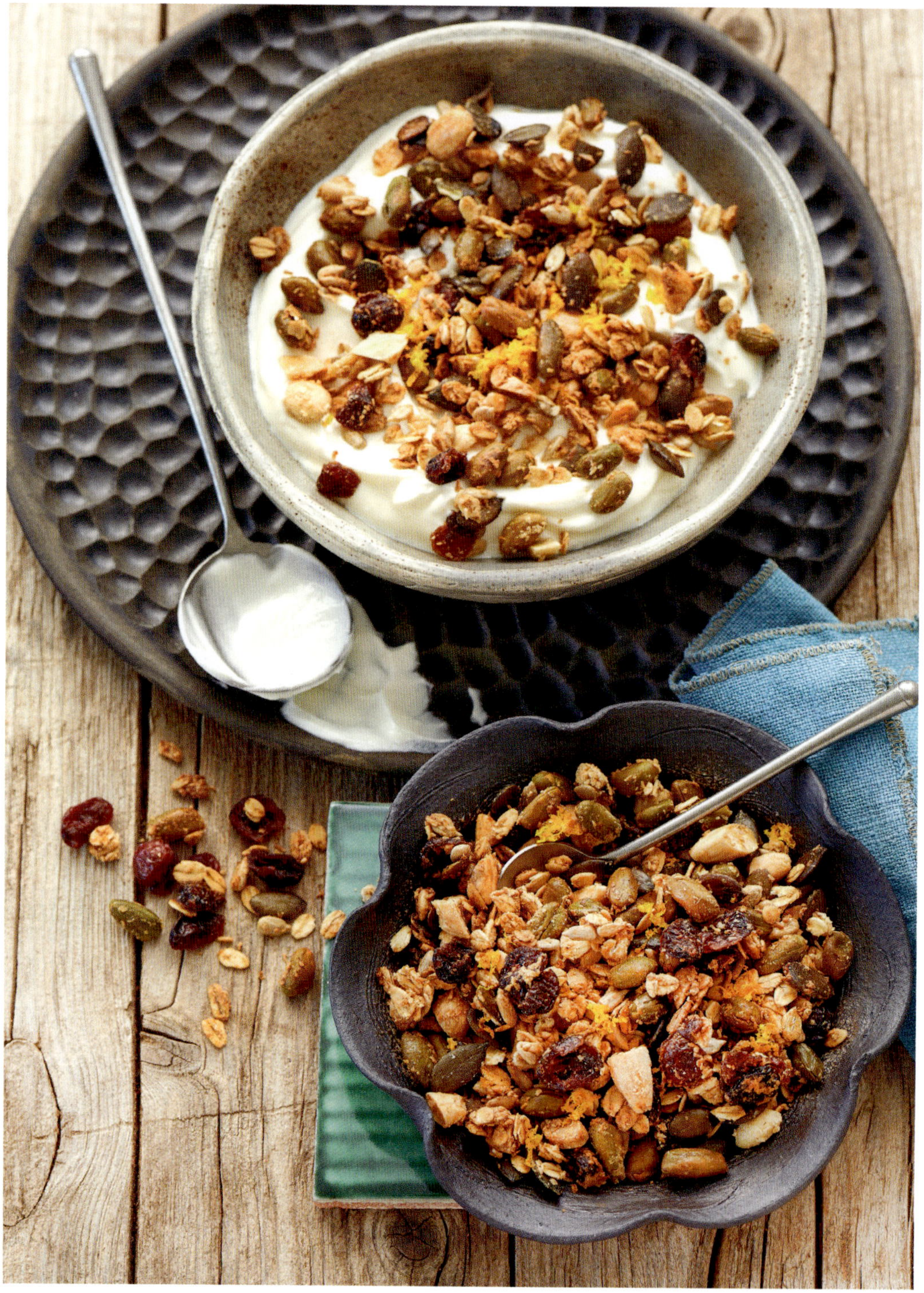

AYURVEDISCHES SUPERFOOD-GRANOLA

Dieses selbst gemachte tridoshische Granola schmeckt hervorragend mit cremigem, frischem (Kokos-)Joghurt oder Kefir, eventuell mit etwas Ahornsirup für zusätzliche Süße. Alternativ kann man es auch als Frühstücksmüsli mit warmer (Reis-, Mandel- oder Kokos-)Milch servieren. Ich habe dieses Granola gerne zur Hand, wenn ich morgens wenig Zeit habe und das Frühstück schnell gehen muss.

Ergibt 10 Portionen

- *3 Tassen gemischte Vollkornflocken (Hafer, Amaranth, Quinoa, Hirse, Buchweizen)*
- *1 Prise Himalaja-Steinsalz*
- *3 EL Ghee oder Kokosöl*
- *½ Tasse Ahorn- oder Dattelsirup oder Kokosblütenzucker*
- *1 EL abgeriebene Orangenschale (von unbehandelten Bio-Orangen)*
- *1 EL Ashwagandha- oder Maca-Pulver (nach Belieben)*
- *½ TL Kardamompulver*
- *1 TL Zimtpulver*
- *2 EL Tahini*
- *je ¼ Tasse rohe Sonnenblumenkerne, Kürbiskerne, Mandeln (grob gehackt) und Kokosflocken*
- *½ Tasse geschälte, ungesalzene Pistazien (nach Belieben)*
- *½ Tasse getrocknete Beeren nach Wahl, zum Beispiel Preiselbeeren, Rosinen, Blaubeeren, Himbeeren usw.*

1. Backofen auf 150 °C vorheizen und ein Backblech mit Backpapier auslegen.
2. Flocken und Salz in einer Schüssel mischen. Ghee oder Kokosöl mit Süße, Orangenschale, (optionalem) Ashwagandha oder Maca, Kardamom und Zimt in einem Topf bei mittlerer Hitze schmelzen.

3. Unter Rühren das Tahini zugeben, vom Herd nehmen, über die Flockenmischung gießen und mit einem Teigschaber oder den Händen gut vermengen.

4. Die Granola-Mischung gleichmäßig auf einem mit Backpapier ausgelegten Backblech verteilen und mindestens 20 Minuten backen. Dabei oft durchmischen und darauf achten, dass es nicht anbrennt.

5. Kerne, Mandeln, Kokosflocken und Pistazien hinzufügen. Unter häufigem Mischen weitere 10 Minuten backen. Darauf achten, dass die Nüsse nicht anbrennen.

6. Aus dem Ofen nehmen, abkühlen lassen, die getrockneten Beeren zufügen und in einem luftdichten Behälter aufbewahren.

TIPP

Mit selbst gemachtem (Kokos-)Joghurt oder Kefir oder etwas warmer (Mandel- oder Kokos-)Milch servieren.

PROTEIN-POWER: GRÜNES SHAKSHUKA

Dieses grüne Shakshuka – meine Version des israelischen Eiergerichts in einer würzigen Tomatensauce – ist wunderbar dazu geeignet, alle Gemüsereste zu verwenden, die du im Kühlschrank hast. Ich verwende normalerweise eine Mischung aus robustem Gemüse wie Grünkohl, Kohlrabi, Spinat und Lauch. Es ist eine gute Alternative für alle, die Shakshuka lieben, aber Nachtschattengemüse wie Tomaten oder Paprika meiden müssen.

Für 4 Personen

- *2 EL Ghee oder Kokosöl*
- *1 Zwiebel, gehackt*
- *¼ TL Asafoetida*
- *½ TL Kurkuma*
- *½ TL Kreuzkümmel, gemahlen*
- *½ TL geräucherte spanische Paprika (nach Belieben)*
- *½ Bund Grünkohl, ohne Stiele*
- *½ Bund Spinat oder Mangold*
- *1 Tasse gehackte frische Kräuter (Petersilie, Dill, Koriander oder Basilikum)*
- *4 große Eier (oder zerdrückter Tofu)*
- *Himalaja-Steinsalz nach Geschmack*
- *frisch gemahlener schwarzer Pfeffer nach Geschmack*
- *Nigella-Samen zum Bestreuen (optional)*
- *Sumach zum Bestreuen (optional)*
- *Chiliflocken zum Bestreuen (nach Belieben)*

1. 2 EL Ghee in einer (gusseisernen) Pfanne erhitzen. Die gehackte Zwiebel hinzufügen und einige Minuten braten, bis die Zwiebel weich ist. Die Gewürze (Asafoetida, Kurkuma, Kreuzkümmel, Paprika) zugeben und 1 weitere Minute anbraten, dann das kräftige Grün (Grünkohl und Spinat) zugeben und kochen, bis es beginnt zusammenzufallen (das dauert circa 2–3 Minuten). ¼–½ Tasse Wasser hinzufügen und 5 Minuten kochen lassen, dann die fein gehackten Kräuter hinzufügen. Weitere 1–2 Minuten kochen lassen.

2. Mit einem Holzlöffel oder einem Teigschaber 4 Vertiefungen in das Gemüse drücken. In jede Mulde 1 Ei aufschlagen und den Topf abdecken. Die Eier werden im Dampf gegart und sind fertig, wenn das Eiweiß nicht mehr durchsichtig und das Eigelb noch flüssig ist.

3. Mit Salz und Pfeffer abschmecken. Nach Belieben mit Nigella-Samen, Sumach und/oder Chiliflocken bestreuen.

TIPP

Shakshuka mit geröstetem Brot nach Wahl oder mit Quinoa servieren.

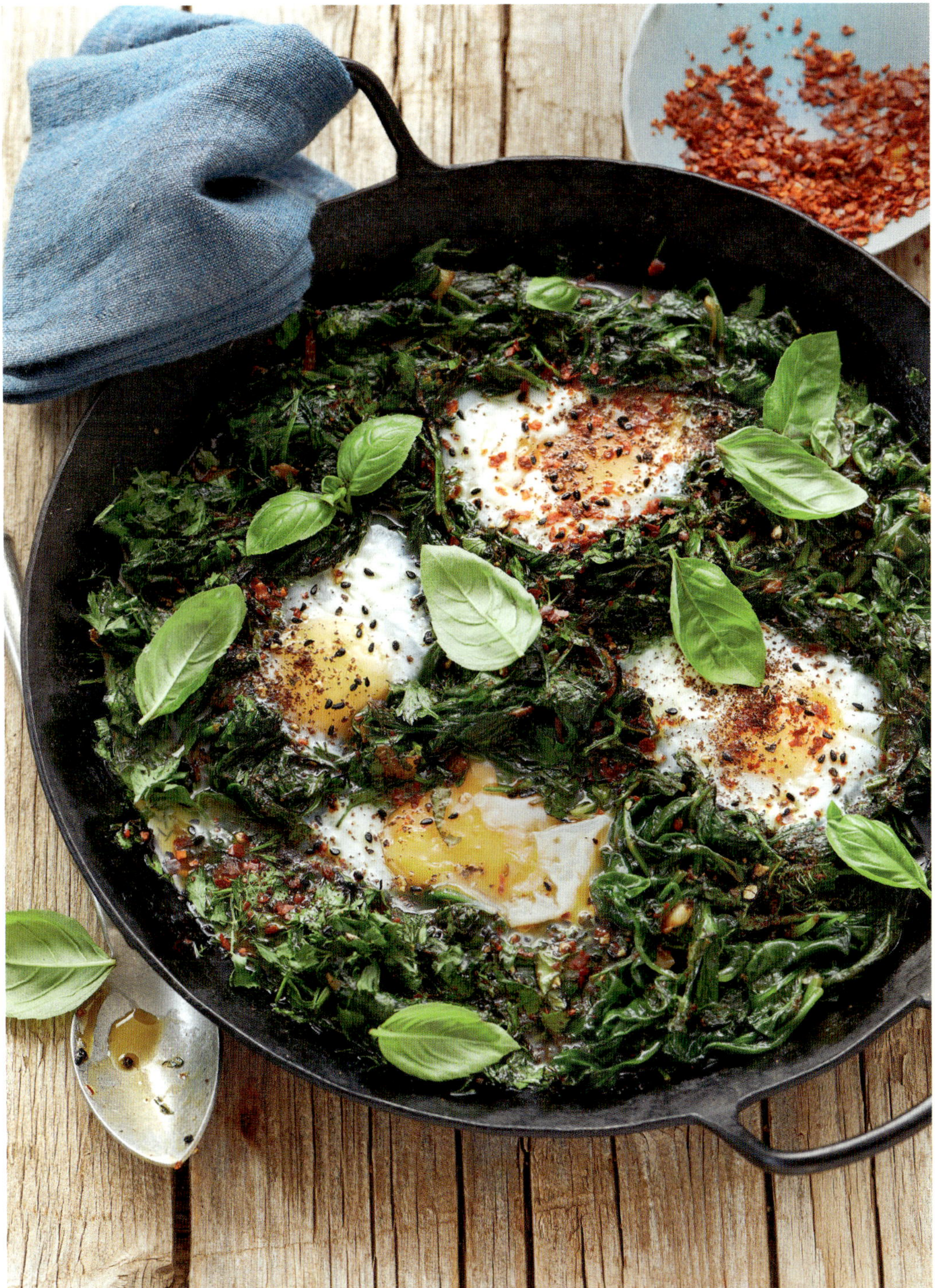

SMART ESSEN

FREESTYLE-MITTAGS-BOWL

Ich liebe Bowl-Gerichte. Sie lassen sich ganz einfach zubereiten und je nachdem, was man gerade im Kühlschrank hat, variieren. Im Grunde gibt es vier Kategorien, die unendlich viele Variationen ermöglichen: eine Getreidebasis oder stärkehaltiges Wurzelgemüse, Blattgrün und anderes stärkearmes Gemüse, Eiweiß (pflanzlich oder tierisch) und eine Sauce, die alles wunderbar zusammenfügt. Je nach Jahreszeit und Laune kannst du die einzelnen Komponenten nach Belieben variieren.

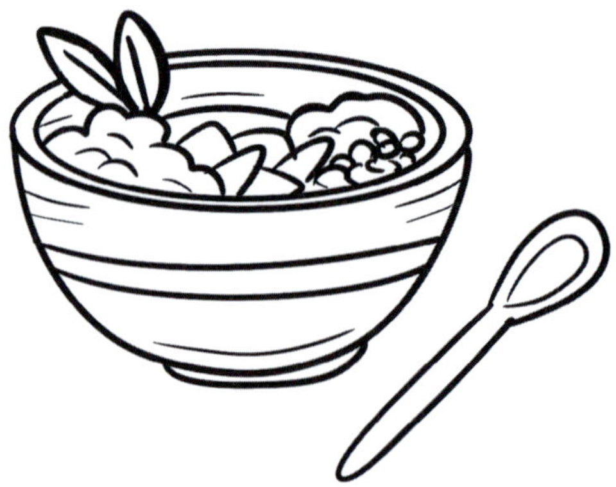

Das Konzept ist einfach:

1. BASIS

Koche ¼–½ Tasse Getreide deiner Wahl in ½–1 Tasse Wasser
und/oder
röste Wurzelgemüse (Rote Bete, Kürbis, Süßkartoffeln, Karotten) in einem hitzebeständigen Öl wie Ghee oder Kokosöl mit Gewürzen deiner Wahl für 20 Minuten bei 180 °C im Backofen.

2. GRÜNES

Brate nicht stärkehaltige Gemüse (Zucchini, Paprika, Bohnen, Brokkoli usw.) mit Gewürzen nach Wahl (Kreuzkümmel, geräucherter Paprika, Chili) in etwas Ghee oder Kokosöl an.
Füge Blattgemüse wie Rucola und Spinat (roh oder leicht angebraten) hinzu.

3. EIWEISS

Grille Fisch oder Huhn
ODER
koche Bohnen oder Linsen
ODER
brate Tempeh oder Eier in der Pfanne an.

4. DRESSING

Mische
Fett (Olivenöl, Hanföl, Leinöl, Tahini …),
Säure (Zitrone, Essig, Granatapfelsirup …),
Süße (Ahornsirup, Honig …) und
Gewürz (Senf, Kreuzkümmel, Chili, Ingwer …).

Mit Himalaja-Steinsalz und schwarzem Pfeffer abschmecken.

5. TOPPING

Geröstete Nüsse und Samen
Gehackte Trockenfrüchte (Feigen, Cranberrys …)
Algenflocken
Nährhefe
Schwarzkümmel

		VATA	PITTA	KAPHA
1.	Basis	Gekochtes Getreide (Basmati-, Jasmin-, Rot- oder Wildreis; Amaranth; Quinoa; Couscous); Reisnudeln UND/ODER Geröstetes Wurzelgemüse (Rüben, Karotten, Süßkartoffeln, Kürbis)	Gekochtes Getreide (Basmati-, Jasmin-, Rot- oder Wildreis; Quinoa, Hirse, Buchweizen); Soba-Nudeln UND/ODER Geröstetes Wurzelgemüse (Süßkartoffeln, Kürbis)	Getreide weglassen oder weniger verwenden (Basmati- oder Wildreis; Hirse, Buchweizen, Polenta) ODER Kleinere Mengen an geröstetem Wurzelgemüse (Rüben, Karotten, Knollensellerie)
2.	Blattgrün	Kleinere Mengen an gedünstetem oder gebratenem, nicht stärkehaltigem Gemüse (Lauch, Zucchini, Pilze, grüne Bohnen, Fenchel) Kleinere Mengen an gebratenem Blattgrün (Spinat, Mangold) oder frischen Kräutern (Rucola, Basilikum, Dill)	Gedämpftes oder gebratenes, nicht stärkehaltiges Gemüse (Blumenkohl, Brokkoli, Kohl, Lauch, grüne Bohnen, Fenchel, Pilze) Reichlich gebratenes oder rohes Blattgrün (Grünkohl, Mangold, Rucola, Minze, Koriander, Petersilie, Dill)	Reichlich gedünstetes oder gebratenes nicht stärkehaltiges Gemüse (Blumenkohl, Brokkoli, Kohl, Lauch, grüne Bohnen, Fenchel, Pilze) Reichlich gebratenes oder rohes Blattgrün (Spinat, Grünkohl, Mangold, Rucola, Minze, Koriander, Petersilie, Dill)

3.	**Pflanzliches Eiweiß** **ODER** **Tierisches Eiweiß**	Kleinere Hülsenfrüchte (Mungobohnen, Linsen), Tempeh Fetter Fisch wie Wildlachs, Makrele oder Sardinen; gegrillte Bio-Hühnerkeule; Eier; frischer Ziegenkäse oder Mozzarella	Alle Hülsenfrüchte (Kichererbsen, weiße oder schwarze Bohnen, Mungobohnen, Linsen), Tofu Forelle oder andere Weißfische; gegrillte Bio-Hühnerbrust; Eier; frischer Ziegenkäse oder Mozzarella	Alle Hülsenfrüchte (Kichererbsen, weiße oder schwarze Bohnen, Mungobohnen, Linsen), Tempeh Nicht notwendig. Falls gewünscht, dann kleine Mengen an gegrillter Bio-Hühnerbrust oder Weißfisch; Eier; frischer Ziegenkäse
4.	**Dressing**	1. Gesunde Fette (Oliven-, Hanf-, Avocado- oder Kürbiskernöl); Tahini, Mandelmus 2. Säure (Zitrone, Apfelessig, Balsamicoessig, Granatapfelessig) 3. Süße (Dattel- oder Kokosnusssirup) 4. Gewürz (Ingwer, Kreuzkümmel, süßer Senf)	1. Gesunde Fette (Oliven-, Hanf-, Lein- oder Avocadoöl) 2. Säure (Limette, Apfelessig, Granatapfelessig) 3. Süße (Ahorn-, Dattel- oder Kokosnusssirup) 4. Gewürz (Koriander, Kreuzkümmel, Kurkuma, getrocknete Minze)	1. Gesunde Fette (Oliven-, Lein-, Avocado- oder Kürbiskernöl) 2. Säure (Zitrone, Apfelessig, Granatapfelessig) 3. Süße (weglassen oder Honig) 4. Gewürz (Ingwer, Kreuzkümmel, scharfer Senf, Chili, schwarzer Pfeffer)
5.	**Topping**	Geröstete Nüsse und Samen, getrocknete Datteln, Feigen, Algenflocken, Nährhefe, Schwarzkümmelsamen	Geröstete Samen, Rosinen oder getrocknete Beeren, Algenflocken, Nährhefe	Geröstete Samen, Algenflocken, Rosinen oder getrocknete Beeren, Nährhefe, Schwarzkümmelsamen

Brauchst du Inspiration? Hier sind meine Lieblings-Bowls.

VATA BOWL

Basmatireis mit verschiedenen gerösteten Wurzelgemüsen, serviert mit warmem Rote-Linsen-Dal und gedünstetem Spinat oder Mangold. Ich garniere das Ganze gerne mit einem Tahini-Dressing und frischen Kräutern, gehackten Datteln, Nüssen und Kernen.

Tahini Dressing mit Ingwer

- *1 TL geriebener Ingwer*
- *¼ Tasse Tahini*
- *¼ Tasse Wasser*
- *½ Zitrone, ausgepresst*
- *1 EL Dattel- oder Kokosnusssirup*
- *Himalaja-Steinsalz*
- *frisch gemahlener schwarzer Pfeffer*

Für das Dressing alle Zutaten mit einem (Stab-)Mixer glatt pürieren. Das Dressing hält sich im Kühlschrank 3–4 Tage.

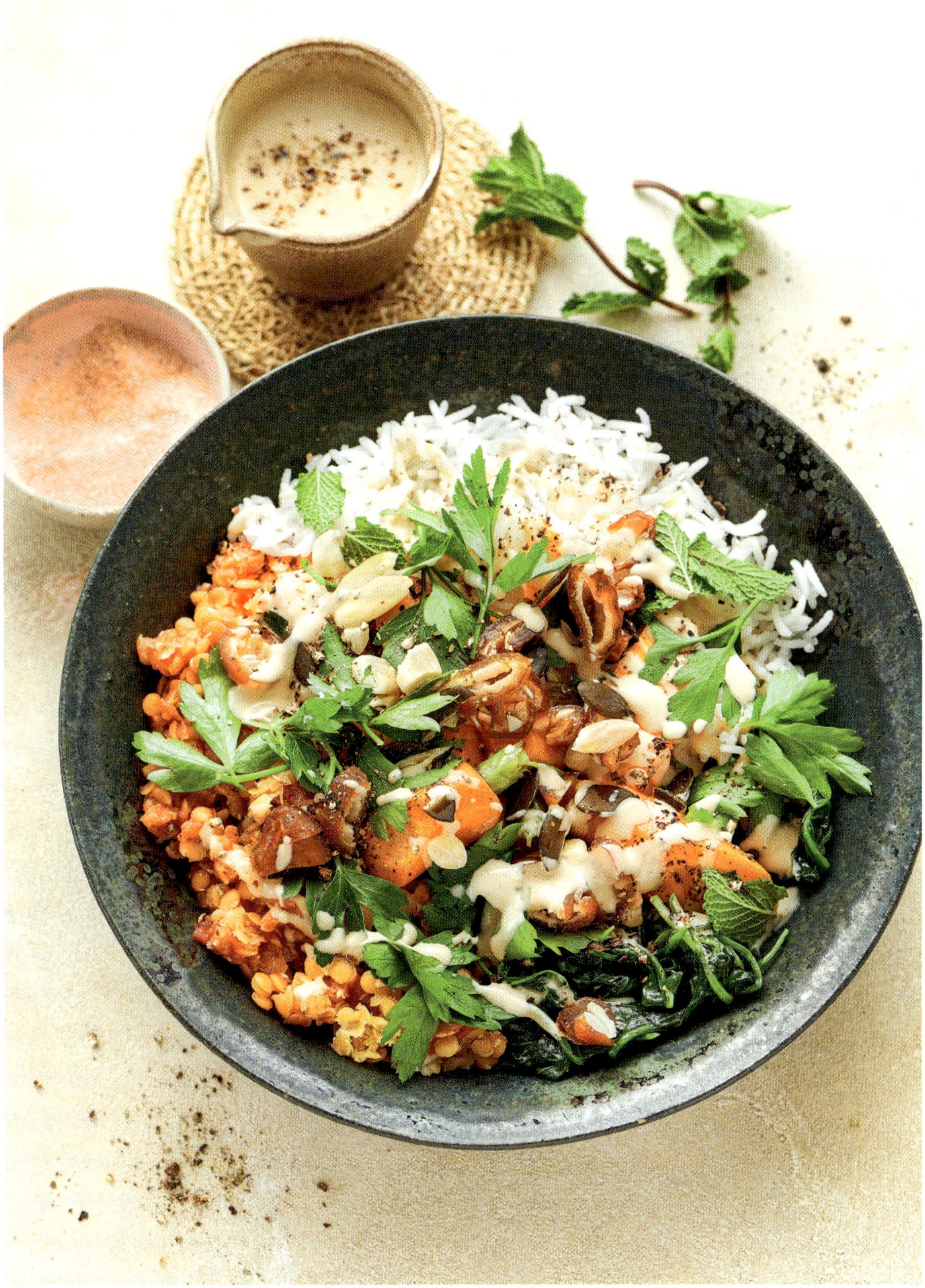

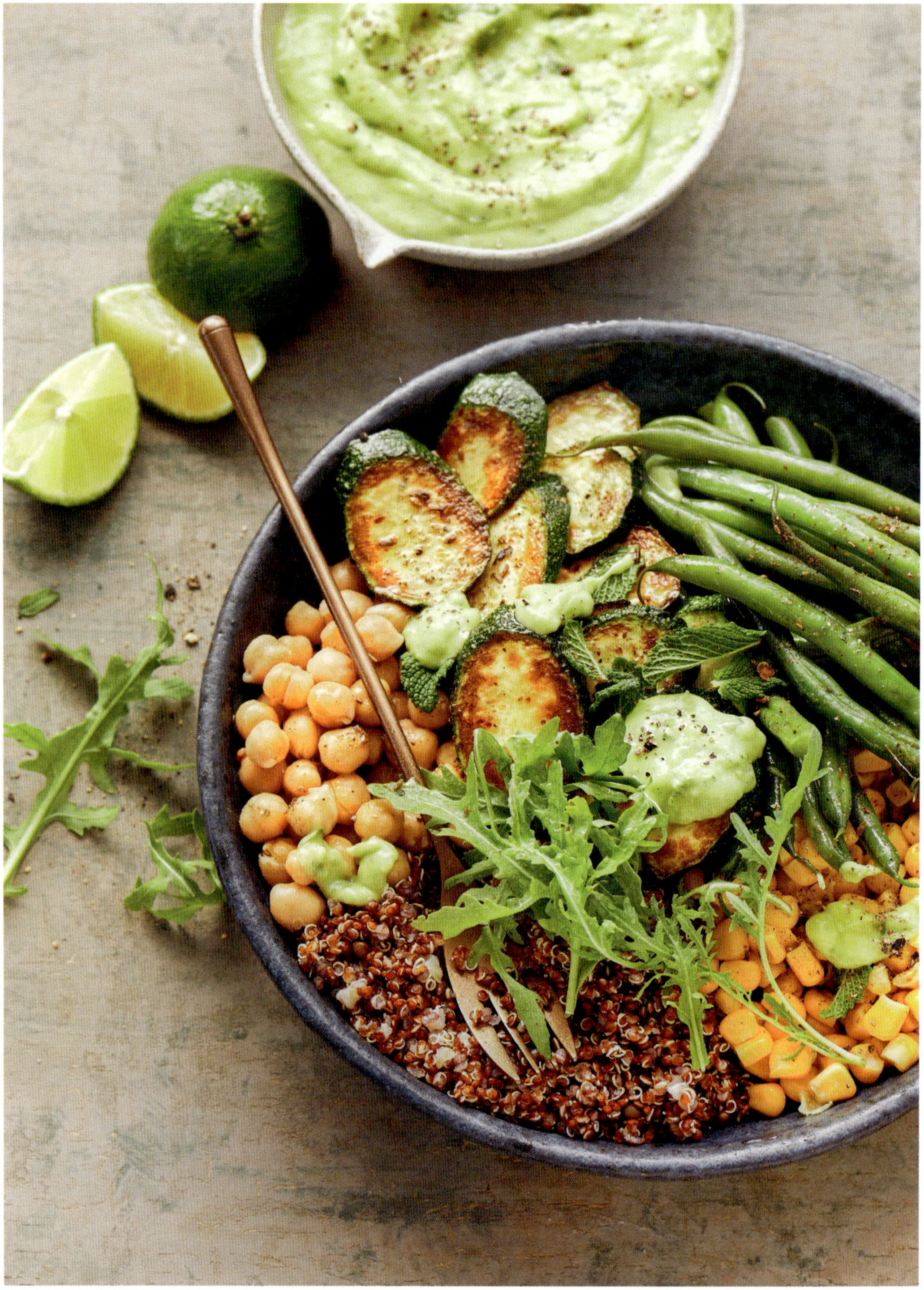

PITTA BOWL

Quinoa mit leicht angebratenen Zucchini, Mais und grünen Bohnen, dazu Kichererbsen und viel rohes Blattgrün (Rucola, Minze, Koriander …). Ich serviere diese Bowl gerne nur mit etwas Olivenöl und Limettensaft oder einem cremigem Avocado-Dressing.

Cremiges Avocado-Dressing

- *½ Avocado*
- *½ Tasse frische Kräuter (Petersilie, Koriander, Dill, Minze)*
- *¼–½ Tasse Wasser*
- *2 EL Limettensaft*
- *1 EL Olivenöl*
- *1 EL Dattel- oder Ahornsirup*
- *Himalaja-Steinsalz*
- *frisch gemahlener schwarzer Pfeffer*

Für das Dressing alle Zutaten mit einem (Stab-)Mixer glatt pürieren. Das Dressing kann 1–2 Tage im Kühlschrank aufbewahrt werden.

KAPHA BOWL

Buchweizen mit leicht angebratenem grünem Spargel, Brokkoli und Lauch, dazu Belugalinsen und reichlich frische Kräuter oder Blattgrün (Rukola, Löwenzahn, Dill etc.). Ich streue gerne frische Granatapfelkerne über die Bowl und nehme als Dressing das würzige südamerikanische *Chimichurri* aus Petersilie.

Chimichurri-Sauce

- ***1 Bund glatte Petersilie, gehackt***
- ***½ Bund frische Minze, gehackt***
- ***2 Knoblauchzehen, geröstet***
- ***1 kleine Schalotte, fein gehackt***
- ***2 EL getrockneter Oregano***
- ***1 TL Chiliflocken***
- ***3 EL Rotweinessig***
- ***½ TL Himalaja-Steinsalz***
- ***¼ TL frisch gemahlener schwarzer Pfeffer***
- ***⅓ Tasse natives Olivenöl extra***

Für das Dressing alle Zutaten mit einem (Stab-)Mixer glatt pürieren, dabei nach und nach das Öl hinzufügen. Das Chimichurri ist im Kühlschrank mindestens 1 Woche haltbar.

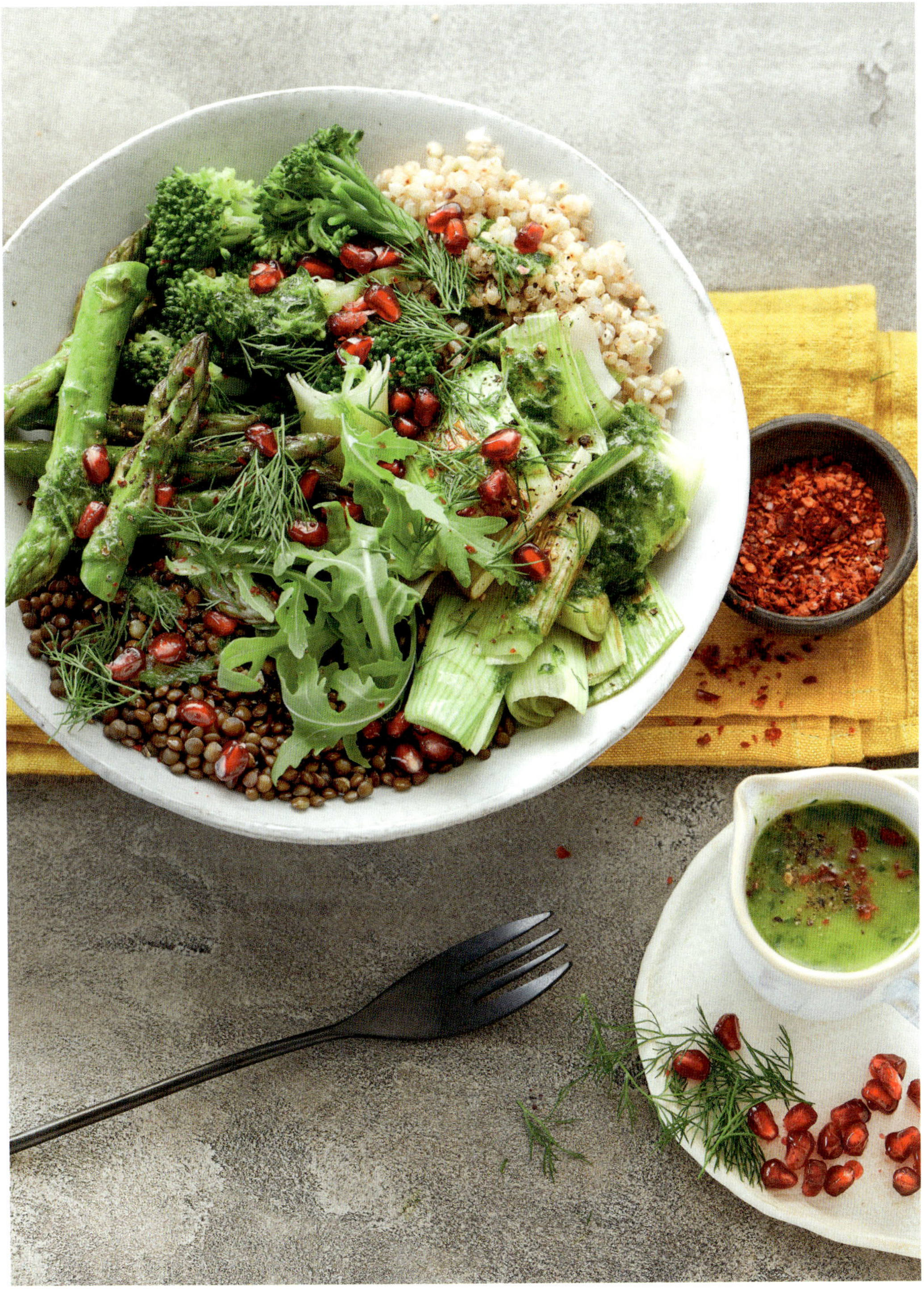

SUP(P)ER SUPPEN

KAROTTEN-INGWER-SUPPE

An einem kalten, windigen Herbsttag geht nichts über eine Schüssel Sonnenschein. Die Farbe dieser Suppe ist ein sattes Gelborange, fast wie ein Sonnenaufgang. Diese Karottensuppe ist eine meiner Lieblingssuppen: süß, mit der dezenten Schärfe des Ingwers und Zimt und der Cremigkeit der Kokosmilch.

Für 4 Personen

- *2 EL Ghee oder Kokosöl*
- *1 kleine Zwiebel, gehackt*
- *½ kg Karotten, geschält und gewürfelt*
- *1 EL geriebener Ingwer*
- *½ TL Kurkumapulver*
- *½ TL Himalaja-Steinsalz*
- *5–6 Tassen Wasser (oder Fleisch-, Hühner- oder Gemüsebrühe)*
- *1 Zimtstange*
- *½ Tasse Kokosmilch (optional)*
- *½ Tasse frische Petersilie, gehackt*
- *frisch gemahlener schwarzer Pfeffer*

1. Ghee oder Kokosnussöl in einem mittelgroßen Topf erhitzen, Zwiebeln, Karotten und Ingwer zugeben und einige Minuten anbraten.

2. Kurkumapulver, Salz, Brühe und Zimtstange zugeben.

3. Zum Kochen bringen, Hitze reduzieren und zugedeckt 20 Minuten köcheln lassen. Die Zimtstange entfernen. (Optional) ½ Tasse Kokosmilch hinzufügen, um die Suppe cremiger zu machen.

4. Die Suppe pürieren, mit Gewürzen abschmecken und mit Wasser die Konsistenz einstellen.

5. Mit gehackten Kräutern und frisch gemahlenem schwarzem Pfeffer servieren.

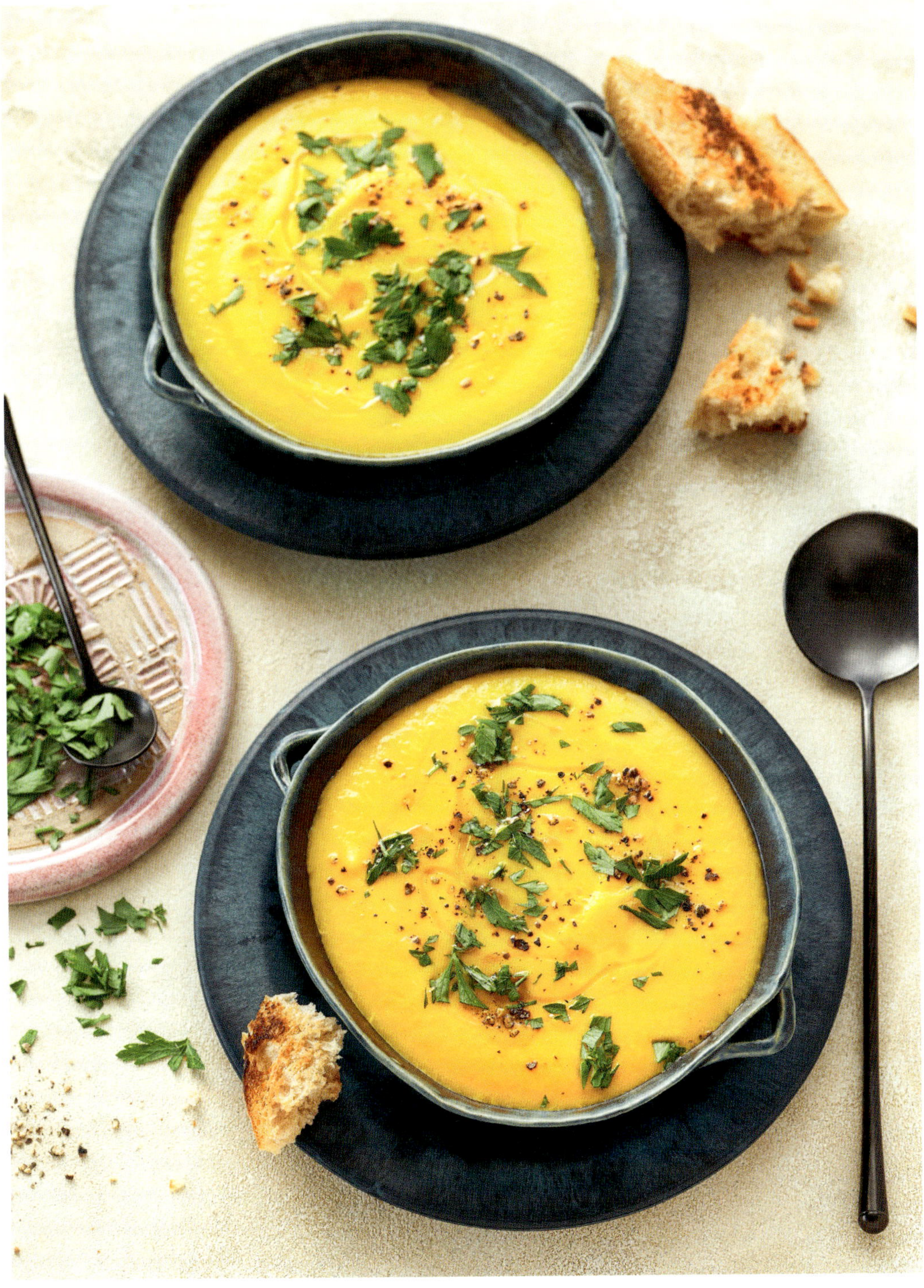

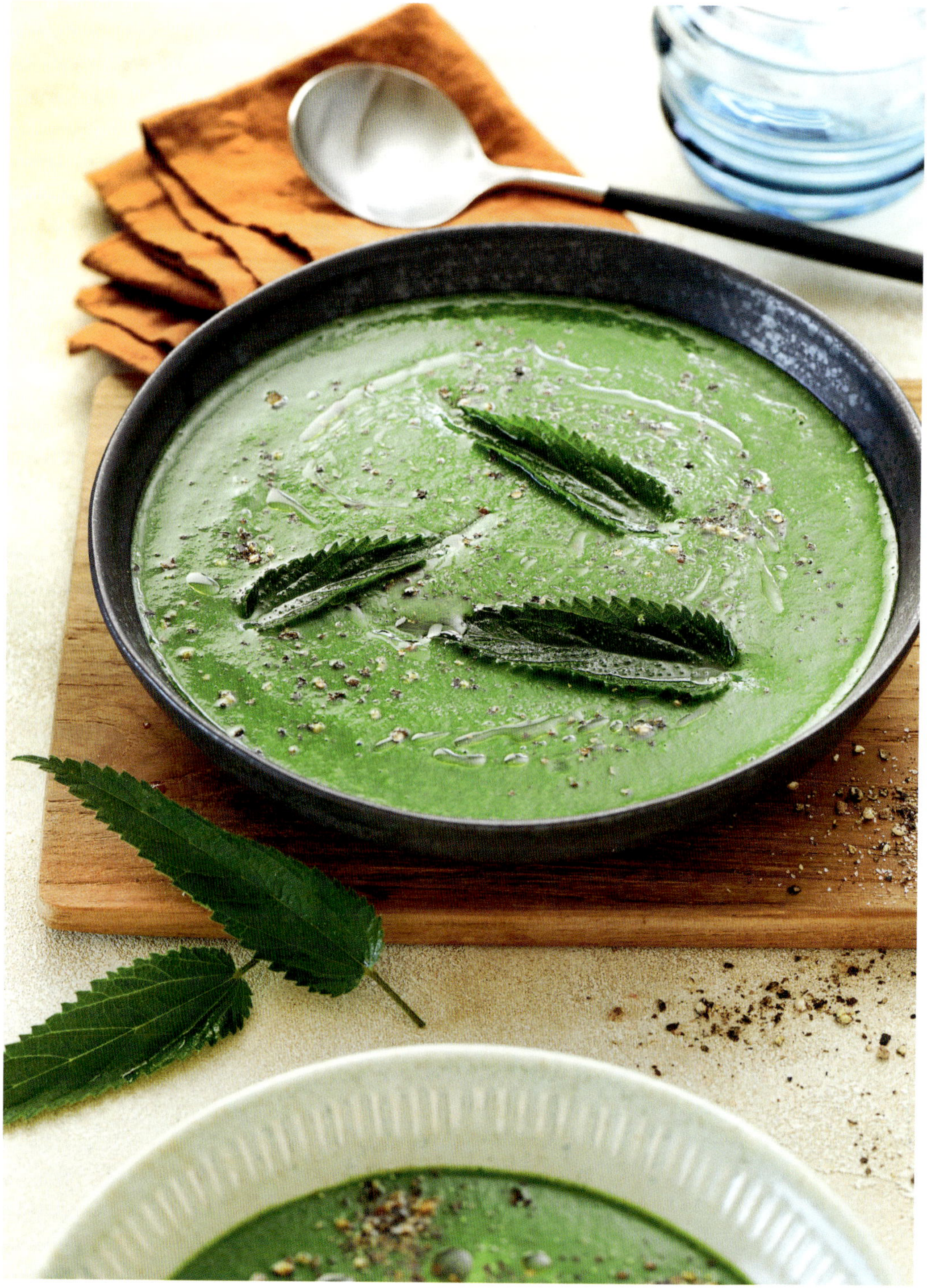

SATTGRÜNE DETOX-SUPPE

Dies ist eine phänomenal entgiftende und reinigende Suppe, die leuchtend grün ist und köstlich schmeckt. Am besten schmeckt sie im Frühling, wenn die Brennnesseln zart und frisch sind, oder das ganze Jahr über, wenn man eine halbe Tasse getrocknete Brennnesseln zusammen mit frischem Grün wie Spinat oder Mangold verwendet. Vata-Typen können diese Suppe in Maßen genießen, vielleicht am besten mit einer nahrhafteren Fleischbrühe und zusätzlichem Ghee, und Pitta-Typen sollten die geräucherte Paprika oder Chili weglassen.

Für 4 Personen

- *1 Bund frische Brennnesseln (oder ½ Tasse getrocknete Brennnesseln in 1 Tasse kochendem Wasser eingeweicht und zusätzlich 1 Bund frischer Spinat- oder Mangold)*
- *½ Zwiebel*
- *1 EL Ghee oder Kokosfett*
- *1 Prise Asafoetida/Hing*
- *½ TL Kurkumapulver*
- *¼ TL geräuchertes spanisches Paprika- und/oder Chilipulver (optional)*
- *5 Tassen Wasser (oder Fleisch-, Hühner- oder Gemüsebrühe)*
- *½ TL Himalaja-Steinsalz*
- *frisch gemahlener schwarzer Pfeffer nach Geschmack*

1. Die Brennnesseln waschen und die Blätter entfernen (eventuell mit Handschuhen, da einige Sorten stechen können). Zwiebel hacken.

2. Ghee oder Kokosöl in einem mittelgroßen Topf erhitzen. Zwiebel und 1 Prise Asafoetida zugeben und 1–2 Minuten anbraten, dann Kurkuma und (optional) geräucherte Paprika oder Chili zugeben, die Brennnesseln zugeben und 1 weitere Minute anbraten, dann Brühe und Salz zugeben.

3. Zum Kochen bringen und zugedeckt bei schwacher Hitze 5 Minuten köcheln lassen.

4. Den Herd ausschalten, die Suppe mit einem Stabmixer oder Pürierstab glatt pürieren und mit Salz und frisch gemahlenem schwarzen Pfeffer abschmecken.

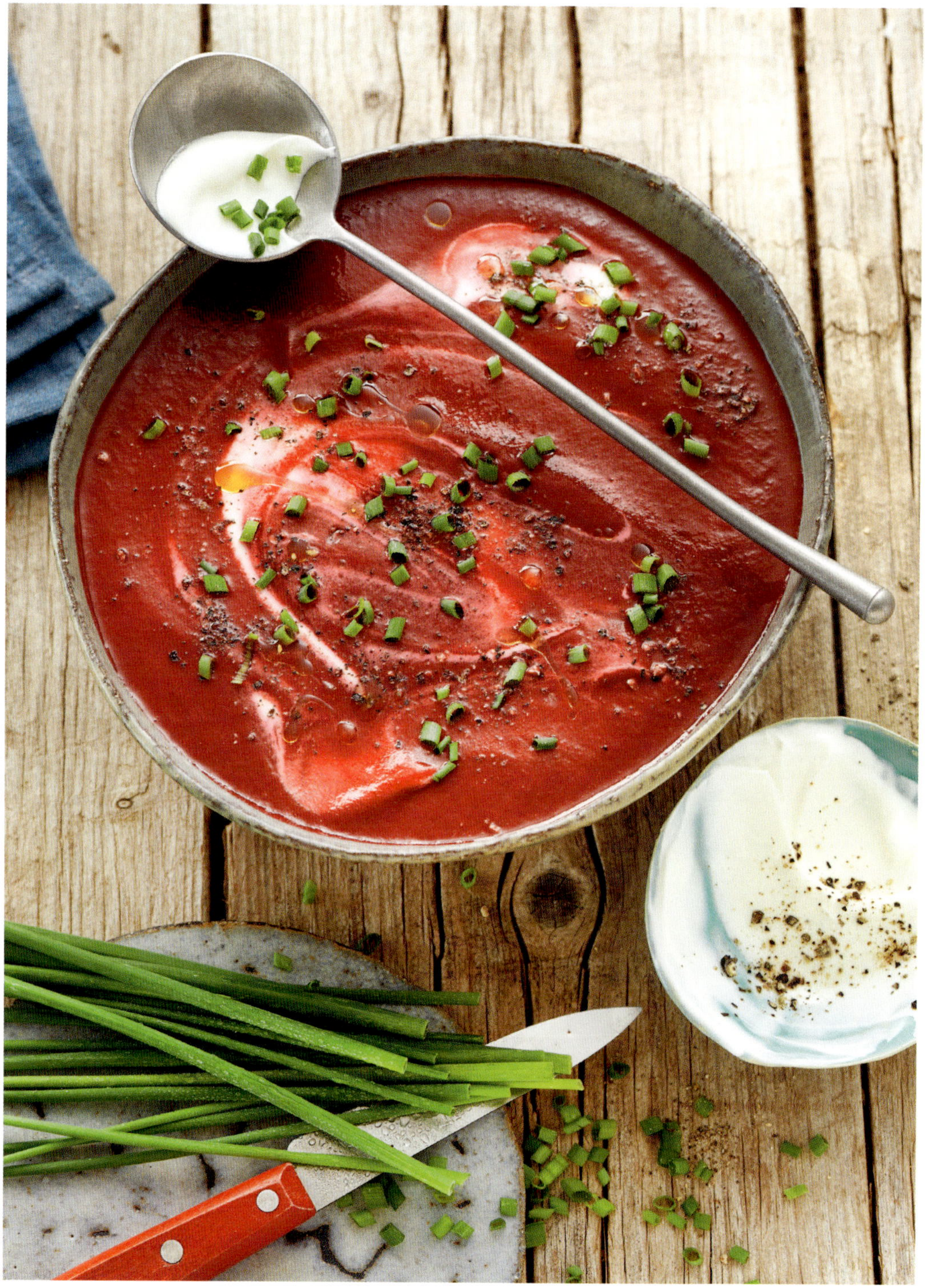

ROTE-BETE-BORSCHTSCH

Borschtsch ist ein russisches Eintopfgericht, von dem es angeblich so viele Variationen gibt wie russische Großmütter. Ich genieße diese Suppe im Herbst und Winter warm, im Frühling oder Spätsommer bei Zimmertemperatur.

Für 4 Personen

- *3 mittelgroße Rote Bete*
- *1 Karotte*
- *1 kleine Zwiebel*
- *1 EL Ghee oder Kokosfett*
- *1 Prise Asafoetida/Hing*
- *½ TL Kurkumapulver*
- *5–6 Tassen Wasser (oder Fleisch-, Hühner- oder Gemüsebrühe)*
- *2 Lorbeerblätter*
- *1 EL Gojibeeren*
- *½ TL Himalaja-Steinsalz und schwarzer Pfeffer zum Würzen*
- *1 EL Apfelessig und 1 Klecks Joghurt*

1. Rote Bete waschen, schälen und grob würfeln. Karotten in Scheiben schneiden und Zwiebel hacken.

2. Ghee in einem mittelgroßen Topf erhitzen. Zwiebel und Asafoetida zugeben und anbraten, dann Kurkumapulver, Möhre und Rote Bete zugeben und 1 weitere Minute anbraten. Brühe, Lorbeerblätter, Gojibeeren, Salz und Pfeffer hinzufügen.

3. Zum Kochen bringen und zugedeckt bei schwacher Hitze 15 Minuten köcheln lassen, wenn du die Rote Bete vorgeröstet hast, oder 30 Minuten, wenn du sie roh verwendest.

4. Die Lorbeerblätter entfernen und die Suppe mit einem Pürierstab pürieren, bis sie die gewünschte Konsistenz hat. Ich mag meine Suppe glatt und cremig. Bei Bedarf mit etwas Salz und frisch gemahlenem schwarzem Pfeffer sowie 1 Schuss Apfelessig abschmecken und mit 1 Klecks Joghurt garniert servieren.

ZITRONIGE BROKKOLISUPPE

Die meisten Leute hassen Brokkoli. Ich halte ihn für ein völlig unterschätztes Gemüse und liebe diese Suppe ganz besonders. Während die meisten Brokkolisuppen mit Milch und Sahne zubereitet werden, was sie schwer verdaulich macht, ist diese Suppe leicht und hell durch Zitrone und einen Hauch von Würze durch die Nährhefe oder den Parmesankäse. Achte darauf, den Brokkoli nicht zu lange zu kochen, um seine leuchtend grüne Farbe und den maximalen Nährwert zu bewahren.

- *1 EL Ghee oder Kokosfett*
- *1–2 Knoblauchzehen, fein gehackt*
- *1 Prise Asafoetida/Hing*
- *½ TL Kurkumapulver*
- *500 g Brokkoli, geputzt und in kleine Röschen zerteilt*
- *½ TL Himalaja-Steinsalz*
- *frisch gemahlener schwarzer Pfeffer nach Geschmack*
- *5–6 Tassen Wasser (oder Fleisch-, Hühner- oder Gemüsebrühe)*
- *½ Bio-Zitrone, ausgepresst und die Schale abgerieben*

Garnitur

- *1–2 EL geriebener Parmesan oder vegane Nährhefe (optional)*

1. Ghee in einem mittelgroßen Topf erhitzen. Sobald es heiß ist, Knoblauch und Asafoetida zugeben und kurz unter häufigem Rühren anbraten, dann Kurkumapulver und Brokkoliröschen zugeben, mit Salz und Pfeffer würzen und gut umrühren.

2. Brühe angießen, aufkochen, die Hitze reduzieren und zugedeckt 10 Minuten köcheln lassen, bis der Brokkoli weich, aber noch knackig grün ist.

3. Die Suppe mit einem Pürierstab pürieren, dann Zitronensaft und -schale unterrühren. Mit Salz und Pfeffer abschmecken. Nach Wunsch mit geriebenem Parmesan oder Nährhefe bestreut servieren.

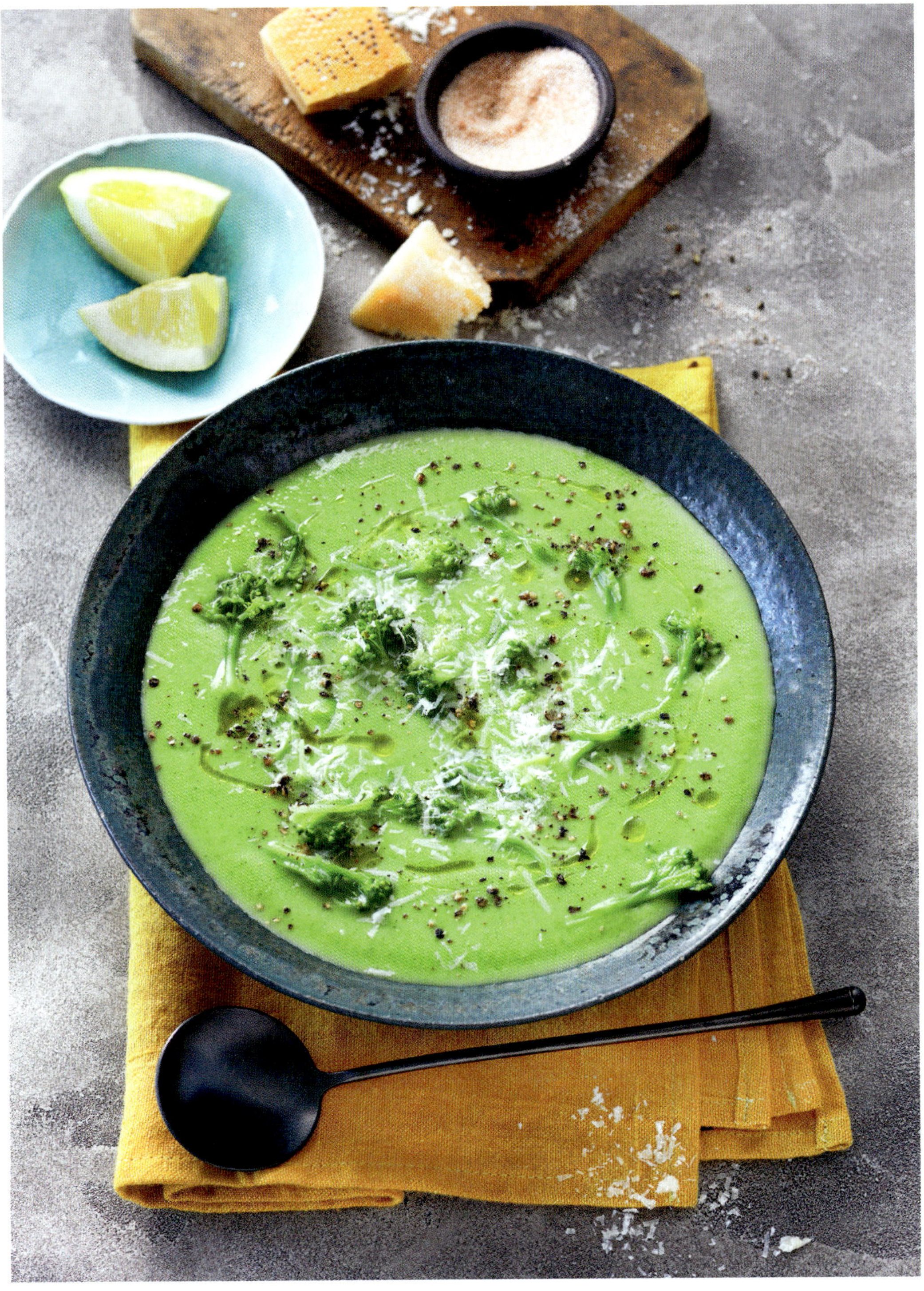

Bezugsquellen und Literaturtipps

I. Ayurvedische Produkte und Lieferanten

Deutschland, Schweiz, Österreich:

- Sat Nam
  Website: www.satnam.de
  Produkte: Hochwertige ayurvedische Kräuter von etablierten Herstellern wie Maharishi Ayurveda, Nimi Ayurveda und Seyfrieds, sowie Öle, Nahrungsergänzungsmittel und Hautpflegeprodukte.
- Himalaya Wellness
  Website: https://himalayawellness.com.de
  Produkte: Breite Palette an ayurvedischen Produkten, einschließlich Kräuter, Nahrungsergänzungsmittel, Hautpflegeprodukte und Wellnessartikel.
- Authentic Ayurveda
  Website: https://veda.ch
  Produkte: Hochwertige ayurvedische Produkte, einschließlich Kräuter, Öle und Nahrungsergänzungsmittel.
- Pukka Herbs
  Website: https://www.pukkaherbs.com/de/de
  Produkte: Bio-Tees, die auf ayurvedischen Rezepturen basieren. Fokus auf nachhaltige und ethische Beschaffung.

USA:

- Banyan Botanicals
  Website: https://www.banyanbotanicals.com
  Produkte: Hochwertige, zertifizierte Bio-Kräuter, Öle, Nahrungsergänzungsmittel und Wellnessprodukte. Spezialisiert auf ayurvedische Heilmittel und Praktiken.
- Organic India
  Website: https://organicindia.com
  Produkte: Bio-Tulsi-Tees, Kräuterpräparate und Nahrungsergänzungsmittel. Fokus auf nachhaltige Landwirtschaft und ethische Beschaffung.

II. Panchakarma-Zentren

Deutschland, Schweiz, Österreich:

- Ayurveda Parkschlösschen
  Standort: Traben-Trarbach, Deutschland
  Website: https://www.ayurveda-parkschloesschen.de
  Angebote: Umfassende Panchakarma-Behandlungen, Entgiftungsprogramme und Wellness-Retreats.
- Rosenberg Ayurveda Gesundheits- und Bildungszentrum
  Standort: Birstein, Deutschland
  Website: https://www.rosenberg-ayurveda.de
  Angebote: Panchakarma-Behandlungen, Ayurveda-Ausbildungen und Gesundheitsberatungen.
- European Ayurveda Resort Sonnhof
  Standort: Hinterthiersee, Österreich (in der Nähe von Deutschland)
  Website: https://sonnhof-ayurveda.at
  Angebote: Panchakarma-Behandlungen, Entgiftung und ayurvedische Beratungen.
- Mandira Resort
  Standort: St. Kathrein am Offenegg, Österreich
  Website: https://www.mandira-ayurveda.at
  Angebote: Panchakarma-Kuren, Detox-Programme, ayurvedische Gesundheitsberatungen, Yoga- und Meditationsretreats.

USA und Indien:

- The Ayurvedic Institute USA
  Standort: Asheville, North Carolina USA
  Website: https://ayurveda.com/panchakarma-at-the-ayurvedic-institute/
  Angebote: Panchakarma-Behandlungen, ayurvedische Gesundheitsberatungen, umfassende Ausbildungsprogramme in Ayurveda, Workshops und Seminare, spezialisierte Behandlungen und Therapien.
- Vaidyagrama Healing Village
  Standort: Coimbatore, Tamil Nadu, Indien
  Website: www.vaidyagrama.com
  Angebote: Umfassende Panchakarma-Behandlungen und Entgiftungsprogramme.

- Ayurvedagram
  Standort: Bangalore, Karnataka, Indien
  Website: www.ayurvedagram.com
  Angebote: Umfassende Panchakarma-Behandlungen und Entgiftungsprogramme.
- Somatheeram Resort
  Standort: Kerala, Indien
  Website: https://somatheeram.org/de/
  Angebote: Traditionelle Panchakarma-Kuren, ayurvedische Behandlungen und Therapien, Yoga- und Meditationsprogramme, Entgiftungskuren und Wellness-Retreats.
- Sitaram Beach Resort
  Standort: Kerala, Indien
  Website: https://www.sitaramretreat.com
  Angebote: Panchakarma-Kuren, ayurvedische Entgiftung und Regeneration, spezialisierte Therapien für chronische Krankheiten, Yoga- und Meditationsprogramme, Wellness-Retreats.

III. Literatur

- Vasant Lad: Selbstheilung mit Ayurveda: Das Standardwerk der indischen Heilkunde.
  Originaltitel: Ayurveda – The Science of Self-Healing
  Dieses Buch bietet eine umfassende Einführung in die ayurvedische Heilkunst und deckt sowohl theoretische Grundlagen als auch praktische Anwendungen ab.
- Vasant Lad: Lehrbuch des Ayurveda Band I, II, III.
  Originaltitel: Textbook of Ayurveda Volume I, II, III
  Diese Buchreihe ist das Standardwerk für alle Studenten des Ayurveda im Westen.
- Robert Svoboda: Prakriti: Deine ayurvedische Konstitution verstehen.
  Originaltitel: Prakriti: Your Ayurvedic Constitution
  Robert Svoboda bietet eine detaillierte Erklärung der individuellen Konstitutionen (Doshas) im Ayurveda und gibt praktische Ratschläge zur Verbesserung der Gesundheit.

- David Frawley: Das große Handbuch des Yoga und Ayurveda: Das Buch des vedischen Wissens. Der Weg der Selbstverwirklichung und der Yoga der Selbstheilung
  Originaltitel: Yoga and Ayurveda: Self-Healing and Self-Realization
  David Frawley erklärt die Verbindung zwischen Yoga und Ayurveda und bietet tiefgehende Einblicke in die spirituelle Dimension beider Disziplinen.
- David Frawley: Ayurveda. Ganzheitliche Heilkunst für Körper und Geist
  Originaltitel: Ayurveda and the Mind: The Healing of Consciousness
  David Frawley erklärt in diesem Buch die Verbindung zwischen Ayurveda und der Psyche, bietet tiefgehende Einsichten in die spirituelle Dimension des Ayurveda.
- Claire Ragozzino: Living Ayurveda: Mit Rezepten, Ritualen und Yoga Kraft aus dem Rhythmus der Jahreszeiten schöpfen
  Ein Buch, das zeigt, wie man durch Ayurveda, Rezepte, Rituale und Yoga im Einklang mit den Jahreszeiten leben kann, um Gesundheit und Wohlbefinden zu fördern.
- Sivananda Yoga Vedanta Zentrum: Gesund und entspannt mit Ayurveda: Praktische Anleitung für mehr Balance und Energie – Yoga, Meditation, Massage, Ernährung, Kräuter & Gewürze
  Eine umfassende Anleitung, die praktische Tipps zur Integration von Ayurveda in den Alltag bietet, einschließlich Yoga, Meditation, Ernährung und mehr.
- Hans Heinrich Rhyner und Kerstin Rosenberg: Das große Ayurveda-Ernährungsbuch: Gesund leben und genussvoll essen. Mit über 100 Rezepten
  Ein umfassendes Werk über die ayurvedische Ernährungslehre mit zahlreichen Rezepten und praktischen Tipps für eine gesunde Lebensweise nach den Prinzipien des Ayurveda.
- Dietrich Grönemeyer et al.: Ars medicinae - Gesundheit im Spiegel der Disziplinen, Epochen, Kulturen
- Dietrich Grönemeyer: Weltmedizin: Auf dem Weg zu einer ganzheitlichen Heilkunst

Glossar der wichtigsten Ayurveda-Begriffe

Agni

Agni ist das Verdauungsfeuer, das die Nahrung in Nährstoffe und Energie umwandelt. Ein starkes Agni ist entscheidend für eine gute Gesundheit und einen effizienten Stoffwechsel. Ein schwaches Agni kann zu Verdauungsstörungen und der Ansammlung von Ama führen.

Ahara

Ahara bedeutet »Ernährung« und »Diät« und ist ein zentraler Aspekt des Ayurveda. Eine ausgewogene Ernährung, die der individuellen Konstitution entspricht, ist entscheidend für die Erhaltung der Gesundheit und das Gleichgewicht. Die Wahl der richtigen Nahrungsmittel kann Krankheiten vorbeugen und heilen.

Ama

Ama sind toxische Rückstände und unverdaute Stoffe, die sich im Körper ansammeln und Krankheiten verursachen können. Ama oder Endotoxine entstehen durch ein schwaches Agni und eine schlechte Verdauung. Die Beseitigung von Ama ist ein zentrales Ziel vieler ayurvedischer Behandlungen, da Endotoxine die Wurzel vieler Krankheiten sind.

Ayu

Ayu bedeutet Lebensspanne oder Leben selbst und umfasst Körper, Sinne, Geist und Seele. Ayurveda zielt darauf ab, die Lebensspanne zu verlängern und die Qualität des Lebens zu verbessern, indem es Gesundheit und Gleichgewicht in allen Aspekten des Lebens fördert.

Ayurveda

Ayurveda ist das traditionelle indische Medizinsystem, das sich über Tausende von Jahren entwickelt hat. Der Name setzt sich aus den Sanskrit-Wörtern ayu (Leben) und veda (Wissen) zusammen, was »Wissen des Lebens« bedeutet. Es zielt darauf ab, die Harmonie zwischen Körper, Geist und Seele zu fördern und Krankheiten vorzubeugen.

Chikitsa

Chikitsa bezeichnet die ayurvedische Behandlung und Therapie, die darauf abzielt, Krankheiten zu heilen und das Gleichgewicht der Doshas wiederherzustellen. Es umfasst verschiedene Methoden wie Kräutertherapie, Diätetik, Lebensstiländerungen und spirituelle Praktiken.

Dinacharya

Dinacharya bezieht sich auf die tägliche Routine, die im Ayurveda empfohlen wird, um Gesundheit und Wohlbefinden zu fördern. Sie umfasst Praktiken wie frühes Aufstehen, Zungenreinigung, Ölziehen und regelmäßige Mahlzeiten. Eine konsequente Dinacharya hilft, die Doshas im Gleichgewicht zu halten.

Dosha

Doshas sind die drei fundamentalen bioenergetischen Kräfte im Körper: Vata, Pitta und Kapha. Sie bestimmen alle physiologischen und psychologischen Funktionen und beeinflussen das individuelle körperliche und geistige Wohlbefinden. Ein Gleichgewicht der Doshas ist entscheidend für die Gesundheit, während ein Ungleichgewicht zu Krankheiten führen kann.

Dhatu

Dhatus sind die sieben Körpergewebe: Rasa (Plasma), Rakta (Blut), Mamsa (Muskeln), Meda (Fett), Asthi (Knochen), Majja (Mark) und Shukra (Fortpflanzungsgewebe). Sie sind die Grundbausteine des Körpers und müssen gut genährt und gepflegt werden, um die Gesundheit zu erhalten.

Kapha

Kapha besteht aus den Elementen Wasser und Erde und sorgt für Stabilität, Struktur und Schmierung im Körper. Es ist für das Immunsystem und die Körperkraft zuständig. Ein Ungleichgewicht in Kapha kann zu Gewichtszunahme, Trägheit und Lymphstau führen.

Manas

Manas ist der Geist, der im Ayurveda eine wichtige Rolle spielt und mit den Funktionen Wahrnehmung, Denken und Emotionen verbunden ist. Ein ausgeglichener Geist ist entscheidend für das körperliche und geistige Wohlbefinden. Ayurveda betont die Bedeutung der geistigen Gesundheit durch Meditation und Achtsamkeit.

Marma

Marma sind Vitalpunkte im Körper, die bei der Massage und anderen Therapien verwendet werden, um Heilung und den Energiefluss zu fördern. Es gibt 108 Haupt-Marmapunkte, die als Verbindungsstellen von Körper und Geist betrachtet werden und bei der Behandlung von Ungleichgewicht und Krankheiten wichtig sind.

Nadi

Nadis sind die subtilen Energiekanäle im Körper, durch die Prana fließt. Es gibt Tausende von Nadis, die das Energiesystem des Körpers bilden. Die drei Hauptnadis sind Ida, Pingala und Sushumna, die entlang der Wirbelsäule verlaufen und den Energiefluss im Körper regulieren.

Ojas

Ojas ist die subtile Essenz aller Dhatus und wird als Quelle von Vitalität, Stärke und Immunität betrachtet. Es fördert geistige Klarheit und emotionale Stabilität. Ein Mangel an Ojas kann zu Schwäche und Anfälligkeit für Krankheiten führen.

Panchakarma

Panchakarma ist ein umfassendes Reinigungs- und Verjüngungsprogramm im Ayurveda, das aus fünf Hauptverfahren besteht: Vamana (therapeutisches Erbrechen), Virechana (therapeutisches Abführen), Basti (Einläufe), Nasya (nasale Reinigung) und Raktamokshana (Aderlass). Diese Behandlungen zielen darauf ab, Giftstoffe tief aus dem Körper zu entfernen, das Gleichgewicht der Doshas wiederherzustellen und die allgemeine Gesundheit und Vitalität zu verbessern. Panchakarma wird oft individuell angepasst und von einem qualifizierten Ayurveda-Arzt überwacht.

Pitta

Pitta besteht aus den Elementen Feuer und etwas Wasser und regelt den Stoffwechsel, die Verdauung und die Körpertemperatur. Es ist verantwortlich für Transformation und Energieproduktion. Ein Pitta-Ungleichgewicht kann zu Entzündungen, Reflux und Reizbarkeit führen.

Prakruti

Prakruti bezeichnet die individuelle Grundkonstitution eines Menschen, die bei der Geburt festgelegt wird. Sie bestimmt, wie die Doshas in einem Menschen ausgeglichen sind, und beeinflusst seine körperlichen und geistigen Merkmale. Das Verständnis der Prakruti ist wichtig, um personalisierte Gesundheitsstrategien zu entwickeln.

Prana

Prana ist die Lebensenergie, die durch den Atem und die subtilen Energiekanäle (Nadis) fließt. Sie belebt alle körperlichen und geistigen Prozesse. Ein freier Fluss von Prana ist entscheidend für Gesundheit und Vitalität, während Blockaden zu Krankheiten führen können.

Rajas

Rajas ist ein Zustand von Aktivität, Unruhe und Leidenschaft im Geist. Es kann zu Ehrgeiz, Verlangen und Unzufriedenheit führen, wenn es überwiegt. Ein Übermaß an Rajas wird durch einen hektischen Lebensstil und stimulierende Nahrungsmittel gefördert und sollte ausgeglichen werden.

Rajasisch

Rajasisch beschreibt eine Qualität oder Nahrung, die Aktivität, Erregung und Unruhe fördert. Rajasische Nahrungsmittel wie Kaffee, scharfe Gewürze und Zucker können zu Unruhe und Stress beitragen und sollten nur in Maßen konsumiert werden.

Rasa

Rasa bedeutet Geschmack und ist ein wichtiger Aspekt der ayurvedischen Ernährungslehre. Es gibt sechs Rasas: süß, sauer, salzig, bitter, scharf und herb. Alle Rasas haben spezifische Wirkungen auf die Doshas und die Gesundheit, und eine ausgewogene Ernährung sollte alle sechs Rasas beinhalten.

Rasayana

Rasayana-Therapien und Kräuter zielen darauf ab, Langlebigkeit, Jugend und Vitalität zu fördern. Sie stärken das Immunsystem, verbessern die geistige Klarheit und unterstützen die Regeneration des Körpers. Rasayana wird oft nach einer Reinigungsphase (Panchakarma) angewendet, um die Wirkung zu maximieren.

Ratricharya

Ratricharya bezieht sich auf die täglichen Abend- und Nachtroutinen im Ayurveda, die zur Förderung einer guten Gesundheit und eines erholsamen Schlafs empfohlen werden. Diese Routinen beinhalten das Essen einer leichten Abendmahlzeit, das Vermeiden von schwer verdaulichen Lebensmitteln und Stimulanzien sowie beruhigende Aktivitäten wie Meditation oder Lesen vor dem Schlafengehen. Das Ziel der Ratricharya ist es, den Geist zu beruhigen und den Körper auf eine erholsame Nachtruhe vorzubereiten, wodurch die natürlichen Rhythmen des Körpers unterstützt werden.

Ritucharya

Ritucharya sind saisonale Routinen, die Anpassungen in Ernährung und Lebensstil vorschlagen, um den Körper den jahreszeitlichen Veränderungen anzupassen. Jede Jahreszeit erfordert spezifische Maßnahmen, um die Doshas im Gleichgewicht zu halten und Krankheiten vorzubeugen.

Sattva

Sattva ist ein Zustand von Reinheit, Klarheit und Harmonie im Geist. Es führt zu Weisheit, Liebe und Frieden und fördert geistiges Wachstum und spirituelle Entwicklung. Sattva wird durch eine ausgewogene Ernährung, Meditation und positive Lebensweise gefördert.

Sattvisch

Sattvisch beschreibt eine Qualität oder Nahrung, die Reinheit, Klarheit und Harmonie fördert. Sattvische Nahrungsmittel wie frisches Obst, Gemüse, Nüsse und Samen unterstützen geistige und körperliche Gesundheit und werden in der ayurvedischen Ernährung bevorzugt.

Srotas

Srotas sind die Kanäle und Bahnen im Körper, durch die Nährstoffe, Flüssigkeiten und Abfallstoffe transportiert werden. Ein reibungsloser Fluss in den Srotas ist entscheidend für die Gesundheit. Blockaden in diesen Kanälen können zu Krankheiten führen.

Tamas

Tamas ist ein Zustand von Trägheit, Dunkelheit und Ignoranz im Geist. Es kann zu Faulheit, Depression und Destruktivität führen, wenn es überwiegt. Tamas wird durch übermäßigen Schlaf, ungesunde Ernährung und negative Gedanken verstärkt und sollte gemindert werden.

Tamasisch

Tamasisch beschreibt eine Qualität oder Nahrung, die Trägheit, Dunkelheit und Ignoranz fördert. Tamasische Nahrungsmittel wie Fast Food, Alkohol und übermäßig fetthaltige Lebensmittel können zu Lethargie, Abstumpfung und gesundheitlichen Problemen führen und sollten vermieden werden.

Tejas

Tejas ist die innere Strahlkraft oder das innere Licht, das aus dem gesunden Agni hervorgeht. Es fördert geistige Klarheit, Intelligenz und Vitalität. Tejas ist wichtig für die geistige und spirituelle Entwicklung und wird durch eine ausgeglichene Ernährung und einen gesunden Lebensstil unterstützt.

Vata

Vata besteht aus den Elementen Luft und Äther und ist für alle Bewegungsprozesse im Körper verantwortlich. Es reguliert Atmung, Kreislauf, Nervensystem und den Transport von Nährstoffen. Ein Ungleichgewicht in Vata kann zu Angstzuständen, Trockenheit und Verstopfung führen.

Vikruti

Vikruti beschreibt den gegenwärtigen Zustand der Doshas, der durch Lebensstil, Ernährung, Umweltfaktoren und emotionale Zustände beeinflusst wird. Es handelt sich um eine Abweichung von der ursprünglichen Prakruti und kann Hinweise auf Gesundheitsprobleme geben. Die Behandlung zielt darauf ab, die Vikruti wieder zur Prakruti zu bringen.

Register

S

T

U

V

W

Z

Der Herausgeber

Prof. Dr. med. Dietrich Grönemeyer ist in der 6. Generation Arzt, einer der bekanntesten Mediziner Deutschlands und emeritierter Lehrstuhlinhaber für Radiologie und Mikrotherapie der Universität Witten/Herdecke. Seit Jahrzehnten setzt er sich für medizinische Aufklärung und Prävention unter seinem Slogan »Fit bis 100« ein. Er ist leidenschaftlicher Verfechter der Weltmedizin, die die zentralen Heilmethoden unterschiedlicher Kulturen zusammenführt und in Natur- und Schulmedizin integriert. So gründete er bereits vor mehr als 40 Jahren eine Ambulanz für Chinesische Medizin und Naturheilkunde, wo frühzeitig auch Akupunktur zum Einsatz kam. 1997 folgte das Grönemeyer Institut für Mikrotherapie in Bochum, dann in Berlin und weiteren Städten.

Grönemeyer ist nicht nur ein herausragender Arzt und Wissenschaftler, sondern auch Autor zahlreicher Bestseller. Seine Bücher wurden in rund 20 Sprachen übersetzt. Sie zeugen von seiner tiefen Empathie, seinem Fachwissen und seinem unermüdlichen Einsatz für das Wohl der Menschen. Vor diesem Hintergrund leistet für ihn gerade die indische Volksmedizin Ayurveda einen wichtigen Beitrag für ein langes, wohlbefindliches Leben der Menschen.

Websites von Prof. Grönemeyer:
www.dietrich-groenemeyer.com
www.medizinveraendern.de
www. worldmedicine.eu

Die Autorin

Ulli Allmendinger, M. Sc. Ayurveda, ist eine angesehene Ayurveda-Beraterin und Expertin für östliche Ernährung und Detox. Sie ist Dozentin mit einer Leidenschaft für das Kochen, ayurvedische Ernährung sowie traditionelle östliche Heilkünste und Energiepraktiken. Seit 2003 studiert sie Ayurveda in den USA und Indien unter der Anleitung renommierter Lehrer wie Dr. Robert Svoboda und Dr. Vasant Lad. Ihren Master-Abschluss in ayurvedischen Wissenschaften erhielt sie von der International Vedic Hindu University (IVHU) in Florida, USA. Zusätzlich absolvierte sie Ausbildungen in westlicher und östlicher Phytotherapie sowie in ayurvedischer Postpartum-Betreuung.

Seit 15 Jahren führt Ulli erfolgreich ihre Firma Ulli Ayurveda sowohl in der Türkei als auch international. Sie arbeitet eins zu eins mit Klienten und bietet Ayurveda-Trainingsprogramme, Wellness-Retreats und angeleitete Detox-Seminare an. In den letzten zehn Jahren hat sie in der Türkei über 150 Ayurveda-Therapeuten erfolgreich ausgebildet. Ihr erstes Buch, Ayurveda, erschien 2017 beim renommierten Doğan Verlag in Istanbul.

Mehr Informationen finden Sie auf ihrer Website **www.ulli-ayurveda.com**
und auf Instagram: **@ulliayurveda**.

Danksagung der Autorin

Ich möchte meinen tiefsten Dank an alle aussprechen, die mich während der Entstehung dieses Buches unterstützt haben, zuallererst natürlich an Prof. Dr. Dietrich Grönemeyer für sein Vertrauen und sein unermüdliches Engagement für die Weltmedizin.

Mein besonderer Dank gilt meinen Lehrern und Mentoren im Bereich Ayurveda. Eure Weisheit und Führung sind von unschätzbarem Wert. Ein Herzensdank geht natürlich an meinen Lehrer Dr. Vasant Lad sowie die Vaidyas im Vaidyagrama Healing Village, deren Wissen, Demut und Engagement mein Verständnis und meine Praxis des Ayurveda tiefgreifend beeinflusst haben.

Ein herzliches Dankeschön geht auch an das Team von Südwest/Penguin RandomHouse, insbesondere an meinen Lektor Harald Kämmerer, für euren Glauben an dieses Projekt, eure Offenheit und Unterstützung während des gesamten Veröffentlichungsprozesses. Großer Dank auch an Vera Schlachter für die schöne Gestaltung dieses Buches. Ebenso möchte ich Tore Reichelt danken, der mir besonders in den ersten Phasen mit Rat und Tat zur Seite stand.

Zuletzt danke ich meinen Lesern, Studenten und Klienten. Euer Vertrauen und eure Begeisterung für Ayurveda inspirieren mich jeden Tag. Dieses Buch ist euch gewidmet, in der Hoffnung, dass es euch Gesundheit, Glück und ein tieferes Verständnis dieser alten Wissenschaft bringt.

Impressum

1. Auflage © 2024 by Südwest Verlag, einem Unternehmen der
Penguin Random House Verlagsgruppe GmbH, Neumarkter Straße 28, 81637 München

Hinweis: Die in diesem Buch vorgestellten Informationen und Empfehlungen sind nach bestem Wissen und Gewissen geprüft. Dennoch übernehmen Herausgeber, Autorin und Verlag keinerlei Haftung für Schäden irgendwelcher Art, die sich direkt oder indirekt aus dem Gebrauch der hier beschriebenen Anwendungen ergeben. Bitte nehmen Sie im Zweifelsfall bzw. bei ernsthaften Beschwerden professionelle medizinische Hilfe in Anspruch. Eine Haftung der Autorin und des Herausgebers beziehungsweise des Verlags und seiner Beauftragten für Personen-, Sach- und Vermögensschäden ist ausgeschlossen.

Gender-Hinweis: Aus Gründen der besseren Lesbarkeit wird in diesem Werk an manchen Stellen auf die gleichzeitige Verwendung der Sprachformen männlich, weiblich und divers (m/w/d) verzichtet. Sämtliche Personenbezeichnungen und personenbezogenen Hauptwörter gelten gleichermaßen für alle Geschlechter. Die verkürzte Sprachform beinhaltet keine Wertung, sondern hat lediglich redaktionelle Gründe.

Bildnachweis:
Sämtliche Illustrationen sind von Vera Schlachter, www.veruschkamia.de
Covergestaltung von Vera Schlachter unter Verwendung von:
Shutterstock.com (Piotr Tomicki, yari2000, 279photo Studio, Stone background, slabdsgn)
Herausgeberfoto Prof. Dr. Grönemeyer S. 9 und Tippkästen: © SkaisteKuss
Autorinnenfoto Ulli Allmendinger S. 10: © Manu Kumar
Weitere Bilder von Shutterstock.com: S. 146 (StockImageFactory.com), S. 147 (innakreativ),
S. 148/145/150/151/153/154/157/158 (Andrii Horulko), S. 152/155 (marilyn barbone),
S. 156 (New Africa), S. 159 (AmyLv), S. 161 (Kristina Sorokina), S. 197 (SimonVera).
Die Foodfotos im Rezeptteil ab Seite 216 und auf Seite 111 sind von NoMagicjustfood,
Foodstyling: Stefan Mungenast
Projektleitung: Dr. Harald Kämmerer
Cover, Layout, Satz: Vera Schlachter, www.veruschkamia.de
Textredaktion: Susanne Schneider
Herstellung: Timo Wenda
Reproduktion: Mohn Media Mohndruck GmbH, Gütersloh
Druck und Verarbeitung: Firmengruppe APPL, aprinta druck, Wemding
Printed in Germany

MIX
Papier | Fördert gute Waldnutzung
FSC® C004592
FSC www.fsc.org

Penguin Random House Verlagsgruppe FSC® N001967
ISBN: 978-3-517-10329-7
www.suedwest-verlag.de